❀ 临床护理一本通 ❀

皮肤科临床护理

主 编　丁淑贞　戴　红

副主编　孙　艳　王　涛　邹　婕　杨　晶

编　者（以姓氏笔画排序）：

丁淑贞　于　冰　王　欣　王　涛　刘春鸣

孙　艳　孙　萍　张　伟　张　彤　李　硕

杨　红　杨　晶　邹　婕　邹　辉　陈爱军

宫　颖　夏微微　梁　艳　薛　琳　戴　红

中国协和医科大学出版社

图书在版编目（CIP）数据

皮肤科临床护理／丁淑贞，戴红主编. —北京：中国协和医科大学出版社，2016.8

（临床护理一本通）

ISBN 978-7-5679-0626-6

Ⅰ. ①皮⋯ Ⅱ. ①丁⋯ ②戴⋯ Ⅲ. ①皮肤病-护理 Ⅳ. ①R473.75

中国版本图书馆 CIP 数据核字（2016）第 170258 号

临床护理一本通

皮肤科临床护理

主　　编：丁淑贞　戴　红

责任编辑：林　娜　吴桂梅

出版发行：**中国协和医科大学出版社**
（北京市东城区东单三条 9 号　邮编 100730　电话 010 - 65260431）

网　　址：www.pumcp.com

经　　销：新华书店总店北京发行所

印　　刷：涿州汇美亿浓印刷有限公司

开　　本：710×1000　　1/16

印　　张：20

字　　数：300 千字

版　　次：2016 年 10 月第 1 版

印　　次：2023 年 9 月第 4 次印刷

定　　价：45.00 元

ISBN 978-7-5679-0626-6

前　言

　　护理学是将自然科学与社会科学紧密联系起来的为人类健康服务的综合性应用学科。随着医学科学的迅速发展和医学模式的转变，医学理论和诊疗护理不断进行更新，护理学科领域发生了很大的变化。"临床护理系列丛书"旨在为临床护理人员提供最新的专业理论和专业指导，帮助护理人员熟练掌握基本理论知识和临床护理技能，提高护理质量，是对各专科临床护理实践及技能给予指导的专业参考书。

　　现代医学科学技术的发展，皮肤病与性病新的诊疗技术和治疗方法不断得到应用和推广，其护理知识与要求也应随之相应提高和完善。为了促进广大皮肤病与性病科医务人员在临床工作中更好地认识、了解皮肤病与性病的疾病，普及和更新皮肤病与性病的临床及护理知识，从而满足皮肤病与性病科专业人员以及广大基层医务工作者的临床需要，结合临床经验，我们编写了这本《皮肤科临床护理》。

　　本书基本包括了皮肤病与性病专业的常见疾病和多发疾病，具体讲述相关疾病概述、临床表现、辅助检查、治疗原则、护理评估、护理诊断、护理措施及健康教育等内容，语言简洁，内容丰富，侧重实用性和可操作性，力求详尽准确。

　　本书适合皮肤病与性病科及相关专业广大医生及护理人员使用。

　　由于时间仓促，编者经验水平有限，不足之处在所难免，恳请读者批评指正。

编　者

2016 年 4 月

目　录

第一章　皮肤病与性病临床护理概述

第一节　皮肤的解剖结构

皮肤覆盖于人体的表面，与人体所处的外界环境直接接触，在眼睑、口唇、鼻腔、肛门、阴道及尿道等腔口部位，逐渐移行为黏膜，并与黏膜共同形成人体的第一道防线。不但能阻挡异物和病原体的侵入，还能防止体内组织液丢失，对维持人体体内内环境稳定极其重要。正常的皮肤由外而内分为表皮、真皮及皮下组织3层，除本身结构之外，皮肤尚有丰富的血管、淋巴管、神经、肌肉以及由表皮衍生出来的结构（皮肤附属器官），如毛发、毛囊、皮脂腺、汗腺和指（趾）甲等，其中表皮与真皮之间由基膜带相连接。

【表皮】

表皮位于皮肤的浅层，由胚胎期的外胚层演变而来，属复层扁平上皮，主要由角质形成细胞、黑素细胞、朗格汉斯细胞和麦克尔细胞等组成。人体各部位的表皮厚薄不一，平均为0.1mm，其中手掌和足跖可达0.8~1.4mm，眼睑处表皮厚度则小于0.1mm。

（1）角质形成细胞

角质形成细胞是由外胚层分化而来，是表皮的主要构成细胞，在分化过程中产生角蛋白并具有重要的屏障功能。根据不同发展阶段及其特点，可将表皮的角质形成细胞分为5层，由深到浅分别是基底层、棘层、颗粒层、透明层和角质层。

①基底层：基底层是表皮最深处的一层细胞，附着于基膜上，为一层圆柱状或立方形细胞，排列成栅栏状。胞核卵圆形，染色较浅，胞质内嗜碱性。细胞的相邻面有桥粒相连，细胞基底面以半桥粒与基膜相连。新生的细胞向浅层推移，分化成棘层细胞。正常情况下约30%的基

底层细胞处于核分裂期，新生的角质形成细胞有次序地逐渐向上移动。一般情况下，由基底层移行至颗粒层需要 14 天，再移行至角质层表面并脱落又需要 14 天，共 28 天，称为表皮通过时间或更替时间。

②棘层：位于基底细胞层上部，一般由 4～8 层多角形的细胞组成。离基底细胞层越远，棘细胞分化越好。细胞间有许多短小的胞质呈棘状突起，故又称棘细胞。棘层深部细胞仍有一定增殖功能，浅部细胞在皮肤的屏障功能中起着防止水分丢失的作用。

③颗粒层：位于棘细胞层上部，细胞长轴与皮肤表面平行，是进一步向角质层分化的细胞。正常情况下其厚度与角质层厚度呈正比。细胞层数的分别很大，在角质层薄的部位由 1～3 层梭形或扁平细胞构成，正常部位由 3～5 层梭形或扁平细胞构成，而在掌跖等角质层厚的部位，颗粒细胞层可厚达 10 层。细胞核和细胞器溶解，胞质中可见大量形态不规则的透明角质颗粒沉积于张力细丝束之间。电镜下，颗粒没有界膜包被，呈致密均质状。角蛋白丝伸入其中。颗粒层细胞含板层颗粒多，并常位于胞质周边。细胞将板层颗粒内所含的糖脂等物质释放到细胞间隙内，构成阻止物质透过表皮的主要屏障。

④透明层：透明层在角质层下方，由 2～3 层较扁的细胞组成。此层只能在掌跖部位较厚表皮中可见。细胞界限不清，光镜下容易被伊红染色，胞质呈均质状并有强折光性。胞质中透明颗粒液化成角母蛋白，并且与张力细丝融合在一起，构成表皮的屏障。

⑤角质层：角质层位于表皮的最外层，由多层死亡的扁平角质形成细胞构成，无细胞核等细胞结构，被称为角化细胞，在掌跖部位厚度达 40～50 层。最表面的细胞连接松散，趋向脱落，形成皮屑。此层对皮肤具有重要的保护功能。

（2）黑素细胞

黑素细胞位于表皮基底层下方或基底层细胞之间，约占基底层细胞总量的 10%。人体几乎所有组织内均有黑素细胞，以表皮基底层、毛囊、各种黏膜上皮、真皮、血管周围、内耳、软脑膜、周围神经及交感神经、眼视网膜色素上皮和脉络膜等处为多。黑素细胞数量与肤色、人种、性别无关，而与部位、年龄有关。黑素细胞可合成黑素，并将黑素转移到其他细胞内。黑素的主要作用是遮挡和反射紫外线，使深部组织免受辐射损害。

（3）朗格汉斯细胞

朗格汉斯细胞光镜下观察细胞为多角形，位于棘层的棘细胞之间，占棘细胞的3%~5%，也可存在于真皮。朗格汉斯细胞在骨髓等处发生后再经一定循环通路进入表皮，形成具有免疫活性细胞。

（4）麦克尔细胞

麦克尔细胞是一种具有短指状突起的细胞，多分布于基底层细胞之间，在手掌面表皮、毛囊上皮、甲床上皮、口腔和生殖道黏膜上皮中较多，可保持较固定位置，而不跟随角质形成细胞迁移和脱落。细胞胞质中含许多直径为80~100nm的神经内分泌颗粒，胞核呈圆形，常有深凹陷或呈分叶状。电镜下麦克尔细胞借桥粒与角质形成细胞相连，常固定于基膜而不跟随角质形成细胞向上迁移。麦克尔细胞在感觉敏锐部位（如指尖和鼻尖）密度较大，这些部位的神经纤维在临近表皮时失去髓鞘，扁盘状的轴突末端与麦克尔细胞基底面形成接触，构成麦克尔细胞-轴突复合体，可能具有非神经末梢介导的感觉作用。

【真皮】

真皮由中胚层分化而来，由浅到深可分为乳头层和网状层，但两层之间并没有明确界限。乳头层为凸向表皮底部的乳头状隆起，和表皮突呈犬牙交错样相接，内含丰富的毛细血管及毛细淋巴管，还有游离神经末梢与囊状神经小体。网状层较厚，位于乳头层下方，其中有较大的血管、淋巴管、神经穿行。

（1）胶原纤维

真皮中胶原纤维含量最丰富。真皮乳头层、表皮附属器以及血管附近的胶原纤维较纤细，且没有一定的走向；真皮中下部的胶原纤维聚成走向几乎和皮面平行的粗大纤维束，相互交织成网，在不同水平面上自由延伸；真皮下部的胶原束最粗。胶原纤维是由胶原原纤维聚合而成，主要成分为Ⅰ型胶原，少量为Ⅲ型胶原。胶原纤维韧性大，抗拉力强，但缺乏弹性。

（2）网状纤维

网状纤维并不是独立的纤维成分，仅是幼稚的、纤细的未成熟胶原纤维。网状纤维主要分布在乳头层和皮肤附属器、血管以及神经周围。网状纤维由网状原纤维聚合而成,主要成分是Ⅲ型胶原。

(3) 弹力纤维

弹力纤维由弹力蛋白及微原纤维构成。正常真皮内弹力纤维数量较少,占 2% ~ 4%。弹力纤维具有非常强的弹性。

(4) 基质

基质为填充于纤维、纤维束间隙及细胞间的无定形物质,主要成分是蛋白多糖。蛋白多糖以曲折盘绕的透明质酸长链作为骨架,通过连接蛋白结合许多蛋白质分子形成支链,后者还连有许多硫酸软骨素等多糖侧链,使基质形成许多微孔隙的分子筛立体结构。

(5) 细胞

细胞主要有成纤维细胞、肥大细胞、巨噬细胞、真皮树枝状细胞、朗格汉斯细胞以及噬色素细胞等,还有少量淋巴细胞和白细胞,其中成纤维细胞与肥大细胞是真皮结缔组织中主要的常驻细胞。

【皮下组织】

皮下组织是体表的浅筋膜,位于真皮下方,其下和肌膜等组织相连,由疏松结缔组织和脂肪小叶组成,又称皮下脂肪层。皮下组织含有血管、淋巴管、神经、小汗腺以及顶泌汗腺等。皮下组织的厚度因性别、年龄、部位及营养状况不同而有差异,并受个体内分泌的调节,主要作用为隔热、吸收振动和储存营养等。

【皮肤附属器】

皮肤附属器由表皮衍生而来,主要包括毛发、皮脂腺、汗腺和甲。

(1) 毛发

毛发由角化的上皮细胞构成,除掌跖、指(趾)屈面、口唇、乳头、脐、龟头、阴蒂、大小阴唇和包皮内侧外,体表大部分都有毛发生长。

①毛发种类:毛发分为毳毛和终毛两类。毳毛是纤细而柔软的毛发,分布在除手掌、足跖外的所有平滑皮肤上。终毛是一种长且粗硬的毛发,如睫毛、眉毛、胡须、腋毛、阴毛、头发等。

②毛发生长周期：毛发的生长周期分为生长期、退行期及休止期，周期分别为 3 年、3 周及 3 个月。约 80% 的毛发处在生长期，正常人每日可有 70~100 根头发脱落，同时也有等量的头发再生。头发生长速度是每天 0.27~0.40mm，经 3~4 年可长到 50~60cm。

③毛发的结构：毛发位于皮肤以外的部分叫作毛干，位于皮肤以内的毛发叫作毛根。毛根由毛囊包裹，毛根末端与毛囊共同组成膨大部分叫作毛球，毛球下端的凹入部分叫作毛乳头。

（2）皮脂腺

皮脂腺是一种可产生脂质的器官，属泡状腺体。除掌跖、指趾屈侧外，皮脂腺遍布全身。面部、头皮、肩背部等处分布最多，前额、鼻部、上背部体积最大，称为皮脂溢出部位。皮脂腺由腺泡和短的导管构成，导管开口于毛囊上部，位于立毛肌和毛囊的夹角之间，立毛肌的收缩可促进皮脂的排泄。在颊黏膜、唇红部、乳晕、大小阴唇、眼睑、包皮内侧等区域，皮脂腺不与毛囊相连，腺导管直接开口于皮肤表面。皮脂腺单位也有生长周期，但与毛囊生长周期无关，主要受雄激素水平控制，因此，青春期皮脂腺明显增大。

（3）汗腺

根据汗腺的结构和功能的不同可分为小汗腺和顶泌汗腺。

①小汗腺：小汗腺分布广泛，除唇红、甲床、乳头、包皮内侧、龟头、小阴唇和阴蒂外，遍布全身。小汗腺是单曲管状腺，分泌部位于真皮深层和皮下组织中，由单层立方或矮柱状细胞组成，胞质着色较浅。导管由两层染色较深的立方形细胞组成。其开口于皮肤表面的汗孔，其腺细胞以胞吐的方式，排出以水分为主的含无机盐离子和尿素的分泌物。

②顶泌汗腺：曾称大汗腺，属大管状腺体，由分泌部与导管组成，通常开口于毛囊的皮脂腺入口上方，少数直接开口于表皮。顶泌汗腺仅位于腋部、乳晕、脐周围、会阴部、肛门周围、包皮、阴囊、阴阜和小阴唇，偶有存在于面部、头皮和躯干的皮肤中。此外，外耳道的耵聍腺、眼睑的睫腺和乳晕的乳轮腺则属于此腺的变形。顶泌汗腺的分泌主要受性激素影响，青春期分泌旺盛。顶泌汗腺也受交感神经系统支配，但神经递质为去甲肾上腺素。

（4）甲

甲是覆盖在指（趾）末端的坚硬物质，由多层致密的角化细胞组成。

甲的外露部分称为甲板，是透明的角质板，呈外凸的长方形，厚0.50~0.75mm。甲根处的新月状淡染区为甲半月，甲板周围叫作甲廓，两侧和近侧甲沟旁的皮肤形成褶，分别叫作侧甲襞和后甲襞，后甲襞上的角化层叫作甲上皮，由襞的腹侧面发生。甲板近端延伸进皮肤下面部分是甲根，甲板下面的皮肤为甲床，其中位于甲根下方的为甲母质，是甲的生长区。甲弧影是白色的半月形区域，为甲母质生发细胞远侧的标志。指甲生长速度约每3个月1cm，趾甲生长速度约每9个月1cm。疾病、营养状况、环境和生活习惯的改变可影响甲的性状和生长速度。

【皮肤的神经、脉管和肌肉】

（1）神经

皮肤中有丰富的神经纤维和神经末梢分布，可感受环境刺激如触压、振动、牵拉以及温度和伤害刺激等，并支配肌肉活动及完成各种神经反射。皮肤的神经支配呈节段性，但相邻节段间有部分重叠。

（2）血管

皮肤的血管分布于真皮及皮下组织内。最深的为皮下组织下面的较大血管丛，供给该处各组织的营养。位于真皮下部的为真皮下部血管丛，供给腺体、毛囊、神经和肌肉等的血液，在真皮乳头层及网状层交界处为真皮浅部血管丛，主要供给真皮乳头的血液。

（3）淋巴管

皮肤的淋巴管分为网状淋巴管和管状淋巴管，其走向与几个主要的血管丛平行。皮肤淋巴管的盲端起始于真皮乳头层的毛细淋巴管，渐汇合成管壁较厚的具有瓣膜的淋巴管，形成乳头下浅淋巴管网及真皮淋巴网，再连接到深部淋巴管。毛细淋巴管管壁非常薄，仅由一层内皮细胞和极薄的网状纤维组成。内皮细胞之间有非常大的通透性，皮肤中的游走细胞、细菌、肿瘤细胞都容易通过淋巴管到达淋巴结，最后被吞噬或是引起免疫反应。

（4）肌肉

皮肤肌肉有平滑肌与横纹肌两种类型，前者主要有立毛肌和汗腺周围的肌上皮细胞，后者主要有颈阔肌和面部表情肌。立毛肌一端开始于真皮乳头层，另一端插入毛囊中部的结缔组织鞘中。当精神紧张及寒冷时，立毛肌收缩可引起毛发直立，形成所谓的"鸡皮疙瘩"。此外还有阴囊肌膜、乳晕平滑肌、血管壁平滑肌等肌肉组织，汗腺周围的肌上皮细胞也具有某些平滑肌功能。

横纹肌主要存在于面部表情肌和颈部的颈阔肌，肌纤维内有多个卵圆形的细胞核，处在肌纤维的边缘，肌原纤维有明暗相间的横纹。

第二节　皮肤的生理功能

皮肤是人体最大的器官，覆盖于人体的表面。皮肤的生理功能不仅对机体健康有非常重要的作用，机体内脏病变也可以通过皮肤的功能反映出来。皮肤具有屏障、吸收、分泌和排泄、感觉、体温调节、代谢、免疫等多种功能。

【屏障功能】

（1）对物理性损伤的防护

①机械性损伤：皮肤对机械性损伤（如摩擦、挤压、牵拉和冲撞等）有比较好的防护作用。角质层致密而柔韧，是主要的保护结构，在经常受摩擦和压迫部位，角质层可增厚进而加强对机械性损伤的耐受力；真皮内的胶原纤维、弹力纤维以及网状纤维交织成网状，使皮肤具有一定的弹性及伸展性；皮下脂肪层对外力具有缓冲作用，使皮肤具有一定的抗挤压、牵拉和对抗冲撞的能力。

②电损伤：皮肤对电损伤的防护作用主要是通过角质层完成，角质层含水量增多时，皮肤电阻减小，导电性增强，易发生电击伤。

③光线防护：皮肤对光线的防护主要由吸收作用实现，角质层的角蛋白和皮肤内的黑素能吸收紫外线，使组织免受紫外线的伤害。

（2）对化学性刺激的防护

皮肤防护化学性刺激的最主要结构为角质层。角质层细胞具有完整的脂质膜、丰富的胞质角蛋白和细胞间的酸性胺聚糖，有抗弱酸和抗弱碱作用。

（3）对微生物的防御作用

①角质层细胞排列紧密，其他层角质形成细胞间也通过桥粒结构相

互镶嵌排列，能机械性抵御微生物的侵入。

②角质层含水量较少和皮肤表面弱酸性环境，均不适合某些微生物生长繁殖。

③角质层生理性脱落，可清除一些寄居在体表的微生物。

（4）防止营养物质的丢失

正常皮肤的角质层具有半透膜性质，可防止体内营养物质、电解质的丢失，皮肤表面的皮脂膜也可大大降低水分丢失。正常情况下，成人经皮丢失的水分每天为 $240\sim480ml$（不显性出汗），但若是角质层全部丧失，每天经皮丢失的水分将增多 10 倍以上。

【吸收功能】

皮肤对于水分、脂溶性物质具有一定的吸收功能。经皮吸收是皮肤病局部药物治疗的理论基础。

（1）皮肤的吸收途径

角质层是经皮吸收的主要途径，其次是毛囊、皮脂腺和汗腺。

（2）皮肤对各类物质的吸收能力

完整皮肤只能吸收少量水分与微量气体，水溶性物质不易被吸收，而脂溶性物质和油脂类物质吸收良好，主要吸收途径是毛囊和皮脂腺，吸收强弱顺序为羊毛脂>凡士林>植物油>液状石蜡。另外，皮肤还能吸收多种重金属（如汞、铅、砷、铜等）及其盐类。

（3）影响皮肤吸收功能的因素

皮肤的吸收功能受多种因素影响，如角质层的厚度、皮肤含水量、毛孔状态、局部皮肤温度。角质层越薄，营养成分越容易透入而被吸收；皮肤含水量越多，吸收能力越强；毛孔扩张时，营养物质可以通过毛孔到达真皮而被吸收；局部皮肤温度高，营养物质可以通过汗孔进入真皮而被吸收。

另外，某些皮肤的病理性因素如机械性损伤、化学性损伤、皮肤疾患等，也可影响其吸收。

【分泌和排泄功能】

皮肤的分泌和排泄主要通过汗腺以及皮脂腺完成。汗腺分泌的汗液和皮脂腺分泌的皮脂在皮肤表面混合，形成乳化皮脂膜，起到滋润和保护皮肤、毛发的作用。

(1) 小汗腺

正常情况下，多数小汗腺处于静止状态，仅有少数具有分泌功能。小汗腺的分泌和排泄受体内外温度、精神因素以及饮食的影响。外界温度高于31℃时全身皮肤均可见出汗，叫作显性出汗；温度低于31℃时无出汗的感觉，但显微镜下可见皮肤表面出现汗珠，叫作不显性出汗。精神紧张、情绪激动等大脑皮质兴奋时，可引起掌跖、前额等部位出汗，叫作精神性出汗。进食（特别是辛辣、热烫食物）可使口周、鼻、面、颈、背等处出汗，称味觉性出汗。

小汗腺分泌物质的主要成分是水分，另有少量的固体成分，依次为钠、氯、钾、尿素、蛋白质、脂质、氨基酸、钙、磷和铁等。汗液呈酸性（pH 4.5~5.5），大量出汗时汗液碱性增强（pH 7.0左右）。

排泄汗液的主要作用有散热降温、抑制细菌生长、柔化角质、排泄某些物质等。

(2) 顶泌汗腺

顶泌汗腺分布在腋窝、阴部等处，开口于毛囊，腺细胞以顶泌的方式，将较为稠厚的含蛋白质、脂类的分泌物排出，其分泌物经细菌分解后可产生臭味。某些人的顶泌汗腺可分泌一些有色物质（可呈黄、绿、红或黑色），导致局部皮肤或衣服染色，称为色汗症。

(3) 皮脂腺

皮脂腺的分泌属于全浆分泌，即整个皮脂腺细胞破裂，胞内物全部排入管腔，分布在皮肤表面形成皮脂膜。其主要作用：乳化水分，润滑皮肤和毛发，防止皮肤干燥皲裂；促进维生素 D 吸收；抑制微生物生长等。

皮脂腺分泌受多种激素（如雄激素、孕激素、雌激素、糖皮质激素、垂体激素等）的影响，其中雄激素可加快皮脂腺细胞的分裂，使其体积增大、皮脂合成增多，雌激素可抑制内源性雄激素产生或直接作用在皮脂腺，减少皮脂分泌。禁食可使皮脂分泌减少或皮脂成分改变。

【感觉功能】

皮肤是人体主要的感觉器官之一，正常皮肤在受到体内外各种刺激作用后，可产生相应的神经反射，从而防止机体发生损害。皮肤的感觉作用一般分为两大类。

（1）单一感觉

单一感觉是指皮肤中感觉神经末梢与特殊感受器感受体内外的单一性刺激，转换成一定的动作电位沿神经纤维传入中枢，产生不同性质的感觉，比如触觉、痛觉、压觉、冷觉和温觉。

（2）复合感觉

复合感觉是指皮肤中不同类型的感觉神经末梢或感受器共同感受的刺激传输到中枢后，由脑综合分析形成的感觉，如软、硬、潮湿、光滑等。此外，皮肤还有形体觉、两点辨别觉和定位觉等。

【体温调节功能】

皮肤具有重要的体温调节作用。皮肤体表面积大，可通过散热和保温作用发挥体温调节作用。气温高时，皮肤血管扩张，血流加快，汗腺分泌，通过辐射、传导、对流、蒸发等散温方式，以保持体温的恒定。气温低时，皮肤血管收缩，动静脉吻合关闭，血流减少，皮肤散热减少，同时立毛肌收缩，压迫皮脂腺排出皮脂阻滞散热。

【代谢功能】

（1）糖代谢

皮肤中的糖主要为糖原、葡萄糖及黏多糖等。其中葡萄糖和糖原是细胞中的主要糖类，可为细胞活性提供能量。当机体发生某些疾病如糖尿病时，皮肤糖的含量可升高，易发生皮肤真菌或细菌的感染。皮肤糖原含量在胎儿期最高，成人期含量明显下降。真皮中黏多糖含量丰富，对真皮及皮下组织起支持、固定作用。

（2）蛋白质代谢

皮肤蛋白质包括纤维性与非纤维性蛋白质，前者包括角蛋白、胶原蛋白以及弹性蛋白等，后者包括细胞内的核蛋白和调节细胞代谢的各种酶类。其代谢的主要作用是形成表皮细胞、毛发和甲，参与角化过程以外的所有细胞功能，合成和分解结缔组织等。

(3) 脂类代谢

皮肤中的脂类包括脂肪与类脂质。脂肪的主要功能是储存能量以及氧化供能，类脂质是细胞膜的主要成分以及某些生物活性物质的合成原料。表皮细胞在分化的各阶段，其类脂质的组成有明显的差异，如由基底层到角质层，胆固醇、脂肪酸、神经酰胺含量逐渐升高，而磷脂则逐渐减少。表皮中最丰富的必需脂肪酸是亚油酸和花生四烯酸，后者在日光作用下可合成维生素 D，有宜于预防佝偻病。另外，某些维生素与皮肤关系密切，缺乏维生素 A 可出现毛囊过度角化，缺乏 B 族维生素时可引起阴囊皮炎、口角炎等。

(4) 水和电解质代谢

皮肤中的水分主要分布在真皮内，当机体脱水时，皮肤可提供其水分的 5% ~ 7%，以维持循环血容量的稳定。电解质大部分储存于皮下组织内，主要成分有钠、钾、镁、钙、氯、磷等。当皮肤受损或发生各种炎症性变化时，皮肤的水分和钠盐含量增加。

【免疫功能】

皮肤是重要的免疫器官，可以有效防止物理性、化学性以及生物性等有害物质对深层组织的损伤。皮肤内的免疫活性细胞可参与皮肤免疫功能的调节，如朗格汉斯细胞表面有 IgG 和 IgE 受体、补体 C 3b 受体，能结合并处理抗原，将抗原信息传递给其他免疫活性细胞，启动免疫应答。近年来的研究表明，皮肤不仅具有很强的非特异性免疫防御功能，而且是一个独特的免疫器官，具有独特的免疫功能。

第三节　皮肤病与性病的临床表现

皮肤病与性病的临床表现包括症状和体征，是诊断皮肤病与性病的主要依据，又是研究皮肤病与性病的重要基础。

【症状】

症状是指患者主观感受到的不适。局部症状主要有瘙痒、疼痛、烧灼及麻木感等，全身症状有畏寒、发热、乏力、食欲缺乏和关节疼痛等。

症状的轻重与原发病的性质、病变程度及个体差异有关。

（1）瘙痒

瘙痒是皮肤病中最常见的自觉症状。它可轻可重，能够持续或间断发作，可泛发全身也可局限于某处。常见于接触性皮炎、湿疹、慢性单纯性苔藓及荨麻疹等皮肤病。

（2）疼痛

疼痛可伴随感染或某些神经病变发生。疖的疼痛常局限于红肿处。带状疱疹侵犯神经节，会在受损神经节的神经分布区发生灼痛或刺痛。

（3）麻木感

麻木感是指患者失去各种浅感觉，常见于麻风病患者。

【体征】

客观存在、可看到或触摸到的皮肤黏膜及其附属器的改变称为体征，又称皮肤损害（皮损）。皮损可分原发性和继发性两大类，但二者不能截然分开，如脓疱为原发性损害，但也可继发于丘疹或水疱。

（1）原发性皮损

由皮肤性病的组织病理变化直接产生，对皮肤性病的诊断具有重要价值，包括斑疹、斑块、丘疹、风团、水疱、脓疱、结节、囊肿。

①斑疹：皮肤黏膜的局限性颜色改变。皮损与周围皮肤平齐，无隆起或凹陷，大小可不一，形状可不规则，直径一般<1cm，≥1cm 时称斑片。

②斑块：多为丘疹扩大或融合而成，直径>1cm 的隆起性、浅表性皮损，顶端较扁平，中央可有凹陷。常见于银屑病等。

③丘疹：丘疹是局限性的突出于皮肤表面的坚实性皮肤损害，范围为直径<1cm，呈扁平、尖形、圆形及多角形。较大者称为斑块。丘疹多由真皮局限性细胞浸润、代谢异常以及表皮或真皮成分的局限性增殖所致。

④风团：为暂时性、局限性、隆起性皮损，由真皮层内血管扩张、血浆样液体外渗所致。呈淡红或苍白色，周围有红晕，大小、形态不一，边缘不规则，可相互融合形成较大的皮损。风团发生和消退均较快，消退后不留痕迹。患者自觉皮肤瘙痒，多见于荨麻疹。

⑤水疱和大疱：水疱为突出于皮面的含有液体的空腔性皮损，水疱直径一般<1cm。>1cm者称大疱。形状可以为圆锥形、半圆形、扁形或不规则形。疱内容物清澈或浑浊；若是血性则称为血疱。按其形成位置，可分为表皮内和表皮下两类。

⑥脓疱：为高出皮面、内含脓液的局限性、腔隙性皮损，可由细菌（如脓疱疮）或非感染性炎症（如脓疱型银屑病）引起。脓疱的疱液一般较浑浊、稀薄或黏稠，皮损周围常有红晕。

⑦结节：结节为可触及的圆形、椭圆形或不规则形的局限性的坚硬皮损。其大小、形状、颜色和硬度常不一致。结节位于真皮深层和皮下组织中，有时可稍高于皮肤表面，但比丘疹深且大。结节可由炎症引起，也可由非炎症引起。

⑧囊肿：为含有液体、半固体黏稠物或细胞成分的囊性皮损。通常位于真皮或更深位置，可隆起于皮面或仅可触及。外观呈圆形或椭圆形，触之有弹性，大小不等。常见于皮脂腺囊肿、毛鞘囊肿、皮样囊肿。

（2）继发性皮损

由原发性皮损自然演变而来或因搔抓、治疗不当引起，包括糜烂、溃疡、鳞屑、浸渍、裂隙、瘢痕、萎缩、痂、抓痕、苔藓样变。

①糜烂：糜烂是指表皮失去一部分或全部而露出的潮湿面。常由水疱、脓疱或浸渍后表皮脱落引起，或是为丘疹或小结节表皮的破损所致。因损害较表浅，愈后一般不留瘢痕。

②溃疡：溃疡是指皮肤和黏膜表面缺损超过真皮或真皮以下。溃疡的大小、形状、颜色、边缘、基底深浅、分泌物以及发展过程随病因不同而异。

③鳞屑：已经脱落或即将脱落的角质层细胞，常由角化过度、角化不全演变而来。鳞屑的大小、厚薄、形态不一，可呈糠秕状（如花斑癣）、蛎壳状（如银屑病）或大片状（如剥脱性皮炎）。

④浸渍：浸渍是指皮肤长时间泡水或处于潮湿环境，皮肤变白、变软、起皱和肿胀。久受浸渍的表皮极易脱落形成糜烂面，有疼痛感，易继发感染。

⑤裂隙：又称皲裂，在干燥皮肤表面出现的线条状裂口。可达真皮，伴有疼痛或出血，常发生于掌跖、指（趾）关节部位及口角、肛周等处。

⑥瘢痕：真皮或深部组织缺损或破坏后，由新生结缔组织增生修复而成。皮损光滑无弹性，表面无皮纹和毛发。按其与周围正常皮肤的高低关系可分为萎缩性瘢痕、平滑性瘢痕和增生性瘢痕。

⑦萎缩：为皮肤的退行性变，因表皮细胞数目或真皮和皮下结缔组织减少所致，可发生于表皮、真皮及皮下组织。皮肤变薄，半透明，表面有细皱纹呈羊皮纸样，正常皮沟变浅或消失，此表现为表皮萎缩；局部皮肤凹陷，表皮纹理可正常，毛发可能变细或消失，此表现为真皮萎缩；明显凹陷，此表现为皮下组织萎缩。

⑧痂：痂是指皮损渗出的浆液、脓液或血液或坏死组织、药物等混合干燥后生成的物质。痂可薄可厚，柔软或脆，可呈黄褐色或暗红色等颜色，并且和皮肤粘连。痂脱落后还可再生，若创面愈合，则只产生鳞屑直至恢复正常。

⑨抓痕：抓痕是搔抓所致表皮的浅表缺失。皮损呈线状或点状。有血清或血液渗出时，干燥后有黄色痂或血痂，常见于各种瘙痒性皮肤病；有时摩擦也可引起类似损害。若损伤较浅则愈后不留瘢痕。

⑩苔藓样变：又称苔藓化，即皮肤局限性粗糙增厚，常由搔抓、摩擦及皮肤慢性炎症所致。表现为皮嵴隆起，皮沟加深，皮损界限清楚。见于慢性瘙痒性皮肤病（如慢性单纯性苔藓、慢性湿疹等）。

第四节　皮肤病与性病的诊断

皮肤病与性病的诊断与其他疾病一样，通过详细了解患者病史，进行必要的体格检查和辅助检查，然后进行综合分析，从而作出正确的诊断。体格检查时应特别注意皮损的检查。

【病史】

（1）一般资料

了解患者的姓名、性别、年龄、籍贯、种族、职业及婚姻状况等。

（2）主诉

主诉是指患者就诊的主要原因和时间，包括自觉症状，皮损的部位、性质及病程，在疾病的诊治过程中具有重要作用。

（3）现病史

应详细记录患者发病至就诊的全过程，包括疾病诱发因素（如食物、药物及感染等）、前驱症状、初发皮损状况（如性质、部位、形态、大小、数目、分布、扩展顺序、过展快慢、变化规律等）、伴随的局部及全身症状及程度、治疗经过及其疗效。应注意饮食、药物、接触物、季节、气候、环境温度、日光照射、职业及精神状态等因素与疾病发生、发展的关系。诊治经过、疗效及不良反应等。

（4）既往史

了解患者过去曾罹患的各系统疾病名称、诊治情况及其疗效，特别是与现有皮肤病相关的疾病。应注意有无食物、药物及动植物过敏史和其他过敏史。

（5）个人史

详细询问患者生活及饮食习惯，婚姻情况，有无烟酒嗜好、不洁性交史及涉外婚姻史。女性患者还应了解月经、妊娠和生育史等。

（6）家族史

详细询问患者家族中其他成员有无类似疾病，有无近亲结婚等，这些信息对于遗传性皮肤病的诊断非常重要。

【体格检查】

人体是一个有机整体，许多皮肤病是全身性疾病的局部反映，病史采集时除了重点检查皮损部位，还应注意全身脏器功能状态。体格检查需注意：①在充足的自然光线下进行。②诊室温度要适宜，寒冷季节注意保暖，注意保护患者隐私。③检查皮损时，除主诉部位外，还需顾及全身皮肤、黏膜或指（趾）甲、毛发等皮肤附属器。

（1）视诊

①性质：应注意区别原发性皮损与继发性皮损，是否单一或多种皮损并存。

②大小和数目：大小可实际测量，亦可用实物描述，如芝麻、小米、黄豆、鸽卵、鸡蛋或手掌大小；数目为单发、多发或用数字表示。

③颜色：正常皮色或红、黄、紫、黑、褐、蓝、白色等。根据颜色的深浅，还可进一步划分描述，如红色可分为淡红、暗红、鲜红等。

④界限及边缘：界限可为清楚、比较清楚或模糊，边缘可整齐或不整齐等。

⑤形状：可呈圆形、椭圆形、多角形、不规则形或地图状等。

⑥表面：可为光滑、粗糙、扁平、隆起、中央脐凹、乳头状、菜花状、半球形等，还应观察有无糜烂、溃疡、渗出、出血、脓液、鳞屑和痂等。应注意某些疾病皮损的细微的特殊变化，如扁平苔藓的 Wickham 纹、盘状红斑狼疮的毛囊角栓等。

⑦基底：可为较宽、较窄或呈蒂状。

⑧内容：主要用于观察水疱、脓疱和囊肿，内容物可为血液、浆液、黏液、脓液、皮脂、角化物或其他异物等。

⑨排列：可呈孤立或群集，排列方式可呈线状、带状、环状或无规律。

⑩部位和分布：根据皮损部位可对皮肤性病的种类进行大致归类，应查明皮损位于暴露部位、覆盖部位或与某特定物一致，分布方式为局限性或全身性，是否沿血管分布、神经节段分布或对称分布。

（2）触诊

主要了解皮损是坚实或柔软，是浅在或深在，有无浸润增厚、萎缩变薄、松弛或凹陷，局部温度是正常、升高或降低，是否与周围组织粘连，有无压痛，有无感觉过敏、减低或异常，附近淋巴结有无肿大、触痛或粘连等。

【辅助检查】

（1）玻片压诊

可了解红斑为充血性或出血性。玻片按压后红色消退、松开后红色复现者为充血性，按压后颜色不变者则为出血性。

（2）鳞屑刮除法

可了解皮损的表面性质，如出现糠秕样鳞屑为花斑糠疹轻刮后的症状，出现特征性薄膜现象和点状出血则为寻常型银屑病刮除鳞屑后的症状。

（3）组织病理检查

选择皮损时，一般应选取未经治疗的成熟皮损。大疱性皮肤病及感染性皮肤病需选择新鲜皮损，环状损害应选择活动边缘部分，结节性损害切取标本时需达到足够深度。取材时应包含一小部分正常组织，以便与病变组织对照。应尽量避免切取腹股沟、腋窝、关节以及面部等部位皮肤。常用的取材方法有手术切取法、环钻法、削切法等。

(4) 免疫组化技术

主要用于大疱性皮肤病、结缔组织病等自身免疫性皮肤病、某些感染性皮肤病及皮肤肿瘤的诊断和鉴别诊断。主要有直接免疫荧光法、间接免疫荧光法和免疫酶标法。

(5) 真菌学检查

真菌检查对诊断皮肤真菌病有意义，常用的检查方法有直接涂片、墨汁涂片、涂片或组织切片染色、培养检查。

(6) 滤过紫外线检查

用过滤紫外线灯（Wood 灯）检查照射病灶的皮损或其排泄物，根据有无荧光出现或荧光的颜色，对某些皮肤病做出诊断和鉴别诊断。如白癣呈亮绿色荧光，红癣呈珊瑚红色荧光，黑点癣无荧光。

(7) 变应原检测

主要是用于确定过敏性疾病患者的致敏物，特别是对明确职业性皮肤病的病因意义重大，有助于指导预防和治疗。斑贴试验、点刺试验、划痕试验和皮内试验等是目前临床上常用的变应原检测方法。

(8) 蠕形螨、疥螨和阴虱检查

①蠕形螨检查：可采用挤刮法和透明胶带法。

②疥螨检查：通常在手指间、腹股沟等处选择未经搔抓的皮损，用消毒针尖或刮刀类把疱挑破或把隧道盲端的小白点挑出；若未见隧道或小白点时，也可用刮刀轻轻刮出可疑角质层组织。将其放在载玻片上，加 1 滴 10%～20%氢氧化钾溶液，覆以盖玻片，微加热，然后将盖玻片压紧。棉棒吸去周围多余溶液，用低倍显微镜检查。

③阴虱检查：在患部体毛或皮面发现卵圆形灰色或红色的虱，或灰白色虱卵后，利用针尖挑起虱或拔下体毛，将其放在载玻片上，覆以盖玻片，用低倍镜直接观察。

(9) 性病检查

①淋球菌检查：常用检查方法有标本采集、直接涂片、细菌培养。

②衣原体检查：常用检查方法有细胞培养法、衣原体抗原检测法、免疫荧光法。

③梅毒螺旋体检查：常用检查方法有梅毒螺旋体直接检查、快速血浆反应素环状卡片试验、梅毒螺旋体颗粒凝集试验。

④杜克雷嗜血杆菌检查：常用检查方法有：直接涂片、细菌培养、基因扩增技术、单克隆抗体免疫荧光技术。

⑤醋酸白试验：用于检测人类乳头瘤病毒。

⑥毛滴虫检查：在阴道后穹隆、子宫颈或阴道壁上取分泌物混于温生理盐水中，立即在低倍镜下镜检。男性可取尿道分泌物、前列腺液或尿沉渣检查。

第五节 皮肤病与性病的治疗

皮肤病与性病的治疗要有整体观念，首先应明确是单纯皮肤病还是合并其他系统病变，从而根据患者实际情况进行合理化、个体化治疗。主要有外用药物治疗、内用药物治疗、物理治疗、皮肤外科治疗。

【外用药物治疗】

外用药是治疗皮肤病的重要手段，其作用主要取决于外用药物的性质和剂型。在治疗皮肤病与性病的过程中，应根据病因、皮损特点、患者年龄、发病季节等，正确选择药物种类、性质、剂型等，药物浓度也应遵循由低到高的原则。

（1）外用药物的种类

①清洁剂：清洁剂可用来清除皮肤表面病变的污物、渗出物、鳞屑、结痂及残留的药物。常被用作清洁剂的药物有0.9%氯化钠溶液、2%~3%硼酸溶液、0.1%依沙吖啶溶液、0.02%呋喃西林溶液、3%过氧化氢溶液、各种植物油或液状石蜡等。

②保护剂：保护剂具有保护皮肤、减少摩擦以及防止外来刺激作用。常用的有氧化锌、滑石粉、炉甘石、碳酸钙、淀粉等。

③止痒剂：止痒剂具有减轻局部痒感作用，如5%苯唑卡因、1%麝香草酚、1%苯酚、各种焦油制剂、糖皮质激素软膏等。

④角质促成剂：角质促成剂有轻度的兴奋与刺激作用，但不产生迅速破坏或迅速脱皮，在反复使用之后，可使角质层正常化，如2%~5%

煤焦油或糠馏油、5%~10%黑豆馏油、3%水杨酸、0.1%~0.5%蒽林、钙泊三醇软膏等。

⑤角质剥脱剂：角质剥离剂可以祛除角层或使角层变薄。适用于角化过度者，常用的有6%~10%水杨酸、10%雷琐辛、10%~30%冰醋酸、0.01%~0.10%维A酸等。

⑥收敛剂：收敛剂对蛋白质有凝固及沉淀作用，能使水肿消退、渗出减少、炎症消退。常用的有0.2%~0.5%硝酸银、2%明矾液和5%甲醛等。

⑦腐蚀剂：腐蚀剂能破坏和去除增生的肉芽组织或赘生物，如30%~50%三氯醋酸、纯苯酚、硝酸银棒、5%~20%乳酸等。

⑧抗菌剂：抗菌剂具有杀灭或抑制细菌的作用，如3%硼酸溶液，0.1%依沙吖啶（雷佛奴尔）、5%~10%过氧化苯甲酰、0.5%~3%红霉素、1%克林霉素、0.1%小檗碱、1%四环素、0.5%~3%红霉素、2%莫匹罗星等。

⑨抗真菌剂：抗真菌剂具有抑制或杀灭真菌的作用，如6%~12%十一烯酸、1%特比萘芬、2%~3%克霉唑、1%益康唑等。

⑩抗病毒剂：抗病毒剂具有抗病毒的作用，如5%~10%碘苷、3%~5%阿昔洛韦。

⑪杀虫剂：杀虫剂能杀灭疥螨、虱、蠕形螨，如5%~10%硫黄、2%甲硝唑、20%~30%百部酊等。

⑫遮光剂：遮光剂能防止曝晒，避免引起急性皮炎和保护皮肤不发生光敏，但更重要的是防止慢性日光性皮炎与皮肤恶变。通常以氧化锌糊剂作为物理性遮光剂为最好。

⑬脱色剂：脱色剂具有减轻色素沉着的作用，如3%氢醌、20%壬二酸。

⑭维A酸类：维A酸类药物的作用是抑制角化；免疫调节；减少皮脂腺分泌；预防及抑制肿瘤的作用；对胚胎发育有致畸作用；影响细胞分裂及调节细胞分化；稳定溶酶体膜；影响前列腺素、RNA与蛋白质合成；抑制某些酶的产生或减少其活性等。常用药物有0.025%~0.050%全反式维A酸霜、0.1%他扎罗汀凝胶。

⑮糖皮质激素：糖皮质激素外用时多有明显的抗炎作用，按其作用强弱分为低效、中效和强效三类。长期使用糖皮质激素可引起局部皮肤萎缩、毛细血管扩张、痤疮等，故面部、腋下、腹股沟处及婴儿不宜长期使用。为避免大量吸收引起全身性不良反应，也不宜大面积长期外用。

（2）外用药物的剂型

①溶液：溶液是一种或多种药物的水溶液，供局部涂擦、洗涤、沐浴等，有收敛、清洁的作用，主要用于湿敷、药浴，可用于治疗渗出性、糜烂性和感染性皮肤病。常用的有 3% 硼酸溶液、0.05%~0.10% 小檗碱溶液、1:8000 高锰酸钾溶液、0.2%~0.5% 醋酸铝溶液、0.1% 硫酸铜溶液等。

②酊剂和醑剂：酊剂是指药物用规定浓度的乙醇浸出或溶解而制成的澄清液体制剂。醑剂是指挥发性药物的高浓度乙醇浸出液。酊剂和醑剂具有清凉、干燥、去脂、消炎、杀菌、止痒以及增强主药药效的作用。酊剂和醑剂适用于无糜烂、渗液及结痂性亚急性及慢性病变。常用的有碘酊、补骨脂酊、樟脑醑等。

③粉剂：粉剂是由一种或多种干燥粉末混合而成，可吸收水分，防止摩擦，有保护、干燥和散热作用。主要用于急性皮炎无糜烂和渗出的皮肤损害，特别适用于间擦部位。常用的有滑石粉、氧化锌粉、炉甘石粉等。

④洗剂：洗剂是指含药物的溶液、乳状液、混悬液，供清洗或涂抹无破损皮肤用的液体制剂。其具有清凉、止痒、收敛、消炎和保护作用。常用的有炉甘石洗剂、复方硫黄洗剂等。

⑤油剂：油剂是指药物溶解或混悬于植物油、矿物油或用植物油提制中药而成的外用油状制剂。有清洁、保护、润滑和消炎止痒的作用，主要用于亚急性皮炎和湿疹。常用的有 25%~40% 氧化锌油、10% 樟脑油、液状石蜡等。

⑥乳剂：乳剂是油和水经乳化而成的剂型。分两种类型，一种是油包水（W/O），油为连续相，有轻度油腻感，主要用于干燥皮肤或在寒冷季节使用；另一种是水包油（O/W），水是连续相，又称霜剂，由于水是连续相，因而容易洗去，适用于油性皮肤。水溶性和脂溶性药物均可配成乳剂，乳剂性质缓和、洁白细腻、清洁舒适。适用于亚急性及慢性皮炎或瘙痒症等，可直接涂擦于患处或封包，具有保护、润泽皮肤以及软化痂皮和消炎等作用，渗透性较好。常用的有糖皮质激素类乳剂。

⑦软膏：软膏是指药物与油脂性或水溶性基质混合制成的半固体外用制剂。具有较强的穿透性，作用深入且持久，同时能软化痂皮、祛除鳞屑、保护创面、防止感染、避免干燥、润泽皮肤，并能促进上皮和肉芽生长。主要用于慢性湿疹、慢性单纯性苔藓等疾病。由于软膏可阻止

水分蒸发，不利于散热，因此，不宜用于治疗急性皮炎、湿疹的渗出期等。

⑧糊剂：糊剂是指大量固体粉末均匀分散在适宜基质中所组成的半固体外用制剂。常用的基质为凡士林。作用有吸水及收敛，多用于有轻度渗出的亚急性皮炎湿疹等，但不宜用于毛发部位。

⑨硬膏：将药物溶解或混入适当的基质（由脂肪酸盐、橡胶、树脂等组成的半固体），贴附于裱褙材料上。具有阻止水分散失、软化皮肤和增强药物渗透性的作用。主要用于慢性限局性、浸润肥厚性疾病。常用的有氧化锌硬膏、肤疾宁硬膏。

⑩涂膜剂：涂膜剂是指药物溶解或分散于含成膜材料溶剂中，涂搽患处后形成薄膜的外用液体制剂。有消炎、止痒的作用，用于慢性局限性浸润肥厚或角化性皮肤病或某些职业性皮肤病。

⑪凝胶：凝胶是指药物与能形成凝胶的辅料制成均一、混悬或乳状液型的稠厚液体或半固体制剂。凝胶具有保护、润泽作用，涂后局部感觉舒适、凉爽、无黏腻感、无刺激性，并使得主药作用持久。常用的有过氧苯甲凝胶、蒽林凝胶、干扰素凝胶等。

⑫气雾剂：又称喷雾剂，通常内含抗生素或糖皮质激素，主要由药物与高分子成膜材料（如聚乙烯醇、缩丁醛）和液化气体（如氟利昂）混合制成。是借助于液化或气化液体的压力，将药物从特制容器中喷出的制剂。简便清洁、保存性好、稳定性高、渗透性强。喷涂后药物均匀分布于皮肤表面，可用于治疗急、慢性皮炎或感染性、变态反应性皮肤病。

（3）外用药物的治疗原则

1）正确选用外用药物的种类：应根据皮肤病的病因、临床表现选择恰当的药物。如细菌或真菌感染，应选用抗细菌或抗真菌的药物；如变应性皮肤病应选抗过敏性药物；瘙痒性皮肤病，除对因治疗外，还需加用止痒剂；角化过度性皮肤病，选用角质剥脱剂等。

2）正确选用外用药物的剂型：应根据皮肤病皮损的特点，选择相应的剂型。原则为：

①急性炎症性皮损，表现为红斑、丘疹、水疱而无糜烂，渗出时，应使用粉剂、洗剂或乳剂。

②亚急性炎症性皮损，可使用油剂、糊剂或乳剂。

③慢性炎症性皮损使用软膏，硬膏、乳剂、涂膜剂、酊剂等。

④单纯性瘙痒则使用酊剂、醋剂、搽剂、气雾剂、喷雾剂或乳剂等。

3）详细向患者解释用法和注意事项

①用药前，应先去除鳞屑及结痂，促进药物吸收。

②湿敷范围不能超过体表总面积的1/3，注意保暖，防止受凉。

③外用易致敏或刺激性较强的药物时，应首先行斑贴试验或小面积使用，无红斑、水肿的反应，方可使用。

④长期全身应用刺激性或毒性强的药物，应每日分部位涂搽，以防药物吸收后出现中毒等不良反应。

⑤应当针对患者个体情况如年龄、性别、既往用药不良反应等向患者详细解释使用方法、使用时间、部位、次数和可能出现的不良反应及其处理方法等。

【内用药物治疗】

皮肤病的内用药物治疗范围很广，从专科护理角度要求，需要掌握常用药物的主要作用、常规剂量、配伍禁忌及可能发生的不良反应。

1. 常用内用药物

（1）抗组胺药

抗组胺药被广泛用于治疗变态反应性疾病。目前临床上据其竞争受体的不同，主要分为 H_1 受体拮抗药和 H_2 受体拮抗药两大类。药物通过与组胺竞争性地结合受体而抑制组胺的病理作用。H_1 受体主要分布在皮肤、黏膜、血管及脑组织，H_2 受体则主要分布于消化道黏膜。

①H_1 受体拮抗药：多有与组胺相同的乙基胺结构，能与组胺争夺受体，消除组胺引起的毛细血管扩张、血管通透性增高、平滑肌收缩、呼吸道分泌增加、血压下降、刺激感觉神经末梢产生瘙痒等作用。除抗 H_1 受体的作用外，还有多少不等的抗乙酰胆碱及抗 5-羟色胺作用。根据对中枢神经系统的镇静作用不同可将 H_1 受体拮抗药分为第 1 代和第 2 代。常用的第 1 代 H_1 受体拮抗药如表 1-1 所示。常用的第 2 代 H_1 受体拮抗药如表 1-2 所示。

表1-1 常用的第一代 H_1 受体拮抗药

药名	成年人剂量	不良反应
苯海拉明	20~50mg，每日1~3次，口服	嗜睡、口干及胃肠道刺激症状，偶可引起皮疹及粒细胞减少，长期应用者可引起贫血
多塞平（多虑平）	25mg，每日3次，口服	嗜睡、口干、视物模糊，部分可体重增加，孕妇儿童忌用
赛庚啶	2~4mg，每日2~3次，口服	嗜睡、头晕、口干、光敏感、低血压、心动过速、食欲减退或增加
异丙嗪	12.5~25mg，每日2~3次，口服或25~50mg/d肌内注射或静脉滴注	嗜睡、口干、低血压、光感性、注意力不集中，大剂量和长期应用时可引起中枢兴奋性增加；肝、肾功能减退者禁用；忌与碱性药物配伍
酮替芬	1mg，每日2次，口服	嗜睡、口干、头晕、体重增加
氯苯那敏（扑尔敏）	4mg，每日3次，口服	嗜睡、失眠、心悸等

表1-2 常用的第二代 H_1 受体拮抗药

药名	成年人剂量	不良反应
阿司咪唑	10mg，每日1次，口服	大剂量可致心律失常及嗜睡，长期连续应用可出现体重增加，孕妇慎用，忌与唑类抗真菌药及大环内酯类抗生素合用
特非那定	60mg，每日2次，口服	大剂量可致心律失常，忌与酮康唑、大环内酯类抗生素合用
西替利嗪	10mg，每日1次，口服	轻度镇静、困倦、乏力，婴幼儿、孕妇及哺乳期妇女慎用
氯雷他定	10mg，每日1次，口服	罕有头痛、乏力、恶心
阿伐斯汀	8mg，每日1~3次，口服	偶见嗜睡、皮疹。肝肾功能损害、重度高血压、老年人、孕妇禁用，忌与唑类抗真菌药及大环内酯类抗生素合用

②H_2 受体拮抗药：与 H_2 受体有较强的亲和力，可拮抗组胺的血管扩张、血压下降和胃液分泌增多等作用，并能增强细胞免疫功能、抗雄性激素、止痒和镇痛。主要用于慢性荨麻疹、皮肤划痕症、色素性荨麻疹等，甚至可用于带状疱疹、女性雄激素源性脱发等。不良反应有头痛、

眩晕，长期应用可引起血清转氨酶水平升高、阳痿和精子减少等，偶见造血功能障碍。孕妇及哺乳期妇女慎用。主要药物有西咪替丁、雷尼替丁和法莫替丁等。

（2）糖皮质激素

①作用：具有免疫抑制、抗感染、抗细胞毒、抗休克和抗增生等多种作用。

②适应证：应用广泛，常用于变应性皮肤病（如药疹、多形红斑、严重急性荨麻疹、过敏性休克、接触性皮炎等）、自身免疫性疾病（如系统性红斑狼疮、皮肌炎、系统性硬皮病的急性期、大疱性皮肤病、贝赫切特综合征等），某些严重感染性皮肤病（如金黄色葡萄球菌烫伤样综合征、麻风反应等）在有效抗生素应用的前提下，也可短期使用。

③使用方法：应用时应根据不同疾病及个体情况决定糖皮质激素的剂量和疗程，即强调激素使用的个体化。糖皮质激素剂量可分为小剂量、中等剂量和大剂量3种。一般成年人用泼尼松30mg/d以下为小剂量，多用于较轻病症（如接触性皮炎、多形红斑、急性荨麻疹等）；泼尼松30~60mg/d为中等剂量，多用于自身免疫性皮肤病（如系统性红斑狼疮、皮肌炎、天疱疮、大疱性类天疱疮等）；泼尼松60mg/d以上为大剂量，一般用于较严重患者（如严重系统性红斑狼疮、重症天疱疮、重症药疹、中毒性大疱性表皮松解症等）。冲击疗法是一种超大剂量疗法，主要用于激素常规治疗无效的重症免疫性疾病患者（如狼疮性脑病等），方法为甲基泼尼松龙0.5~1.0g/d，加入5%或10%葡萄糖液中静脉注射，连用3~5天后用原剂量维持治疗。

④不良反应：长期大量系统应用糖皮质激素可导致多种不良反应，相对较轻者有满月脸、向心性肥胖、萎缩纹、皮下出血、痤疮及多毛，严重者有诱发或加重糖尿病、高血压、白内障、病原微生物感染（如病毒、细菌、真菌等）、消化道黏膜损害（如糜烂、溃疡或穿孔、消化道出血等）、肾上腺皮质功能减退、水电解质紊乱、骨质疏松、缺血性骨坏死、神经精神系统症状等。在长期应用糖皮质激素过程中，如不适当的停药或减量过快，可导致原发病反复或病情加重，称为反跳现象。

（3）抗生素

①青霉素类：主要用于革兰阳性菌感染（如疖、痈、丹毒、蜂窝织炎）和梅毒等，还可用于球菌、放线菌及螺旋体感染。不宜与氯霉素、庆大

霉素、四环素等合用；半合成青霉素（如苯唑西林等）主要用于耐药性金黄色葡萄球菌感染，广谱青霉素（如氨苄西林、阿莫西林等）除用于革兰阳性菌感染外，还可用于革兰阴性杆菌的感染。剂量视病种和具体情况而定。使用前需询问有无过敏史并进行常规皮试，以防过敏性休克等严重不良反应发生。

②头孢菌素类与碳青霉烯类抗生素：与青霉素同属 β-内酰胺类抗生素，抗菌谱广，作用强，通常可分为第 1、2、3、4 代头孢菌素。主要用于耐青霉素的金黄色葡萄球菌和某些革兰阴性杆菌的感染。可与青霉素发生交叉过敏。

③氨基糖苷类：为广谱抗生素，主要用于革兰阴性杆菌和耐酸杆菌的感染。包括链霉素、庆大霉素、阿米卡星等。此类药物有耳、肾毒性，临床应用需加以注意。

④糖肽类：包括万古霉素和替考拉宁。万古霉素是目前唯一肯定有效的治疗甲氧西林耐药金黄色葡萄球菌（MRSA）的药物。主要用于多重耐药的 MRSA，具有肾毒性。

⑤四环素类：包括四环素、多西环素、米诺环素等。主要用于痤疮、淋病、非淋菌性尿道（宫颈）炎的治疗。儿童应用此类药物可出现骨骼发育迟缓和牙着色等不良反应，故 8 岁以下儿童及孕妇、哺乳期妇女禁用。

⑥大环内酯类：抗菌谱窄，临床常用的有红霉素、罗红霉素、克拉霉素、阿奇霉素等。主要用于革兰阳性杆菌引起的皮肤感染和软组织感染，也可用于治疗淋病和非淋菌性尿道炎等。

⑦喹诺酮类：抗菌谱广，包括环丙沙星、氧氟沙星等。主要用于细菌性皮肤病、支原体或衣原体感染。

⑧磺胺类：临床最常应用的为复方磺胺甲噁唑（复方新诺明）。对大多数革兰阳性和革兰阴性菌都有抑制作用。部分患者可引起变态反应、尿路感染及血液系统病变。

⑨抗结核药：包括异烟肼、利福平、乙胺丁醇、链霉素、对氨水杨酸等。主要用于治疗结核杆菌感染，也可用于治疗某些非结核分枝杆菌感染。此类药物往往需联合用药和较长疗程用药。单独应用易使结核杆菌产生耐药性。

⑩抗麻风药：包括氨苯砜、利福平、氯法齐明、沙利度胺等。主要用于麻风的治疗，而氨苯砜可对大疱性皮肤病、变应性皮肤血管炎、红斑狼疮、扁平苔藓等也有一定的疗效。主要不良反应包括贫血、粒细胞减少、高铁血红蛋白血症、药物性皮炎等。

（4）抗病毒药物

1）核苷类抗病毒药

①阿昔洛韦：能选择性抑制和灭活病毒 DNA 多聚酶，阻断 DNA 病毒合成。用于单纯疱疹病毒、水痘-带状疱疹病毒感染等，对 EB 病毒和巨细胞病毒也有抑制作用，但较弱。不良反应有发热、头痛、皮炎、一时性血清肌酐水平升高，肾功能不全患者慎用。

②伐昔洛韦：广谱抗病毒药物，口服吸收好，生物利用度高，在体内迅速转化成阿昔洛韦。

③泛昔洛韦：口服吸收快，半衰期长，在体内可转化成喷昔洛韦，主要用于单纯疱疹病毒、水痘-带状疱疹病毒感染等。

④更昔洛韦：阿昔洛韦的衍生物，抗巨细胞病毒作用较阿昔洛韦明显增强。但由于毒性大，目前主要用于免疫缺陷并发巨细胞病毒感染的治疗。

2）利巴韦林：又称病毒唑，是一种广谱抗病毒药物，主要通过干扰病毒核酸合成而阻止病毒复制，对多种 DNA 病毒和 RNA 病毒有效。可用于麻疹、水痘、生殖器疱疹、带状疱疹、病毒疹等的治疗。不良反应有恶心、呕吐、轻泻、食欲减退、口渴、白细胞计数减少等。妊娠早期禁用。

3）阿糖腺苷：通过抑制病毒 DNA/多聚酶抑制 DNA 病毒的合成。可用于疱疹病毒、巨细胞病毒感染及传染性单核细胞增多症等。成人剂量 10~15mg/（kg·d）静脉注射，最高剂量不超过 1mg/（kg·d）。不良反应有恶心、呕吐、腹痛、腹泻等胃肠道反应，停药后逐渐消失。

（5）抗真菌药物

1）灰黄霉素：口服后沉积于角质层，能干扰真菌 DNA 合成，同时可与毛囊及甲微管蛋白结合，阻止真菌细胞分裂，对皮肤癣菌有抑制作用。主要用于头癣和泛发性体癣治疗。不良反应有头痛、嗜睡、胃肠道不适、头晕、光敏性药疹、视物模糊、白细胞计数减少及肝损害等。妊娠妇女、肝肾功能不全及光过敏者禁用。近年来已逐步为新型抗真菌药取代。

2）多烯类药物：能与真菌胞膜上的麦角固醇结合，使胞膜形成微孔，改变细胞膜的通透性，引起细胞内钾离子及糖的内容物外渗，导致真菌死亡。

①两性霉素 B：广谱抗真菌药，对新生隐球菌、白念珠菌及多种深部真菌抑制作用较强，但对表皮癣菌抑制作用较差。主要为静脉给药，成人剂量为 0.1~0.7mg/（kg·d）静脉注射，最高剂量不超过 1mg/（kg·d）。不良反应较大，常见的有寒战、发热、恶心、呕吐、肾脏损害、肝功能损害、低血钾和静脉炎等。其中严重的不良反应为肾脏损害和肝功能损害。

②制霉菌素：对念珠菌和隐球菌有抑制作用，仅用于消化道念珠菌感染及外用治疗阴道念珠菌感染。有轻微胃肠道反应。成人剂量为 200万~400 万 U/d，分 3~4 次口服。混悬液（10 万 U/ml）可用于小儿鹅口疮，局部外用或含漱，每天 3~4 次，疗程 7~10 天。还可制成软膏、栓剂等外用。其中治疗阴道念珠菌感染可用栓剂。

3）5-氟胞嘧啶：是人工合成的抗真菌药物，可干扰真菌核酸合成，口服吸收好，可通过血-脑脊液屏障。主要用于隐球菌病、念珠菌病、着色真菌病的治疗。成年人剂量为 100~150mg/（kg·d），分 4 次口服，或 50~150mg/（kg·d），分 2 次或 3 次静脉滴注。单独应用易产生耐药性，多与其他抗真菌药物合用。毒性低，可有恶心、食欲缺乏、白细胞计数减少等不良反应，肾功能不全者慎用。

4）唑类：为人工合成的广谱抗真菌药，主要通过抑制细胞色素 P450 依赖酶，干扰真菌细胞的麦角固醇合成使细胞功能丧失而起效。对酵母菌、丝状真菌、双相真菌等均有较好的抑制作用。外用种类有克霉唑、咪康唑、益康唑、联苯苄唑等。内服种类主要有：

①伊曲康唑：三唑类广谱抗真菌药，口服吸收好。有高度亲脂性、亲角质特性，口服或静脉给药，组织中药物浓度超过血浆浓度。主要用于甲真菌病、念珠菌病、隐球菌病、孢子丝菌病、着色真菌病和浅部真菌病等。不良反应主要为恶心、头痛、胃肠道不适和转氨酶升高等。

②氟康唑：对皮肤癣菌病有效。不经肝代谢，90% 以上由肾排泄，可通过血-脑脊液屏障。主要用于肾脏及中枢神经系统等深部真菌感染。不良反应有胃肠道反应、皮损、肝功能异常、低钾、白细胞计数减少等。

5）丙烯胺类：特比萘芬可抑制真菌细胞膜上麦角固醇合成中所需的角鲨烯环氧化酶，导致细胞膜合成缺陷，实现杀灭和抑制真菌的作用。对皮肤癣菌杀菌力强，主要用于甲真菌病和角化过度型手癣，对念珠菌及酵母菌效果较差。主要不良反应为胃肠道反应、味觉障碍等。

6）碘化钾：为治疗孢子丝菌病的首选药物。主要不良反应为胃肠道反应，碘过敏者可表现为重感冒。少数患者可发生药疹。碘过敏、孕妇、甲状腺大、疱疹样皮炎、结核病患者禁用。

（6）维 A 酸类药物

维 A 酸类药物是一组与天然维生素 A 结构类似的化合物，主要不良反应有致畸、高甘油三酯血症、高血钙、骨骼早期闭合、皮肤黏膜干燥、肝功能异常等。孕妇禁用，育龄期妇女在服药期间和服药 2 年内必须避孕。根据分子结构的不同可分为以下 3 代。

①第 1 代维 A 酸：主要包括全反式维 A 酸、异维 A 酸和维胺脂，主要用于痤疮、掌跖角化病等的治疗。

②第 2 代维 A 酸：为单芳香族维 A 酸，包括阿维 A 酯、阿维 A 酸等，可用于银屑病、鱼鳞病等的治疗。

③第 3 代维 A 酸：多芳香族维 A 酸，可用于银屑病、鱼鳞病、毛囊角化病等。

（7）免疫抑制剂

为一类非特异性抑制机体免疫功能的药物，对机体免疫系统具有非特异性或特异性的抑制作用，还有非特异性抗炎作用。常与糖皮质激素联用治疗系统性红斑狼疮、皮肌炎、天疱疮、大疱性类天疱疮等，以增强疗效，有助于激素减量及减少不良反应，也可单独应用。本组药物不良反应较大，包括胃肠道反应、骨髓抑制、肝损害、诱发感染、致畸等，故应慎用，用药期间应定期监测。

①环磷酰胺：临床应用最广的免疫抑制剂，属烷化剂类。主要用于红斑狼疮、皮肌炎、天疱疮、变应性皮肤血管炎、原发性皮肤 T 细胞淋巴瘤等。成人剂量为 2～3mg/（kg·d）口服，疗程 10～14 天，或 500mg/m² 体表面积每周 1 次静脉注射，2～4 周为 1 个疗程，治疗肿瘤的用药总量为 10～15g，治疗自身免疫病的用药总量 6～8g。为减少对膀胱黏膜的毒性，用药期间应大量饮水。

②硫唑嘌呤：有抗嘌呤代谢的作用，可抑制 DNA 和 RNA 的合成。可用于治疗天疱疮、大疱性类天疱疮、红斑狼疮、皮肌炎等。成人剂量为 50～100mg/d 口服，可逐渐加至 2.5mg/（kg·d），以发挥最佳疗效。

③甲氨蝶呤：为叶酸代谢拮抗药，可抑制二氢叶酸还原酶，阻断四氢叶酸的合成，干扰嘌呤和嘧啶核苷酸的生物合成，使 DNA 合成受阻。

主要用于治疗红斑狼疮、天疱疮、重症银屑病等。成人剂量 5~10mg/d，每天 1 次口服，每周 1~2 次，一疗程安全量 50~100mg。

④环孢素 A：是真菌代谢产物，由 11 个氨基酸组成的环状多肽，可选择性抑制 T 辅助性淋巴细胞和细胞毒性 T 细胞。主要用于抑制器官移植后排异反应，还用于治疗红斑狼疮、天疱疮、重症银屑病等。成人剂量为 12~15mg/（kg·d）口服，1~2 周后逐渐减量至维持剂量 5~10mg/（kg·d）口服，或 3~5mg/（kg·d）静脉注射。

⑤他克莫司：属大环内酯类抗生素，作用机制类似环孢素，但疗效较后者强 10~100 倍。可用于治疗特应性皮炎、红斑狼疮和重症银屑病等。成人剂量为 0.3mg/（kg·d），分 2 次口服，2~4 周为 1 个疗程，或 0.075~0.1mg/（kg·d）静脉注射。

⑥霉酚酸酯：可用于治疗活动性狼疮性肾炎、类风湿关节炎等自身免疫性疾病及血管炎等。成人剂量 1~2g/d，疗程视病种及病变程度而定。

（8）免疫调节剂

免疫调节剂主要用于病毒性皮肤病、自身免疫性疾病和皮肤肿瘤等的辅助治疗。

①干扰素：用于临床的人干扰素有 α-干扰素（白细胞干扰素）、β-干扰素（成纤维细胞干扰素）、γ-干扰素（免疫干扰素）。可肌内注射或外用，疗程根据病种而定。不良反应有流感样症状、发热和肾脏损害等。

②卡介菌：是牛结核杆菌的减毒活菌苗，目前使用的是去除菌体蛋白后提取的菌体多糖，可增强机体抗感染和抗肿瘤能力。

③左旋咪唑：能增强机体的细胞免疫功能，调节抗体的产生。成人剂量为 100~250mg/d，分 2~3 次口服，每 2 周连服 3 天为 1 个疗程，可重复 2~3 个疗程。不良反应有恶心、皮肤瘙痒、粒细胞和血小板计数减少等。

④转移因子：是抗原刺激免疫活性细胞释放出来的一种多肽，可激活未致敏淋巴细胞，并能增强巨噬细胞的功能。

⑤胸腺素：胸腺因子 D 是从胸腺提取的多肽，对机体免疫功能有调节作用。

⑥静脉用人血丙种球蛋白：可用于治疗皮肌炎等自身免疫性疾病及

重症过敏性疾病如重症药疹等。成人剂量为 $400mg/(kg \cdot d)$ ，连用 $3 \sim 5$ 天，必要时 $2 \sim 4$ 周重复 1 次。不良反应较小，少数患者有一过性头痛、背痛、恶心、低热等。

（9）维生素类药物

①维生素 A：对人体的生长、视觉和生殖功能有重要作用，同时可维持上皮组织正常功能，调节人体表皮角化过程。适用于治疗银屑病、多种角化性疾病、寻常痤疮、聚合性痤疮、色素性扁平苔藓、维生素 A 缺乏病等。长期服用应注意维生素 A 中毒、肝损害。

②维生素 C：又名抗坏血酸，可降低毛细血管通透性。主要用于各种类型的紫癜性皮肤病、过敏性疾病、慢性炎症性皮肤病、色素性皮肤病等的辅助治疗。

③维生素 E：天然的抗氧化剂，还能增加皮肤毛细血管的抵抗力，维持毛细血管的正常通透性。主要用于血管性皮肤病、色素性皮肤病、卟啉病等的辅助治疗。

④烟酸和烟酰胺：烟酸在体内转化为烟酰胺，参与辅酶 Ⅱ 的组成，促进新陈代谢，并有扩张血管作用。主要用于治疗烟酸缺乏症，也可用于光感性皮肤病、冻疮、白癜风、大疱性类天疱疮等的辅助治疗。

⑤其他维生素：维生素 K 可用于出血性皮肤病、慢性荨麻疹等的治疗；维生素 B_6 为可用于脂溢性皮炎、痤疮、脱发等的辅助治疗；维生素 B_{12} 可用于带状疱疹后遗神经痛、银屑病、扁平苔藓等的辅助治疗。

（10）生物制剂

主要有 α-肿瘤坏死因子拮抗剂，如阿法赛特、依那西普、依法利珠单抗、阿达木单抗、英夫利昔单抗等，用以治疗或辅助治疗重症及关节病型银屑病。常见不良反应有头痛、寒战、发热、上呼吸道感染等。严重感染、肿瘤、结核病、心力衰竭、多发性硬化及其他脱髓鞘神经疾患、儿童应禁用，长期的安全性和不良反应有待于进一步观察。

（11）其他

①氯喹和羟氯喹：能降低皮肤对紫外线的敏感性，稳定溶酶体膜，抑制中性粒细胞趋化、吞噬功能及免疫活性。主要用于红斑狼疮、扁平苔藓、多形性日光疹等。氯喹主要不良反应有胃肠道反应、白细胞计数减少、药疹、角膜色素沉着斑、视网膜黄斑区损害、肝肾脏损害等。羟

氯喹不良反应较小。

②雷公藤多苷：有抗炎、抗过敏和免疫抑制作用。主要用于痒疹、红斑狼疮、皮肌炎、变应性皮肤血管炎、关节病型银屑病、天疱疮等。不良反应有胃肠道反应、肝功能异常、粒细胞减少、精子活动降低、月经减少或停经等。

③钙剂：可增加毛细血管致密度、降低通透性，使渗出减少，有消炎、消肿、抗过敏作用。主要用于急性湿疹、过敏性紫癜等。注射过快可引起心律失常甚至有心脏骤停危险。

④硫代硫酸钠：除可用于氰化物中毒的治疗外，还具有非特异性抗过敏作用。注射过快可致血压下降。

2. 内用药物使用注意事项

（1）给药前向患者说明用药的目的和可能出现的不良反应，并应了解患者是否有药物过敏史或其他过敏史。

（2）给药后要定期了解患者有无预期的或意外的反应，出现药物不良反应应给予科学解释以消除患者的顾虑，使患者配合治疗，并及时与医师联系，以便共同采取处理措施。

（3）变态反应性皮肤病患者给药前更应严格核对所给药物是否有发生交叉过敏的可能性。如有疑问，应及时提出并与医师商榷，以杜绝事故差错的发生。

【物理治疗】

物理疗法是应用各种物理因子作用于人体，以治疗或防止某些疾病的方法，对某些皮肤病具有较好的疗效。

（1）电疗法

①电解术：是用电解针对较小的皮损进行治疗的方法，如毛细血管扩张治疗及电解脱毛。

②电干燥术：也称电灼术，选用较高电压、较小电流强度的高频电源烧灼病理组织，用于治疗较小寻常疣、化脓性肉芽肿等。

③电凝固术：是比电干燥术电压低且电源强度较大的另一种高频电

疗，可使较大而深的病理组织凝固坏死，适用于治疗稍大的良性肿瘤或增生物。

④电烙术：是用电热丝烧灼皮损的方法，常用于各种疣和新生物，如寻常疣、化脓性肉芽肿以及较小的良性肿瘤。

（2）光疗法

①红外线：红外线疗法能够改善局部血液循环，增强新陈代谢，促进炎症消散，加快细胞的再生及修复，并能解痉和镇痛。适用于疖、毛囊炎、化脓性汗腺炎、慢性溃疡、冻疮及静脉炎等。

②紫外线：分为短波紫外线、中波紫外线和长波紫外线。其中中波紫外线和长波紫外线应用较多，具有促进合成维生素 D、加速血液循环、抑制细胞过度生长、镇痛、止痒、促进色素生成、促进上皮再生、免疫抑制等作用。用于玫瑰糠疹、银屑病、斑秃、慢性溃疡、痤疮、毛囊炎、疖病等。照射时应注意眼睛的防护，光敏感者应禁用。

③光动力疗法：通过光敏剂进入体内并在肿瘤组织中聚集，在特定波长的光或激光照射下被激发，产生单态氧或其他自由基，造成肿瘤组织坏死，而对正常组织损伤降至最低。皮肤科应用最多的光敏剂是 5-氨基酮戊酸。常用光源有氦氖激光、氩离子染料激光（630nm）、非连续性激光（可用 505nm、580nm、630nm）、脉冲激光（金蒸气激光）等。用于 Bowen 病、基底细胞癌、鳞状细胞癌等皮肤肿瘤。不良反应有局部灼热感、红斑、疼痛。

（3）微波疗法

微波电流可使组织中电解质偶极子和离子随微波的频率变化而发生趋向运动，在高速振动及转动中互相摩擦产生热效应和非热效应。主要适用于治疗各种疣、皮赘、血管瘤、淋巴管瘤、汗管瘤等，治疗时一般需进行局部麻醉。

（4）冷冻疗法

冷冻疗法是将低温作用在人体组织，引起细胞的炎症、变性和坏死，以此达到治疗目的。目前临床常用液氮作为冷冻材料。适用于各种皮肤癌瘤、痣、寻常疣、尖锐湿疣、扁平疣、跖疣、传染性软疣、结节性痒疹、肥厚性扁平苔藓以及汗孔角化症等。

（5）激光

①激光手术：用二氧化碳激光器等发生高功率激光破坏组织。适用于尖锐湿疣、寻常疣、跖疣、鸡眼、化脓性肉芽肿及良性肿瘤等。

②激光理疗：氦氖激光和砷化镓半导体激光可促进炎症吸收和创伤修复。适用于毛囊炎、甲沟炎、疖肿、带状疱疹、斑秃、皮肤溃疡等。

③选择性激光：皮肤科常用选择性激光见表 1-3。

④光子嫩肤技术：是一种使用连续的强脉冲光子技术的非剥脱性疗法，可消除细小皱纹、色素斑、去除毛细血管扩张。

表 1-3　皮肤科常用选择性激光

激光类型	波长（nm）	类型	适应证
氩离子激光	488、514	蓝、绿光	血管性损害
强脉冲光	500～1200	混合光	血管性损害、色素性损害、脱毛
Q 开关 Nd：YAG 激光（倍频）	532	绿光	血管性损害、色素性损害、红色文身
铜蒸气激光	578/511	黄、绿光	血管性损害、色素性损害
闪光灯泵脉冲燃料激光	585～600	黄光	血管性损害
Q 开关红宝石激光	694	红光	深在或浅在性色素性损害如太田痣、文身（黑、蓝、绿）
长脉冲红宝石激光	694	红光	脱毛
Q 开关翠绿宝石激光	755	红光	文身（黑、蓝、绿）
长脉冲绿宝石激光	755	红光	脱毛
二极管（半导体）激光	810	红外光	脱毛
Q 开关 Nd：YAG 激光	1064	红外光	深在性真皮色素、文身（黑、蓝）
铒：YAG 激光	2940	红外光	皮肤磨削除皱、表浅瘢痕、表浅增生物
CO_2 激光	10600	红外光	去除疣、各种增生物
点阵激光	1550	红外光	痤疮瘢痕、除皱、嫩肤、紧肤、色素性损害
	2940	红外光	
	10600	红外光	

(6) 水疗法

水疗法是利用水的温度和清洁性能，加入药物作用达到治疗皮肤病的目的。常用的水疗方法有淀粉浴、温泉浴、人工海水浴、高锰酸钾浴、中药浴等。水疗适用于治疗银屑病、慢性湿疹、瘙痒症、红皮病等。

(7) 放射疗法

放射疗法是用射线照射病变部位，达到治疗某些恶性肿瘤或一些良性皮肤病的目的。皮肤科常用的放射源有浅层 X 线、电子束和核素，X 线疗法现已很少应用。浅层电子束结合局部手术等综合措施治疗瘢痕疙瘩有效。核素疗法主要用^{32}磷和^{90}锶做局部敷贴治疗，适用于各种增殖性皮肤病如血管瘤（特别是草莓状和海绵状血管瘤）、瘢痕疙瘩、恶性肿瘤（如基底细胞上皮瘤、鳞状细胞癌、原发性皮肤 T 细胞淋巴瘤等），也可用于脱毛、止汗等。

【皮肤外科治疗】

(1) 切割术

切割术是利用特制的三锋刀或五锋刀在皮损部做纵横切割，破坏局部增生的毛细血管及结缔组织。适应证为酒渣鼻（特别是毛细血管扩张期和鼻赘期）、毛细血管扩张等。

(2) 皮肤移植术

①游离皮片移植术：游离皮片有表层皮片、中厚皮片和全层皮片。适用于表浅性皮肤溃疡、烧伤后皮肤修复、皮肤瘢痕切除后修复等。

②皮瓣移植术：是将相邻部位的皮肤和皮下脂肪同时转移至缺失部位。因为有血液供应，故易成活，适用于创伤修复、较大皮肤肿瘤切除后修复等。

③自体表皮移植：是用负压吸引法在供皮区和受皮区吸引形成水疱（表皮下水疱），再将供皮区疱壁移至受皮区并加压包扎，适用于白癜风、无色素痣的治疗。

(3) 毛发移植术

包括自体移植法、钻孔法、头皮缩减术、条状头皮片、带蒂皮瓣和组织扩张术与头皮缩减术的联用等。适用于修复雄激素性秃发等。

(4) 体表外科手术

体表外科小手术用于活检、皮肤肿瘤与囊肿的切除、脓肿切开引流、拔甲等，均在无菌和局部麻醉条件下进行，注意手术切口尽量与皮纹方向一致，术后保持局部的清洁干燥。

（5）腋臭手术疗法

①全切术：切除全部腋毛区的皮肤，适用于腋毛范围较小者。

②部分切除加剥离术：切除大部分腋毛区皮肤，周围剩余腋毛区用刀沿真皮下分离，从而破坏顶泌汗腺导管和腺体，然后缝合皮肤。

③剥离术：沿腋窝的皮纹切开皮肤3~4cm，用刀将腋毛区真皮与皮下组织分离，破坏所有的顶泌汗腺导管和腺体，然后缝合。此术后瘢痕小，适合特殊工种患者。

（6）擦皮术或磨削术

擦皮术或磨削术是用一种电动磨削器或砂纸来削除体表凸起或凹陷性损害的手术方法。适用于痤疮或颜面播散性粟粒狼疮等遗留的瘢痕、小范围外伤或烧伤遗留的瘢痕、外伤性文身、汗孔角化、老年疣等，部分患者术后可能遗留色素沉着、色素减退、粟丘疹、瘢痕和继发感染等。

（7）Mohs 外科切除术

将切除组织立即冷冻切片进行病理检查，以决定进一步切除的范围。适用于体表恶性肿瘤（如基底细胞上皮瘤、鳞状细胞癌）的切除。

（8）匙刮术

匙刮术是利用刮匙破坏和刮除皮肤病变组织的一种治疗方法，主要适用于传染性软疣。

第六节　皮肤病与性病的预防

皮肤病与性病发病率高，且严重损害患者的身心健康，影响患者及家人的生活质量，严重者可危及生命。我国卫生工作的重点之一就是"预防为主"，积极开展预防工作可以减少皮肤病与性病的发生和流行。皮肤病与性病的预防要有全面、整体的观念，防止重治轻防、重局部轻整体的倾向。根据疾病病因、性质等不同，采取相应的预防措施。

【感染性皮肤病的预防】

该类疾病应格外强调预防为主，如脓疱疮、疥疮、真菌病、结核、麻风、淋病、梅毒、艾滋病等，最重要的是控制好传染源，切断传播途径。

【变态反应性皮肤病的预防】

仔细寻找变应原，避免再次接触或摄入；若对药物过敏，则尽量明确致敏药物，嘱患者禁用致敏药物，与致敏药物结构类似的药物也应慎用。

【瘙痒性皮肤病的预防】

寻找并去除病因，告诫患者避免搔抓、热水烫洗及食用辛辣刺激性食物等，尤其对老年人应重视皮肤保湿护理。

【职业性皮肤病的预防】

调查工作环境中的致病因素，找出病因，针对不同的环节进行防护或改进相应的劳动条件和生产流程等。

【不当医学美容、生活美容导致皮肤病的预防】

帮助患者了解美容化妆的卫生知识，认识美好的皮肤源于健康的身体、良好的生活习惯和合理的饮食结构，不要轻信各种快速美白、嫩肤产品和美容手术等，以避免皮肤病的发生。

【皮肤肿瘤的预防】

应避免日光长期、过度暴露和接触有害致癌物质，定期进行皮肤专科检查。

第七节　皮肤的保健

为了保持皮肤的健美，延缓衰老，加强皮肤保健非常重要。首先，应养成良好的生活习惯：情绪稳定，心情舒畅，保证充足的睡眠，合理饮食，加强体育锻炼。在皮肤护理方面，应重视皮肤清洁，预防皮肤老化。

【养成良好生活习惯】

(1) 情绪稳定舒畅	(2) 充足的睡眠
经常保持乐观的情绪，愉快地学习和工作，可使副交感神经处于兴奋状态，血管扩张，皮肤血流量增加，使皮肤代谢旺盛，肤色红润，容光焕发。生活起居有规律，对喜、怒、哀、乐有节制，可使自主神经处于稳定状态，保持肌肤有充足的血液和营养的供给，保持正常肤色和功能，以延缓衰老，减少白发和皱纹。	生物钟因人而异，但皮肤基底细胞更新最旺盛的时间一般在晚上10时至凌晨2时。因此，养成良好的睡眠习惯和保证充足睡眠对于维持皮肤细胞的正常更新和功能非常重要。同时，睡眠有利于消除疲劳、恢复活力，使皮肤出现光泽、红润。成人应保持每天6~8小时睡眠，生活不规律、过劳或失眠者往往因皮肤不能正常更新而肤色黯淡。

(3) 合理饮食
多样化饮食，避免偏食，摄入适量的水、蛋白质、糖类、脂肪、维生素及微量元素等，可促进皮肤新陈代谢，使皮肤富有光泽和弹性。若营养不足，则头发易枯黄或脱落，皮肤则晦黄、干燥、脱屑，如维生素 A 缺乏，皮肤粗糙、发干、脱屑等；维生素 B_2 缺乏，可引发口炎和阴囊炎；维生素 C 缺乏，使血管脆性增加，易引起瘀斑，同时也可影响色素代谢；长期缺乏抗细胞氧化的维生素，如维生素 A、维生素 E、维生素 C、B 族维生素等，可引起细胞内脂褐质的增多，出现老年斑，使皮肤老化。

　　薏苡仁、百合、黄豆芽、黑小豆、冬瓜、萝卜、豌豆、白瓜子等有助于皮肤保持白嫩、减少黑斑和白发等。大枣、菠萝、蜂蜜、樱桃、水蜜桃等使面色红润，保持丰满。以上食物可适当食用。

(4) 加强体育锻炼
经常进行体育锻炼可增加皮肤对氧、负离子的吸收，加速废物排泄，增加血流携氧量，并增强皮肤对外界环境的适应能力，使皮肤持久保持健康。

【加强皮肤保健】

(1) 皮肤的清洁
保持良好的卫生习惯，及时清除附着于皮肤上的灰尘、污垢及各种

微生物，可使皮肤清洁健美，防治皮肤病的发生。清洗皮肤应选择对皮肤无刺激性的自来水、河水、湖水等软质水；山区的水中含较多钙盐、镁盐，对皮肤有一定刺激性，应先煮沸或加入适量硼砂或小苏打，使其变为软水后再使用。应根据皮肤类型选择适合的洗涤剂，如油性皮肤可选用硬皂，中性皮肤可选用软皂，干性皮肤可选用过脂皂等。洗澡次数及时间应根据季节、环境的不同而异，早晚洗澡均可，水温以 35~38℃ 为宜，夏天可每天洗澡 1 次，而冬天以 3~6 天洗澡 1 次为宜，因为冬季清洗过频反而会使皮脂膜含量减少，丧失对皮肤的保护和滋润作用，加速皮肤老化。

（2）皮肤老化的预防

夏季尽量避免强烈日光照射，外出时应打伞、穿浅色衣服或外用遮光防晒剂。经常进行面部保健按摩可改善面部血液循环，使皮肤富有光泽和弹性。可根据年龄、性别、季节及个体皮肤类型选择合适的抗衰老、保湿、抗氧化的护肤品，应注意切勿选用含激素、汞、砷等成分的化妆品。

（3）头发保健

头发分布于头皮上，具有保护头部的生理作用，同时头发的形态和颜色具有种族特征性，头发的质地和造型对外貌起着修饰的作用。因此保持头发健康非常重要。头发根据皮脂的分泌量和头发的含水量分为干性、中性和油性 3 种类型。洗发的周期和洗发剂的选择，应根据头发油腻程度、季节和工作环境中粉尘的情况而定，一般中性头发 1 周洗发 1 次，油性头发洗发周期应缩短 1 周 2~3 次，夏季在野外工作者可酌情增加洗发次数。洗发剂的选择应根据头发的油腻程度，干性头发选用含蛋白的洗发剂，油性头发选用弱酸性洗发剂，头屑较多时可选用含去屑成分（如吡啶硫酮锌）的洗发剂等，同时根据发质选用适宜的护发素。洗发时水温以 40~45℃ 为宜。

（4）甲的保健

指（趾）甲周围组织主要包括甲体、甲缘、甲床、甲沟和甲皮，由致密的角质蛋白构成。指（趾）甲生长缓慢，易脆裂，因此，日常家务中应戴薄的棉手套，在水中工作时应戴橡胶手套，以保护指（趾）甲。趾甲的保健则应注意剪趾甲时，不宜留下甲缘，以免发生嵌甲。此外，修甲时不应过度剥离而造成甲母质损伤，使用指甲油时应注意避免变态反应。

第八节　皮肤病与性病科护士应具备的素质

皮肤性病学专业性较强，诊治病种除皮肤病与性病外，还与内、外科的一些疾病密切相关。所以要求在学习皮肤性病护理学时不仅要熟悉内、外科护理的各项操作，还应锻炼以下皮肤病与性病专科护士特有的素质。

【高尚的道德品质】

皮肤病发生在体表，部分患者会出现皮肤糜烂渗液、脱屑、表皮剥脱、化脓感染、溃疡、恶臭等。这就要求护士要有高度的责任感和同情心，在护理工作中不怕苦、不怕脏、不怕臭，最大程度争取患者的配合，同时要维护患者的隐私。

【扎实的理论知识】

护理学专业性较强，必须具有扎实的基础护理理论和专业知识，才能做好护理工作。由于皮肤病护理常涉及内、外科疾病的护理要点，同时又有本专业的护理特色，因而对从事皮肤病护理工作的护士提出了更高的要求。只有掌握较系统完整的护理学基础理论和专科知识技能，才能全面评估患者的健康状态，制订合理的护理计划并组织实施。

【熟练的护理技术】

护理工作实践性很强，体现在护理技术操作水平和解决实际问题的能力两个方面。在皮肤性病护理时要求各项操作严格遵守护理操作规程，做到正规、熟练、准确。特别是要精通外用药的使用方法和物理疗法中各种仪器的使用操作和术后护理。

【健康的心理素质】

心理素质是一个人行为的内在驱动力，提高心理素质，才能提高行为表现。皮肤科护士具备健康的心理素质至关重要。不能因患皮肤病外观不美而产生厌恶患者的心理，也不能鄙视性病患者。在与患者的交往中，不卑不亢，不轻浮，以礼相待。

【良好的仪态素质】

护士的身体和仪表素质对做好护理工作非常重要。护士的仪态不仅是取得患者的信任、处理好人际关系的先决条件，同时在某种程度上还可起到药物所起不到的治疗作用。因此，皮肤科护士必须具有健美的体态，仪表文雅大方，举止端庄稳重，衣着整洁美观，待人热情真诚、彬彬有礼，以赢得患者及家属的信赖和尊重。

第九节　皮肤病与性病科临床护理

随着医学的发展，皮肤病与性病学也有了很大的发展和深化，并形成许多亚专科，如皮肤真菌学、皮肤病理学、皮肤美容学、性病学、麻风病学、皮肤病治疗学等，对皮肤病与性病的护理提出了更高的要求。

【护理评估】

（1）健康史

了解患者发病的时间，与季节、饮食、环境变化有无关系，有无伴发症状；家族中患病情况；既往治疗经过及效果等。

（2）身体状况

评估患者皮损发生的部位、数目、形状、大小，周围组织有无病理改变；评估患者有无全身症状等。

（3）心理-社会状况

部分皮肤病与性病病程较长，难以根治或反复发作，患者及家属常表现出焦虑和恐惧等。

【护理诊断】

皮肤病与性病多由变态反应、生理功能紊乱或其他因素引起，局部常有皮损发生，尤其某些疾病尚需承担社会舆论压力，因此，主要护理诊断包括情绪改变、社交孤立、感觉不适、皮肤完整性受损、自我形象紊乱、潜在并发症等。

【门诊护理常规】

皮肤性病学门诊护理包括分诊、换药、传染病隔离及冷冻、激光、黑光等的治疗护理。

（1）按门诊一般治疗护理常规执行。

（2）合理安排就诊顺序，年老体弱或急诊患者应提前就诊，性病患者可按性别分别安排在专门的男、女性病诊室就诊和治疗。疑似麻风病患者应提前安排医师就诊。

（3）保持室内清洁明亮。患者皮肤涂有药物时会影响检查效果，护士应酌情予以清除。

（4）门诊治疗操作必须严格遵照医嘱执行，严格遵守查对制度和操作常规及无菌操作。注意治疗反应，认真做好治疗观察记录并填好各种登记卡，发现问题及时向医师汇报。各种治疗结束后，护士应清洗用过的物品，对有污染的物品需彻底消毒。

（5）主动配合医师进行活检取材及门诊小手术等，如准备器械、药品、敷料等，并密切观察患者术后情况，待患者病情稳定后才让患者离开。

（6）治疗室应备有急救药品、器材，以便在患者出现变态反应或其他意外时使用。根据实际情况定期进行紫外线消毒。

（7）门诊换药应认真细致，换药前后需清洗和消毒双手，并向患者详细交代换药时和换药后的注意事项。

（8）定期检查和保养门诊设备和器械。

（9）下班前应检查各诊室和治疗室，切断水、电、气等开关以防意外。

【入院护理常规】

皮肤病、性病患者入院，除按内科入院常规护理外，还需严格执行、落实各种皮肤病的护理常规。

（1）热情接待患者，适时向患者详细介绍《住院须知》《探视陪护制度》等医院和科室的各项规章制度，病区环境和设施使用方法，使患者尽快熟悉环境，了解注意事项，消除陌生感。此外，需向患者介绍主管医师、护士长和责任护士。

（2）合理安排病室和床位，如性病和传染性皮肤病应收住于隔离病房。光感性皮肤病和系统性红斑狼疮等患者的床位不宜安排在窗口附近。

（3）经常巡视病房和及时了解病情，掌握患者在饮食、情志、睡眠、生活起居、大小便等方面的护理问题，实施护理措施。根据不同疾病，有针对性地进行卫生宣传教育和疾病常识介绍，患者对所患的疾病有初步的了解，从而更好地配合医师的各种诊疗工作。

（4）患者入院后，未经医师同意，不得进行沐浴和擦药，以免影响诊断和拍摄照片。

（5）一般患者可给予正常饮食。过敏性皮肤病患者禁食鱼、虾、海鲜和辛辣食物；光感性皮肤病应避免日晒，忌食紫云英、油菜、黄泥螺等；疱疹样皮炎应禁用谷胶类食物等，或遵医嘱给予特食。

（6）患者入院后24小时内，护士需完成患者资料的收集与入院评估，制订准确的护理计划并组织实施。

（7）对有大量渗出、脱屑、结痂等皮肤损害的患者，在外用药治疗时易于污染衣服和被褥，需及时更换，保护病床清洁，使患者舒适。

（8）大面积皮损患者，换药时需注意无菌操作和保暖，以防并发症，同时要掌握药量及浓度，避免大面积湿敷或湿敷时间过长，以引起药物吸收中毒。

【出院护理常规】

按内科常规办理出院手续，出院当日停止各种长期医嘱认真核对，同时注意以下几点。

（1）患者出院时，除治疗需要外，一般需沐浴并更换衣服。

（2）护士应针对不同疾病详细介绍出院后的注意事项，如瘙痒性皮肤病患者不吃辛辣刺激食物，避免热水洗澡，瘙痒时避免搔抓等。此外，应详细交代出院带药的使用方法、剂量、时间、可能出现的不良反应，并交代复查时间，遵医嘱用药，避免随意减药或停药。

（3）药物性皮炎患者，应发药物过敏卡，并在门诊病历首页用红色笔注明过敏药物名称，并嘱避免再次接触同类药物。

（4）患者出院后，严格执行消毒隔离制度，做好床单位的终末消毒，预防交叉感染。

（5）传染性皮肤病患者用过的物品应按传染病护理常规执行，如用0.1%过氧乙酸溶液消毒，病室用200mg/L含氯消毒剂擦拭地面及物体表面。

【皮肤病的一般护理】

（1）一般护理

改善饮食结构，应给予高热量、高蛋白质、富含维生素、易消化的食物；进食困难者，须静脉补充液体。传染性皮肤病应做好消毒隔离工作，防止交叉感染。保持患者床铺整洁，及时更换被渗液浸湿的衣物。

（2）皮损护理

避免反复搔抓，保持病损部位清洁干燥，沐浴时避免使用刺激性强的皂液和热水烫洗，瘙痒严重者可给予抗组胺类药物。

（3）用药护理

遵医嘱正确合理用药，期间定期观察疗效及药物不良反应。有精神症状或精神异常的患者应加强保护性措施，防止发生意外。

（4）去除病因

对变态反应性皮肤病患者，应协助医师寻找变应原，消除致敏因素。禁食致敏性、辛辣刺激性食物；戒烟酒；家庭或病室不摆放花草；光敏感性皮肤病患者避免日晒；疱疹样皮炎患者禁用谷胶类食物等。

（5）心理护理

加强护患沟通，建立良好的护患关系，耐心听取患者的诉说。注意患者情绪变化，及时发现并处理异常情况。对于性病患者，注意保护其隐私，避免歧视侮辱。护理操作应轻柔细心，取得患者及其家属的积极配合，增强其康复信心。

（6）生活护理

保持病室空气新鲜，定期进行室内消毒。对眼睑不能自行闭合的患者应注意眼睛保护，可涂眼药膏或覆盖油性纱布，防止角膜干燥、溃疡。保持口腔卫生，每日进行口腔护理，加强皮肤、会阴部护理。卧床患者保持床单、被罩的平整干燥，定时更换体位，防止压疮的发生。

（7）危重患者护理

制定详细护理计划，密切观察病情变化。大面积皮损的患者，做好保护和换药护理；精神异常和躁动的患者，必要时给予保护性约束；危重患者备好急救用品，协助医师做好抢救工作。患者全身大面积皮损破溃时，应 2 人以上进行换药，动作要轻、稳、准，必要时使用支被架，避免皮损破溃处与被单粘连。

第二章　病毒性皮肤病患者的护理

第一节　单纯疱疹患者的护理

单纯疱疹是由单纯疱疹病毒（HSV）感染所致的皮肤病，临床以皮肤、黏膜簇集性水疱为特征。单纯疱疹病毒可在人体任何部位的皮肤引发水疱样的病灶，好发于口、鼻、臀、生殖器附近。本病有自限性，但易复发，是世界范围内流行最广泛的感染之一。

【临床表现】

临床对于首发症状无法判断是原发还是复发感染，故通常分为初发型和复发型，前者皮损范围相对广泛，自觉症状较明显，病程稍长。

（1）初发型单纯疱疹

①疱疹性龈口炎：本型比较常见，多见于1~5岁儿童，好发于口腔、牙龈、舌、硬腭、咽等部位。皮损表现为快速发生的群集性小水疱，很快破溃形成表浅溃疡，也可能开始即表现为红斑、浅溃疡。疼痛较明显，可伴有发热、咽痛以及局部淋巴结肿痛。自然病程1~2周。

②新生儿单纯疱疹：多经产道感染。一般出生后5~7天发病，表现为皮肤（特别是头皮）、口腔黏膜、结膜出现水疱、糜烂，严重者可出现发热、呼吸困难、黄疸、肝脾肿大、意识障碍等。可分为皮肤-眼睛-口腔局限型、中枢神经系统型与播散型，后两型病情危险，预后极差。

③疱疹性湿疹：又名卡波西水痘样疹，常发生在患有湿疹或特应性皮炎的婴幼儿。多见于躯干上部颈部和头部。特征为原皮损处突然发生的簇集脐窝状水疱或脓疱。病情严重者将在1周内泛发全身，并伴有发热等全身症状。

④接种性疱疹：皮损只发生在接触部位，表现为群集性水疱。发生于手指者，表现为位置较深的疼痛性水疱，叫作疱疹性瘭疽。发生于摔

跤运动员时，表现为皮肤接触感染引起的水疱，叫作格斗性疱疹。

⑤疱疹性角膜结膜炎：角膜可发生树枝状或深在圆板状溃疡，严重者可发生角膜穿孔导致失明，伴有结膜充血与水肿。可合并眼睑水疱和耳前淋巴结肿大，常复发。

（2）复发型单纯疱疹

复发型单纯疱疹是指部分患者原发感染消退后，在诱发因素刺激下，在同一部位反复发作，多见于成人。好发于口周、鼻周、外阴，也可见于口腔黏膜等部位。发作早期局部常自觉灼热，然后出现红斑、簇集状小丘疹和水疱，可相互融合，数天后水疱破溃形成糜烂、结痂最后愈合。病程 1~2 周。在外阴复发通常称为生殖器疱疹，属于性传播疾病。

【辅助检查】

（1）细胞学检查

从疱底或溃疡面刮取少量组织做涂片，瑞氏-吉姆萨（Wright-Giemsa）染色或巴氏（Papanicolaou）染色，可检出 HSV 感染具特征性的多核巨细胞内的嗜酸性包涵体但不能区别 HSV 感染或水痘-带状疱疹病毒感染，敏感性仅为病毒分离的 60%。

（2）细胞培养法

从水疱底部取材做组织培养分离病毒，为目前最敏感、最特异的检查方法，需时 5~10 天。因其技术条件要求高，价格昂贵，目前尚不能普遍使用。

（3）抗体检测法

常用蛋白印迹法，也可用 gD2 作抗原检测 HSV-2 抗体，具有敏感性高，且能区分 HSV-1 和 HSV-2 的优点。

（4）抗原检测法

如聚合酶链反应（PCR）检测皮损 HSV 的 DNA，敏感性和特异性高，能大大提高生殖器溃疡患者中 HSV 确诊的能力，但费用昂贵，且受操作技术和实验室条件及设备的影响，容易出现假阳性，故用于临床诊断其准确性受影响。

【治疗原则】

单纯疱疹治疗原则为缩短病程、防止继发细菌感染和全身播散、减少复发和传播机会。

（1）全身治疗

①对症治疗：如继发细菌感染，需全身应用抗生素。脑膜炎伴有颅内压增高或局灶表现，用降低颅内压方法。

②抗病毒治疗：可选用阿昔洛韦（无环鸟苷）、阿糖胞苷、干扰素等。

③抗病毒免疫治疗：转移因子对新生儿播散性疱疹疗效较好；胎盘球蛋白、人血清丙种球蛋白和人体免疫血清球蛋白、左旋咪唑治疗复发性口唇疱疹效果较好。

（2）外用药物治疗

①以收敛、干燥以及防止继发感染为主。可选用3%阿昔洛韦软膏、1%喷昔洛韦乳膏或炉甘石洗剂。

②继发感染时可使用0.5%新霉素霜、莫匹罗星软膏。

③对疱疹性龈口炎需保持口腔清洁，并用1:1000苯扎溴铵（新洁尔灭）溶液含漱。

【护理评估】

（1）健康史

了解患者年龄，是否存在机体抵抗力下降的因素；既往发病及诊治经过。

（2）身体状况

①观察患者的体温、脉搏，询问患者患部皮肤的感觉，有无灼烧感及疼痛。

②观察患者是否伴有局部淋巴结肿大。

③了解皮肤损害发生的部位、范围、色泽及排列规律。

④观察皮肤损害处有无渗出、血疱或局部坏死。

（3）心理-社会状况

评估患者是否因为单纯疱疹及其引起的疼痛出现不适的心理反应，评估患者及家属是否了解本病的预防和治疗知识及掌握程度。

【护理诊断】

（1）焦虑

与疼痛、担心预后或面部皮肤损害影响美容有关。

（2）皮肤完整性受损

与单纯疱疹有关。

（3）感染

与免疫力低下和疱疹破溃有关。

（4）睡眠障碍

与疼痛和环境改变有关。

（5）知识缺乏

对病毒性皮肤病的发展过程不了解。

【护理措施】

（1）饮食护理

指导患者合理饮食。疱疹病毒在精氨酸中繁殖很快。避免食用坚果、巧克力及种子，而应食用富含赖氨酸的食物，如肾脏、豆类、干燥后裂开的豌豆及谷物。鼓励患者多饮水。

（2）休息

指导患者注意避免劳累及精神紧张，有全身症状者可适当卧床休息。

（3）病情观察

密切注意皮肤损害变化、病情发展及有无并发症出现等情况。

（4）皮损护理

保持皮肤清洁，防止继发感染。指导口唇疱疹患者用1∶1000苯扎溴铵溶液或金银花、连翘煎水含漱；生殖器疱疹有糜烂者，大小便后用盐水湿敷，局部涂抹抗生素软膏；疱疹性角膜炎、结膜炎患者，可用眼药水滴眼，每小时1次。

（5）用药护理

①指导患者合理用药，并注意用药效果，及时发现并发症。

②单纯疱疹病毒感染目前无疫苗可预防。严重或经常复发单纯疱疹感染可考虑口服抗病毒制剂。较轻微皮肤感染外用药可改善症状缩短病程。

③可选用1%的喷昔洛韦乳膏、炉甘石洗剂及3%的阿昔洛韦软膏；对疱疹性口龈炎用1∶1000的苯扎溴铵溶液漱口；继发感染可用0.5%的新霉素霜、莫匹罗星软膏。

【健康教育】

（1）指导患者加强营养和体育锻炼，提高机体抵抗力。

（2）注意保护局部皮肤的清洁和完整。

（3）应向患者及其家属讲解皮肤护理的重要性及加重皮肤损害的因素，并告知患者本病有自限性，以解除患者思想负担，积极配合治疗。并嘱患者配合医师规范治疗。

（4）触摸单纯性疱疹后应洗手。

（5）触摸单纯性疱疹后不应揉眼睛，如果发生角膜疱疹后，不治疗可致失明。

（6）触摸单纯性疱疹后勿触摸生殖器，否则可能发生生殖器疱疹。

（7）经常更换牙刷。

（8）避免食用含有精氨酸食物，食用富含赖氨酸食物或直接补充赖氨酸。

（9）不要同患有单纯疱疹的患者接吻或共用器皿、毛巾及剃须刀。

（10）医务人员应加强自我保护意识，做好消毒隔离。

第二节　带状疱疹患者的护理

带状疱疹是由于感染疱疹病毒中的水痘-带状疱疹病毒所致的一种病毒性皮肤病。该病毒具有亲神经特性，初次感染后可长期潜伏于脊髓神经后根神经节内，当宿主免疫功能减退时，病毒活跃而引起发病。临床表现以沿单侧周围神经分布的簇集性小水疱为特征，常伴显著的神经痛。

【临床表现】

带状疱疹好发于成人，发病率随年龄增大而呈显著上升趋势。

（1）典型表现

①发疹前有轻微乏力、低热、食欲差等全身症状，患处皮肤自觉灼热或灼痛，触碰有明显痛觉，持续1~5天，也可无前驱症状即发疹。

②好发部位依次为肋间神经、脑神经和腰骶神经支配区域。患处常先出现潮红斑，很快出现粟粒至黄豆大小丘疹，簇状分布而不融合，之后迅速变为水疱，疱壁紧张发亮，疱液澄清，外周绕以红晕，各簇水疱群间皮肤正常。

③皮损沿着某一周围神经呈带状排列，多发生在身体的一侧，通常不超过正中线，但也有一些皮损超过皮节的上、下界限。在发病前或伴随皮损可能会出现神经痛，老年患者常较为剧烈。

④病程一般为 2~3 周，老年人为 3~4 周，水疱干涸、结痂脱落后会留有暂时性淡红斑或色素沉着。

⑤皮损表现多样，与患者机体抵抗力差异有关。可表现为顿挫型（不出现皮损只有神经痛）、不全型（仅出现红斑、丘疹不发生水疱就消退）、大疱型、出血型、坏疽型以及泛发型（同时累及 2 个以上神经节产生对侧或同侧多个区域皮损）。

（2）特殊表现

①眼带状疱疹：多好发于老年人，病毒侵犯三叉神经眼支，疼痛剧烈，可累及角膜形成溃疡性角膜炎。

②耳带状疱疹：病毒侵犯面神经及听神经所致，表现为耳道或鼓膜疱疹。膝状神经节受累并侵犯面神经的运动和感觉神经纤维时，可出现面瘫、耳痛以及外耳道疱疹的三联征（Ramsay-Hunt 综合征）。

③播散性带状疱疹：是指在受累的皮节外出现 20 个以上的皮损，主要见于机体抵抗力严重低下的患者。

④并发于人类免疫缺陷病毒（HIV）感染：HIV 感染者并发带状疱疹的概率是正常人群的 30 倍，病情较重，或表现深脓疱疮样皮损，易引起眼部与神经系统并发症，可复发。

（3）带状疱疹相关性疼痛

带状疱疹在发疹前、发疹时和皮损痊愈后均可伴有神经痛。皮损消退后（一般 4 周后）神经痛持续存在者，称带状疱疹后神经痛。

【辅助检查】

（1）血常规

血白细胞总数正常或稍增高，淋巴细胞分数可以升高。

（2）血清学检查

常用酶联免疫吸附法或补体结合试验检测特异性抗体。补体结合抗体于出疹后 1~4 天出现，2~6 周达高峰，6~12 个月后逐渐下降。血清抗体检查有可能发生与单纯疱疹病毒抗体的交叉反应。

（3）病原学检查

①疱疹刮片：刮取新鲜疱疹基底组织涂片，用瑞特染色和苏木精染色，可见多核巨细胞及核内有包涵体。

②病毒分离：诊断非典型病例时，可用疱疹液接种于人胚成纤维细胞，分离出病毒再做鉴定。

③病毒 DNA 检测：用 PCR 检测患者呼吸道上皮细胞和外周血白细胞中 VCZ-DNA。该方法具有早期发现、特异、敏感的特点。

【治疗原则】

带状疱疹具有自限性，治疗原则为抗病毒、镇痛、消炎、缩短病程和防治并发症。

（1）系统药物治疗

①抗病毒药物：早期、足量抗病毒治疗，有利于减轻神经痛，缩短病程。一般在发疹后 48～72 小时内开始抗病毒治疗。采用阿昔洛韦口服或静脉滴注，也可选用伐昔洛韦或泛昔洛韦或溴夫定等。对肾功能不全者应减少用量。

②镇静镇痛药物：急性期疼痛可以选用三环类抗抑郁药（如阿米替林）。亚急性或慢性疼痛可以选用单用加巴喷丁或普瑞巴林。同时可应用营养神经的药物，如口服或肌内注射维生素 B_1、维生素 B_{12}。

③糖皮质激素：应用有争议，多认为及早合理应用能够抑制炎症过程，缩短急性期疱疹相关性疼痛的病程，但对于带状疱疹患者无肯定的预防作用。主要应用在病程 7 天以内、无禁忌证的老年患者，可以口服泼尼松 30～40mg/d，疗程 7～10 天。

（2）外用药物治疗

①外用药：以干燥、消炎为主。疱液未破损可外用炉甘石洗剂、阿昔洛韦乳膏或喷昔洛韦乳膏；疱疹破损后可酌情用 3% 硼酸溶液或 1∶5000 呋喃西林溶液湿敷，或是外用 0.5% 新霉素软膏或 2% 莫匹罗星软膏。

②眼部处理：若合并眼部损害需请眼科医生协同处理。可外用 3% 阿昔洛韦眼膏和碘苷（疱疹净）滴眼液，局部禁用糖皮质激素外用制剂。

(3) 物理治疗

带状疱疹可采用紫外线、频谱治疗仪、红外线等局部照射的物理治疗方法，可缓解疼痛，促进水疱干涸以及结痂。

【护理评估】

(1) 健康史

了解有无与带状疱疹患者密切接触史；评估患者机体抵抗力是否有降低；了解既往发病及诊治经过等。

(2) 身体状况

①观察患者的体温、脉搏，询问患者患部皮肤的感觉，有无神经痛、全身不适等。

②观察患者是否有发热、附近淋巴结肿大。

③了解皮肤损害发生的部位、范围、色泽及排列规律。

④观察皮肤损害处有无渗出、血疱或局部坏死，有无咽部、耳部并发症。

(3) 心理-社会状况

评估患者是否因为带状疱疹及其引起的疼痛出现不适的心理反应，评估患者及家属是否了解本病的预防和治疗知识及掌握程度。

【护理诊断】

(1) 疼痛

与病毒侵犯神经导致神经疼痛有关。

(2) 有感染的危险

与疱疹破溃、糜烂有关。

(3) 皮肤完整性受损

疾病本身所致。

(4) 知识缺乏

缺乏该疾病知识的了解。

(5) 焦虑

与患者对疱疹的恐惧、担心预后有关。

【护理措施】

(1) 隔离

带状疱疹患者在条件允许的情况下尽量安排单间病房，不能住单间的患者要注意不要安排与免疫力低下的患者同住，保持室内空气的清新。对患者的衣服及被服进行彻底清洗消毒并暴晒。

（2）休息和活动

发热时应嘱患者卧床休息。

（3）皮肤护理

注意保持患者的皮肤清洁，给予宽松柔软的衣服，保持被服清洁干燥，以免造成患者的不适增加痒感。剪短患者的指甲，勤洗手，注意个人卫生，必要时用柔软纱布做成手套将手包裹起来，避免皮肤瘙痒时抓伤皮肤，引起继发感染。

（4）饮食护理

给予高蛋白、高维生素、易消化的饮食，忌食辛辣等刺激及鱼虾等海产品，饮温开水，促进排泄；高热期多吃解毒的食物，如冬瓜、苦瓜、绿豆、赤豆、豆芽、竹笋等。

（5）疼痛护理

带状疱疹引起的神经痛，不同患者的耐受力不同，疼痛所表现的程度也有所不同，故要根据患者的具体情况进行护理。必要时可遵医嘱给予镇痛剂和镇痛催眠药。疼痛剧烈者配以针刺选穴法等。

（6）眼部护理

带状疱疹处于眼部者，应注意避免强光刺激，不宜用手揉眼。分泌物多时，应及时清理，可外用生理盐水冲洗眼部。如有角膜溃疡，禁用冲洗，可用无菌棉签擦拭分泌物，防止眼睑粘连。角膜、结膜受累时，不宜长时间紧闭双眼，适当活动眼球，交替使用抗生素和抗病毒眼药水，滴药时动作轻柔。保持眼部卫生，外出时佩戴眼镜，严防感染。

（7）病情观察

①认真观察体温、脉搏、呼吸、血压。

②观察皮疹的性质、范围、分布及有无继发感染。

③注意观察并发症相关表现：观察患者是否出现咳嗽、胸痛、呼吸困难等病毒性肺炎的症状，观察患者是否出现头痛、呕吐、发热、失语等病毒性脑炎的症状。

（8）用药护理

①使用阿昔洛韦的注意事项：要注意观察胃肠道反应，及时监测肾功能。

②避免使用糖皮质激素及阿司匹林药物。使用糖皮质激素后，退热时间及皮疹消退时间明显延长，出现严重皮疹，使病情加重。

【健康教育】

（1）对院外人群的宣传教育	**（2）对住院患者及家属的指导**
在学校、社区等地方进行带状疱疹相关知识的普及教育。使群众了解相关知识，采取有针对的防范措施，及时就诊。	让患者了解疾病的知识；经常开窗通气保持病室空气新鲜、流通，温、湿度适宜，环境安静、舒适。注意保护皮肤，不要因皮肤瘙痒将水疱或皮肤抓破；加强营养，摄入高蛋白、高维生素、低脂肪易消化的食物，增强机体抵抗力，忌食辛辣及刺激性和海鲜等食物。

（3）患病期间，禁止接触未行免疫接种的儿童、老人以及免疫力低下的人群。

第三节 疣患者的护理

疣是由人乳头瘤病毒（HPV）感染皮肤黏膜所引起的良性赘生物，临床上常见的有寻常疣、扁平疣、跖疣和尖锐湿疣等，疣状表皮发育不良也被认为与 HPV 感染密切相关。

【临床表现】

（1）寻常疣

1）好发于儿童和青少年，无自觉症状，偶有压痛，常见于手指、手背以及足缘等处。初起为针尖大的丘疹，渐渐增大到豌豆大或更大，半圆形或多角形丘疹，质地坚硬，表面粗糙，乳头样增生，状如花蕊或刺状，呈灰黄、污褐或正常肤色，初发大多为单个，可因自身接种而增多至数个或数十个。偶尔数个损害融合在一起。

2）疣生长形态不同而出现的特殊类型。①甲周疣：发生在甲缘，有触痛，易致皲裂而感染。②丝状疣：好发生在颈部、眼睑或颏部等处，为单个细软的丝状突起，呈正常肤色或棕灰色。③指状疣：在同一柔软基础上产生参差不齐的多个指状突起，尖端为角质产物质，数目多少不定。

3) 病程缓慢，约65%的寻常疣可在2年内自然消退，愈后不留痕迹。

（2）跖疣

跖疣多见于成年人。皮肤损害好发于足底、趾间的受压部位。皮肤损害为黄豆或更大的角化性丘疹，表面粗糙不平，由于局部受压、摩擦形成黄色胼胝状，中央凹陷，无正常皮纹。除去表面角质后，下有疏松的乳白色角质软芯，其间可见散在的小出血点为其特征。行走和站立时疼痛。病程缓慢。

（3）扁平疣

多见于青少年，皮肤损害好发于颜面、手背或前臂，大多突然发生。皮疹为帽针到绿豆或稍大的扁平疣状丘疹，呈圆形、椭圆形或多角形，质硬，正常肤色或淡褐色，表面光滑，融合或散在分布。通常无自觉症状，偶有微痒，常由搔抓而自体接种，沿抓痕呈现串珠状排列。慢性经过，如果出现剧烈瘙痒和发红，往往为治愈的征兆。可自然消退，愈后仍可复发。

【辅助检查】

组织病理：具有颗粒层，棘层上部细胞空泡化和电镜下核内病毒颗粒等特征。

【治疗原则】

（1）寻常疣

1) 全身治疗：全身治疗疗效很难肯定，可酌情选用：①左旋咪唑和胸腺素片等口服。②阿维A酸口服。

2) 局部治疗：①用刮匙将疣刮除，然后CO_2激光、电烙或液氮冷冻。②腐蚀剂如纯水杨酸、乳酸、纯苯酚（石炭酸）以及苛性钾外涂，但注意保护周围健康皮肤。③疣体内注射，可使用2.5%碘酊、盐酸平阳霉素普鲁卡因稀释液以及硫酸博来霉素等。④维A酸软膏、2%~4%甲醛溶液、10%水杨酸软膏、5%氟尿嘧啶软膏或0.2%喜树碱霜外搽。

（2）跖疣

1) 全身治疗同寻常疣。

2）局部治疗：①3%甲醛溶液湿敷或浸泡患部，每日 1 次，每次 15 分钟，连用 4～8 周。②40%碘苷二甲亚砜溶液外涂或用 40%碘苷霜封包。③用 50℃热水浸泡，每日 1 次，每次 1 小时，10 天为一个疗程，可用至 3 个疗程。

（3）扁平疣

1）全身治疗：可酌情使用胸腺素、维胺酯、左旋咪唑、双嘧达莫口服，聚肌胞、板蓝根注射液和转移因子、干扰素皮下或肌内注射。

2）局部治疗：①选用 1%～5%氟尿嘧啶霜、0.1%维 A 酸霜、0.5%鬼白毒素、3%酞丁安液、3%甲醛溶液以及 0.1%苯扎溴铵溶液等外搽。②通过液氮冷冻、电干燥疗法、电灼法、电解法或是透热法治疗；要注意治疗的深度达到真皮浅层即可，防止留瘢痕。③免疫疗法，2,4-DNCB丙酮液外用。

【护理评估】

（1）健康史

了解是否存在机体免疫力低下的因素，是否存在直接或间接与病毒接触史。

（2）身体状况

①是否好发于手足、前臂和面部。
②皮损部位是否坚硬、粗糙。
③是否存在自体接种现象。

（3）心理-社会状况

①评估患者是否因为搔抓局部或全身泛发而引起恐慌的心理。
②评估患者是否了解本病的相关知识。
③评估患者及家属是否了解本病的预防及治疗知识的掌握程度。

【护理诊断】

（1）焦虑

与担心皮肤损害影响美容有关。

（2）知识缺乏

缺乏对疣的预防及护理知识。

（3）皮肤完整性受损

与感染或破溃所致有关。

（4）有继发感染的可能

与搔抓导致皮肤损害有关。

【护理措施】

（1）由于疣具有一定的自愈倾向，可在1~2年内自行消退，故应向患者做好解释工作，增加患者的治疗信心。同时采用暗示疗法，以提高治愈率。

（2）护理人员应掌握各种治疗方法、操作技能，做好各种术前准备。如跖疣冷冻时，先用热水浸泡，使其软化，有利于冰晶形成，以提高疗效。采用激光、电灼等方法治疗寻常疣后，嘱患者避免患处接触水，以防感染。

（3）发生于面部及其他暴露部位的寻常疣、扁平疣，为保持美观，在治疗与护理时，应避免使用有腐蚀性或易使局部产生色素沉着的方法。跖疣患者，应嘱其穿舒适、透气的鞋，以防止脚汗过多和减少压迫。

【健康教育】

（1）指导患者加强营养和体育锻炼，提高机体抵抗力。

（2）疣有自限性，可在1~2年内自行消退，应嘱患者不要恐惧，不要乱用药物，到正规医院诊治。并嘱患者避免搔抓，以免因自身接种而致皮肤损害泛发。对于治疗后的患者，注意局部清洁，防止继发感染。

第四节　传染性软疣患者的护理

传染性软疣是由传染性软疣病毒感染所致的传染性皮肤病，可直接接触传染，也可自体接种。传染性软疣好发于儿童、免疫力低下者和性生活的人群。儿童好发于四肢、躯干、手背及面部。成人好发于生殖器、臀部、下腹部、股内侧及耻骨部。

【临床表现】

传染性软疣潜伏期 1 周~半年。好发于儿童、免疫力低下者和性生活的人群。儿童好发于四肢、躯干、手背及面部。成人好发于生殖器、臀部、下腹部、股内侧及耻骨部。典型皮损为直径 3~5mm 的半球形丘疹，呈现灰色或珍珠色，表面有蜡样光泽，中央有脐凹，内含乳白色干酪样物质就是软疣小体。

【辅助检查】

(1) 镜检

电镜下，细胞质内可见病毒颗粒。

(2) 染色

将皮损中所挤出的乳酪状软疣小体涂于玻片上，用复方碘溶液染色，可染为暗褐色，用生理盐水稀释 200 倍的亮结晶蓝溶液可呈青色。

【治疗原则】

(1) 本病可采用局部刮除、人工挤压和液氮等物理方法治疗，可在无菌条件下用齿镊或弯曲血管钳将软疣夹破，挤出其中内容物，然后涂碘酊，压迫止血即可。数目多者，皮损消毒后，将疣刺破，涂以碘酊，每日 1 次，可在 7 天内干涸脱落。

(2) 外用药物有维 A 酸软膏、斑蝥素或 1% 西多福韦软膏，具有无痛和无创伤特点，儿童及其家长容易接受，但起效缓慢。

(3) 合并细菌感染时可先外用 2% 莫匹罗星软膏，感染控制后再进行上述治疗。

(4) 液氮冷冻，用冷冻器将液氮喷于疣体表面，解熔 3 次即可，一般 1 周后疣体脱落。

(5) 灭菌竹签蘸少许浓含氯消毒剂直接点涂软疣表面。较大皮疹，夹出软疣小体再行治疗。

【护理评估】

(1) 健康史

了解是否有与传染性软疣患者密切接触史，有无与患者共用衣物、毛巾等；评估患者是否存在机体抵抗力低下的因素。

（2）身体状况

①是否位于身体的好发部位如手背、躯干、面部及会阴等处。

②是否有不洁的生活习惯，如共用浴盆、衣物等。

③皮损的好发部位，成人是否经性接触传播，可见于生殖器、臀部、下腹部等。

（3）心理-社会状况

①评估患者是否了解本病的相关疾病知识。

②评估患者是否了解本病具有传染性，卫浴及衣物应单独使用，并消毒，以减少患者的恐惧感。

③评估患者是否了解本病需要反复多次治疗，希望患者积极主动配合，增加治疗信心，减轻焦虑。

【护理诊断】

（1）焦虑	（2）自我形象紊乱
与反复治疗，疾病传染有关。	与暴露部位皮损有关。
（3）有感染的危险	（4）知识缺乏
与反复搔抓皮损引起破溃有关。	与本病相关知识匮乏，不了解本病的传播途径有关。

【护理措施】

（1）一般护理	（2）皮损护理
①保持皮肤清洁干燥，防止继发感染。 ②避免用手搔抓皮损，内衣应柔软、宽松，防止摩擦。	①皮损手术处理后应注意保持创面的干燥、清洁，1周内禁止浸泡、沐浴，遵医嘱每日2次外涂抗菌药物，防止感染。 ②合并细菌感染时，指导患者外用抗生素软膏，待炎症消除后再行刮除。

【健康教育】

（1）杜绝不洁性交和其他性乱。	（2）洁具不混用。

（3）洗澡勿用搓澡巾搓澡，以免损伤皮肤，引起病毒感染。

（4）患病后衣服、用过的器械要煮沸消毒。

（5）患病后剪短指甲，禁止搔抓，以免抓破感染和传染。

第五节 风疹患者的护理

风疹是由风疹病毒所致的一种病毒性皮肤病，通过呼吸道传染。胎儿可因母亲感染而出现先天性畸形。自风疹疫苗问世以来，发病率明显下降。

【临床表现】

获得性风疹（自然感染风疹）潜伏期为 14~21 天，平均 18 天。好发于 5~9 岁儿童，多在冬春季节流行。

（1）前驱期

前驱症状轻微，持续 1~2 天，可有轻微发热、轻微咳嗽、乏力、消化不良、咽痛和眼发红等轻度上呼吸道症状。患者口腔黏膜光滑，无充血及黏膜斑，耳后、枕部淋巴结肿大，伴轻度压痛。

（2）出疹期

通常于发热 1~2 天或以后自头面部发疹，迅速播散至颈部，躯干和四肢。皮疹初起呈淡红色细点状斑疹、斑丘疹或丘疹，部分融合似麻疹；躯干部皮疹密集，常融合成片，类似猩红热。面部有皮疹为风疹的特征。可出现枕骨下和耳后淋巴结肿大，还可出现口腔黏膜疹，通常为散在于软腭、腭垂等处的玫瑰色斑疹或出血点或瘀点，针尖大或稍大。皮疹自第 2 天即开始消退，4~5 天退完，不留瘢痕。

（3）并发症

风疹预后佳，并发症少，但孕妇（4 个月内的早期妊娠）感染风疹病毒后，病毒可以通过胎盘传给胎儿引起先天性风疹，发生先天畸形，如失明、先天性心脏病、耳聋、小儿畸形、肝炎、脾大、血小板减少、脑炎、智力障碍等。因此，孕妇在妊娠早期尽可能避免与风疹患者接触，同时接种风疹减毒活疫苗。一旦发生风疹，应考虑终止妊娠。年长儿童可并发支气管炎、中耳炎及脑炎、关节炎和心肌炎等。

【辅助检查】

（1）血常规
大部分患者末梢血白细胞计数减少，淋巴细胞分类增高。

（2）血清学检查
采双份血清，抗体效价升高 4 倍以上有诊断意义。

（3）病毒分离
从患者咽拭子、皮疹、尿液、血液及脑脊液等中可分离出病毒。

（4）采用 RT-PCR 方法
检测咽拭子标本中的风疹病毒 RNA。

【治疗原则】

（1）一般疗法
①症状轻微者不需特殊治疗，但应隔离至发出皮疹后 5 天。

②症状明显者应卧床休息，多饮水，进食易消化食物。

③高热、头痛者应用解热镇痛药。

④咽痛者可用复方硼砂液含漱，咳嗽可用祛痰镇咳药。

⑤出现并发症时，应积极给予相应治疗。

⑥孕妇一旦接触风疹患者，需在 1 周内注射丙种球蛋白或胎盘球蛋白。

（2）局部疗法
可外用炉甘石洗剂止痒保护。

（3）中医疗法
中医认为本病系感受风热湿邪，邪发于肤表所致。治疗宜疏风清热，透表解毒。可口服清热解毒的中药。

【护理评估】

（1）健康史
了解周围有无风疹患者；评估患者发病前有无呼吸道症状等。

(2) 身体状况

评估患者是否以红色斑丘疹，颈、枕后、耳后淋巴结肿大，伴低热等轻微全身症状为特征。

(3) 心理-社会状况

①评估患者是否了解本病的治疗、预防、饮食及预后的掌握程度。

②评估患者是否存在机体免疫力低下因素。

③评估患者是否接触过风疹病毒患者，因而产生焦虑和恐惧感。

【护理诊断】

(1) 体温升高	(2) 体液不足
与病毒传染、免疫力低下等因素有关。	与低热、进食量减少有关。
(3) 活动无耐力	(4) 潜在并发症
与低热、周身疼痛有关。	与继发感染有关。
(5) 有传染的可能性	(6) 舒适的改变
与本病通过呼吸道传染有关。	与高热引发周身疼痛有关。

【护理措施】

(1) 隔离	(2) 休息与环境
采用接触传播和飞沫传播的隔离与预防，单间隔离至发疹后5天。	急性期应卧床休息，恢复期可下床活动。卧室空气清新流畅，保持适当的温度和湿度，衣被不宜过多，不要让风直吹或阳光直射患儿眼睛。

(3) 病情观察

①观察体温：定时监测体温变化，体温>38.5℃时采用物理降温，禁用乙醇擦浴。

②皮疹：每日观察形态、分布，每日可用温水擦洗皮肤，保证皮肤清洁；修剪指甲，防止抓伤皮肤，造成感染。

③淋巴结：每日观察淋巴结肿大的部位、数目、大小及压痛情况，避免挤压和碰撞肿大的淋巴结。

（4）减轻头痛

将床头抬高 15°~30°，限制头部活动，可进行头颈部肌肉局部按摩，促进血液循环，缓解肌肉紧张，分散注意力，必要时遵医嘱用解热镇痛药。

（5）饮食护理

给予清淡易消化富含维生素的半流质饮食，发热期多饮水。忌食辛辣刺激性、煎炸与油腻的食物。

【健康教育】

（1）患者在隔离期间不能外出。

（2）加强卫生宣传教育，注意个人卫生，风疹流行期间，不带易感儿童去公共场所。

（3）妊娠初期 2~3 个月，避免接触风疹患者；注射麻疹疫苗后 3 个月内不宜妊娠。

第六节　手足口病患者的护理

手足口病是由科萨奇病毒感染所致的一种病毒性皮肤病，主要通过飞沫由呼吸道直接传播，也可通过污染食品等感染。多发生于 5 岁以下儿童。临床以手掌、足和口腔内发生小水疱为特征，少数患儿可引起心肌炎、肺水肿、无菌性脑膜炎等并发症。手足口病是全球性传染病，进入手足口病高发季节时，做好防护措施尤为重要。加强监测、提高监测敏感性是控制本病流行的关键。手足口病的传播途径多，婴幼儿和儿童普遍易感。做好儿童个人、家庭和托幼机构的卫生是预防本病的关键。

【临床表现】

（1）潜伏期通常为 4~7 天，多见于 5 岁以下儿童，在幼儿园可出现流行现象，成年人偶有感染，多在夏秋季流行。全身症状轻微，发疹前可有低热、头痛、咽痛、食欲减退等症状。病程大约为 1 周，很少复发。

（2）皮损主要发生在手、足、指（趾）背或侧缘，尤其是指（趾）甲的周围以及足跟的侧缘发生米粒至豌豆大小水疱，圆形或椭圆形，疱壁薄，内容澄清，呈现乳白色。水疱偶发于掌跖及指的掌侧，其长轴和皮纹的走向一致。

（3）疼痛性口腔炎，硬腭、颊黏膜、舌、唇以及牙龈等处发生粟粒大小水疱，疼痛，快速破溃呈灰白色糜烂或浅溃疡，绕以红晕。

（4）部分患儿可并发心肌炎、无菌性脑膜炎和脑炎。

（5）周围血象淋巴细胞增多，血清学试验柯萨奇病毒抗体效价升高。

【辅助检查】

（1）血常规

轻症病例一般无明显改变，或白细胞计数轻度增高，以淋巴细胞增多为主。重症病例白细胞计数可明显升高（$>15\times10^9/L$）或显著降低（$<2\times10^9/L$），恢复期逐渐降至正常。

（2）血生化检查

部分病例可有轻度丙氨酸转氨酶（ALT）、天冬氨酸转氨酶（AST）、肌酸激酶同工酶（CK-MB）升高，病情危重者可有肌钙蛋白（cTnI）、血糖升高。

（3）脑脊液检查

神经系统受累时可表现为：外观清亮，压力增高，白细胞计数增多，多以单核细胞为主，蛋白正常或轻度增多，糖和氯化物正常。

（4）血气分析

轻症患儿血气分析在正常范围。重症患儿并发肺炎、肺水肿，在呼吸频率增快时可表现为呼吸性碱中毒，随病情加重会出现低氧血症、代谢性酸中毒；并发脑炎、脑水肿引起中枢性呼吸功能不全时还可出现呼吸性酸中毒、代谢性酸中毒。

（5）病原学检查

特异性柯萨奇 A16 型、EV71 核酸阳性或分离到柯萨奇 A16 型病毒或 EV71 病毒（自咽拭子或咽喉洗液、粪便或肛拭子、脑脊液或疱疹液以及脑、肺、脾、淋巴结等组织标本中分离到肠道病毒阳性）。

（6）影像学检查

疾病早期胸部 X 线检查可无异常或仅有双肺纹理增粗模糊，中、晚期出现双肺大片浸润影及胸腔积液，进一步发展为神经源性肺水肿时，肺部 CT 表现为弥漫而无规律的斑片状、团絮状或片状边界模糊的密度增高影。当累及神经系统时，受累部位多表现为 T_1WI 增强扫描显示强化，而 T_2WI 序列可无明显强化信号。

【治疗原则】

(1) 一般治疗

①消毒隔离：避免交叉感染：患儿应在家中隔离，直到体温正常、皮疹消退及水疱结痂，一般需 2 周。患儿所用物品应彻底消毒，一般用含氯消毒液浸泡及煮沸消毒。不宜蒸煮或浸泡的物品可置于日光下暴晒。患儿粪便需经含氯的消毒剂消毒 2h 后倾倒。

②休息及饮食：发病一周内卧床休息，多饮温开水。饮食宜清淡、易消化、含维生素丰富。口腔有糜烂时进流质食物，禁食刺激性食物。

③口咽部疱疹治疗：每次餐后应用温水漱口，口腔有糜烂时可涂金霉素、鱼肝油。选西瓜霜、冰硼散、珠黄散等任一种吹敷口腔患处，每天 2~3 次。

④手足皮肤疱疹治疗：患儿衣服、被褥保持清洁干燥。剪短患儿指甲，必要时包裹双手，防止抓破皮疹，破溃感染。选冰硼散、金黄散、青黛散等任一种用蒸馏水稀释溶化后用消毒棉签蘸涂患处，每天 3~4 次。疱疹破裂者，局部涂擦 1% 甲紫或抗生素软膏。

(2) 对症治疗

①低热或中度发热，可让患儿多饮水。如体温超过 38.5℃，可使用解热镇痛药；高热者给予头部冷敷和温水擦浴等物理降温。

②有咳嗽、咳痰者给予镇咳、祛痰药。

③呕吐、腹泻者予补液，纠正水、电解质、酸碱平衡的紊乱。

④注意保护心、肝、肺、脑重要脏器的功能。

(3) 病原治疗

手足口病目前还缺乏特异、高效的抗病毒药物，可酌情选用利巴韦林抗病毒治疗。

(4) 重症病例的治疗

除上述治疗外，应根据重症病例脏器受累情况采取相应的对症治疗，并严密观察病情变化。

1）神经系统受累

①控制颅内高压：限制入量，给予甘露醇静脉注射。

②静脉注射免疫球蛋白。

③酌情应用糖皮质激素。

④其他对毒治疗：如降温、镇静、止惊，必要时应用促进脑细胞恢复期药物，如神经节苷脂。

2）呼吸、循环衰竭

①保持呼吸道通畅，吸氧。呼吸功能障碍时，及时气管插管，使用正压机械通气。

②在维持血压稳定的情况下，限制液体入量。

③根据血压、循环的变化选用米力农、多巴胺、多巴酚丁胺等血管活性药物。

④保护重要脏器功能，维持内环境稳定。

⑤监测血糖变化，严重高血糖时可使用胰岛素。

⑥应用西咪替丁、奥美拉唑等抑制胃酸分泌。

⑦抗生素防治继发肺部细菌感染。

【护理评估】

（1）健康史

①病史：患病的起始时间，有无发热、发热的程度、热型；有无咳嗽、流涕等症状。既往检查、治疗经过及效果，目前的主要不适及用药。

②是否为发病的高峰季节，有无手足口患者接触史。

（2）身体状况

①注意一般患儿手掌或脚掌、口腔及肛周是否出现斑丘疹和疱疹。

②注意重症病例神经、循环、呼吸系统症状的变化。

（3）心理-社会状况

①恐慌：本病传播途径复杂、传播速度快，短时间内可造成较大范围的流行；重症病例如不及时救治，可于短时间内危及生命，故流行期间在人群中可能会引起恐慌等严重的心理和社会问题。

②孤独：本病需要隔离，再加上疾病带来的痛苦，患儿孤独感明显，患儿因不适应陌生环境而烦躁、情绪低落、哭闹、依赖性强。患儿

及其亲属对手足口病的认识程度、心理状态，对住院及隔离治疗的认识，患儿的家庭成员对患儿的关怀程度等。

【护理诊断】

(1) 体温过高
与病毒血症有关。

(2) 皮肤完整性受损
与肠道病毒引起的损伤有关。

(3) 知识缺乏
缺乏手足口病的相关知识和缺少宣传教育有关。

(4) 潜在并发症
呼吸和循环衰竭、颅内病变。

(5) 舒适的改变
与病毒致口咽部疱疹引起疼痛，进食困难有关。

(6) 有传染的可能
与飞沫致呼吸道传播有关。

(7) 体液不足
与进食困难、拒乳有关。

【护理措施】

(1) 消毒隔离
手足口病一经确诊，应将患儿及时隔离在空气流通、清洁安静、温湿度适宜的病房。病房应用紫外线消毒灯每日照射 1~2 小时，患儿的一切用具应彻底清洁或在阳光下暴晒 1 小时以上；患儿的分泌物、排泄物用生石灰或 3% 漂白粉混悬液作用 2 小时后才能倒入厕所；对与患儿密切接触过的人应隔离 10 小时，并密切观察体温变化。医务人员应在流水下洗手，必要时用过氧乙酸溶液浸泡双手 3~5 分钟。手足口病患儿待皮疹消退、水疱结痂脱落、体温恢复正常后才能解除隔离。

(2) 休息
急性期应卧床休息，避免哭闹，减少消耗。

(3) 饮食
患儿因发热、口腔疱疹，给予温凉、清淡易消化富含维生素的流食或半流食，少量多餐，避免刺激性食物，如辛辣、过咸等食物，减少对口腔黏膜的刺激。发热时多饮水。口腔疼痛不能进食者，静脉滴注补充营养。

(4) 病情观察

①严密观察生命体征、神志、尿量等病情变化。

②注意有无严重并发症，如弥散性血管内凝血（DIC）、呼吸衰竭、心力衰竭、脑膜炎等。

③观察皮疹分布及形态，有无继发感染。

④观察病情恶化征兆，具有以下情况者，尤其是3岁以下患儿，有可能在短期内发展为危重病例：持续高热不退，末梢循环不良，呼吸、心率明显增快，精神差、呕吐、肢体无力、抽搐，外周血白细胞计数明显增高，高血糖、高血压或低血压。

(5) 口腔护理

患者因口腔溃疡出现拒食、哭闹，饭前饭后应用0.9%氯化钠溶液漱口，保持口腔清洁。必要时可用3%碳酸氢钠液涂擦口腔溃疡面，操作时动作要轻柔，尽量减轻对溃疡部和患儿的刺激。

(6) 体温过高的护理

多饮水，一般体温在38.5℃以下的患儿可给予物理降温，如体温在38.5℃以上者应遵医嘱及时给予药物降温，如使用布洛芬混悬液（如美林），以防发生体温过高引起患儿惊厥或抽搐。

(7) 皮疹的护理

保持皮肤、衣被清洁，衣着宽松、柔软；剪短指甲，防止抓破皮疹；臀部有皮疹时保持臀部清洁干燥；手足部皮疹初期可涂炉甘石洗剂，若有疱疹形成或疱疹破溃时可涂0.5%碘伏。

(8) 高热惊厥的护理

惊厥发作后，用开口器从臼齿处放入，防止舌咬伤，及时清除口腔分泌物，防止窒息。

(9) 用药护理

遵医嘱用药，严密观察疗效及不良反应。使用脱水剂时，应快速静脉滴注或静脉注射，同时注意观察患儿的呼吸、心率、血压、瞳孔和神志等改变；使用糖皮质激素时，应注意控制用药速度，并逐渐减量，注意防止继发细菌感染和出血。

(10) 心理护理

由于患儿手足及口腔疼痛及溃烂，影响进食和活动，患儿及家属焦虑、恐惧。护士应主动关心，多做思想解说工作，消除他们的焦虑、恐惧。鼓励患儿进食，帮助其树立战胜疾病的信心。

【健康教育】

（1）个人防护措施

①饭前便后、外出后要用肥皂或洗手液洗手。不要让儿童喝生水、吃生冷食物，避免接触患病儿童。

②看护人接触儿童前，替幼童更换尿布、处理粪便后均要洗手，并妥善处理污物。

③婴幼儿使用的奶瓶、奶嘴使用前后应充分清洗。

④本病流行期间不宜带儿童到人群聚集、空气流通差的公共场所，注意保持家庭环境卫生，居室要经常通风，勤晒衣被。

⑤儿童出现相关症状要及时到医疗机构就诊。居家治疗的患儿不要接触其他儿童，父母要及时对患儿的衣物进行晾晒或消毒，对患儿粪便及时进行消毒处理；轻症患儿不必住院，宜居家治疗、休息，以减少交叉感染。

（2）托幼机构及小学等集体单位的预防控制措施

①在流行季节，教室和宿舍等场所要保持良好通风。

②每日对玩具、个人卫生用具、餐具等物品进行清洗消毒。

③进行清扫或消毒工作（尤其清扫厕所）时，工作人员应戴手套。清洗工作结束后应立即洗手。

④每日对门把手、楼梯扶手、桌面等物体表面进行擦拭消毒。

⑤教育指导儿童养成正确洗手的习惯。

⑥每日进行晨检，发现可疑患儿时，要对患儿采取及时送诊、居家休息的措施，对患儿所用的物品要立即进行消毒处理。

⑦患儿增多时，要及时向卫生和教育部门报告。根据疫情控制需要当地教育和卫生部门可决定采取托幼机构或小学放假措施。

（3）家庭预防措施

①儿童使用的奶具、餐具要用沸水煮沸15分钟。

②对玩具、厕具等应清洗，后用"84消毒液"擦洗消毒。

③儿童经常触摸的地板、床头、门把、扶手等也可用"84消毒液"擦拭。

④最好使用一次性纸尿裤。

⑤布类和书本置阳光下直接暴晒4小时以上。

⑥哺乳的母亲要勤洗澡、勤换衣服，喂奶前要清洗乳头。

⑦幼儿饭前便后要洗手、不喝生水、不吃生冷食物、不吃没洗干净的瓜果。

⑧室内保持通风换气，不带幼儿去人群集中的场所。注意营养和休息，防止过度疲劳。

⑨口服具有清热解毒作用的中草药或抗病毒药物，如板蓝根、大青叶、金银花等。

⑩若发现孩子有发热、皮疹，要立即去医院就诊。

第七节　川崎病患者的护理

川崎病又称急性发热性皮肤黏膜淋巴结综合征，是一种以变态反应性全身小血管炎为主要病理改变的结缔组织病。心脏受累是本病的主要死亡原因。

【临床表现】

(1) 发热	(2) 皮疹
持续性高热，一般为 39～40℃，呈稽留热或弛张热，抗生素治疗无效，热程 1~2 周。	起病 3~5 天出现皮疹，皮疹类型不同，可为麻疹样、猩红热样、多形红斑样皮疹或弥漫性片状红斑。皮疹分布具有向心性，以面、躯干、四肢近端为主，通常不痒或轻痒。皮疹多于 1 周左右消退，消退后留下色素沉着及细小鳞屑。

(3) 手足变化

①手足硬肿：起病 5 天左右可见手足背到指（趾）末端的皮肤呈弥漫性非凹陷性硬肿，按压有木实感。

②早期绝大多数患儿掌跖泛红且呈晶红或深紫色。

③膜样脱皮：急性期过后指、趾末端甲和皮肤交界处开始脱皮，呈小片状或膜状，具有诊断价值。肛周也出现小片状脱皮。

④指甲横沟：恢复期甲板上有横行沟纹，随甲生长、渐向游离缘移行，最终消失。

（4）口腔变化

发病 2~3 天口唇潮红，有皲裂或出血，糜烂或覆以血痂。口腔、舌、咽部黏膜出现弥漫性充血，舌乳头增生或出现杨梅舌。

（5）眼结膜变化

发病 3~11 天产生双侧眼球结膜充血。

（6）颈淋巴结肿大

急性期在颈单侧或双侧可有淋巴结肿大，活动，可有压痛，2 周内能够消退。

（7）心血管系统变化

常见病变是冠状动脉受累，包括扩张、狭窄、栓塞及冠状动脉瘤（冠脉瘤）形成，20%~25% 未经治疗的患儿在急性期可出现冠状动脉瘤。临床上，冠脉瘤轻者（瘤体直径小于 8mm）可完全恢复，重者（瘤体直径超过 8mm）可形成血栓造成急性心肌梗死或冠状动脉瘤破裂，引发猝死。50% 以上患儿冠脉瘤会完全消失，且通常在发病 1~2 年后。其他心血管病变还包括心肌炎与充血性心力衰竭、心包炎、心包积液、心律失常及瓣膜性心脏病等。

（8）胃肠道症状

腹痛、腹泻、恶心、呕吐，少数患者出现肝损伤、胰腺炎。

（9）神经系统症状

无菌性脑膜炎、癫痫和暂时性瘫痪。

【辅助检查】

（1）病理学检查

表皮基本正常，真皮血管扩张、充血，血管周围以中性粒细胞、淋巴细胞为主。

（2）实验室检查

可有蛋白尿，红细胞沉降率（血沉）增快，C 反应蛋白阳性，外周血中性粒细胞增多，发病后 1 周，血小板计数显著增多。

（3）心电图检查

约 70% 患儿可出现异常。

【治疗原则】

（1）急性期治疗

①阿司匹林。

②静脉注射免疫球蛋白（IVIG）：早期应用大剂量 IVIG 治疗，可使体温迅速恢复正常、明显降低冠状动脉损害与心肌梗死的发生率。最佳方案为 1 天疗法，2g/kg，10~12 小时静脉滴注。

③双嘧达莫（潘生丁）：适用于血小板显著增多或有冠状动脉病变、血栓形成者，剂量为 3~5mg/kg，分 2~3 次口服。

④糖皮质激素：急性期应用糖皮质激素易导致血栓形成，并妨碍冠状动脉病变修复，促进动脉瘤形成。因此，一般不单独使用，除非并发心肌炎或持续高热时，才联合应用泼尼松和阿司匹林治疗。

（2）恢复期治疗

①抗凝剂：避免血小板凝集和血栓形成。阿司匹林 30~50mg/（kg·d），分 3 次口服。恢复期应用小剂量的阿司匹林 3~5mg/（kg·d）维持。

②溶栓药物：可用尿激酶、链激酶等，对心肌梗死及血栓形成的患者采用静脉或导管经皮穿刺冠状动脉内给药，促使冠状动脉再通、心肌再灌注。

【护理评估】

（1）健康史

了解患儿发病状况，有无不明原因的发热，甚至伴有情绪不稳、食欲改变、腹泻或梗阻性黄疸等。

（2）身体状况

①评估是否存在持续高热、脱水、电解质紊乱。

②评估应用抗生素后的效果。

③评估是否有手足的硬性水肿，手掌和指趾末端红斑以及脱屑，双眼结膜是否充血，口唇黏膜是否皲裂、出血，是否呈现草莓舌；是否有颈淋巴结肿大，躯干部是否存在多形红斑。

（3）心理-社会状况

①评估患者是否了解疾病的相关知识。

②评估患者是否因皮损、眼结膜、口腔及心血管的变化而产生焦虑心理。

③评估患者是否因高热持续 1~2 周而产生恐慌心理。

④评估患者是否积极配合治疗，正确使用药物。

【护理诊断】

(1) 体温升高

与感染、免疫力低下等因素有关。

(2) 皮肤完整性受损

与小血管炎有关。

(3) 口腔黏膜感染

与本病引发小血管炎有关。

(4) 体液不足

与本病致口腔糜烂、进食困难、腹痛、腹泻有关。

(5) 潜在并发症

心脏受损。

【护理措施】

(1) 饮食护理

多食用高营养、易消化的食物。以高热量、高蛋白、高维生素的流质或半流质饮食为主，如果汁、豆浆、鸡蛋糕等。避免食用生、硬、过热、辛辣的刺激性食物。急性发作期以少量流食、多餐为主，必要时补充营养物质如脂肪乳、氨基酸，保证有足够的营养摄入，提高自身的抗病能力，促进疾病早日康复。

(2) 休息

急性期应嘱患者绝对卧床休息，以降低代谢、减少能量消耗。

(3) 高热护理

高热患者以物理降温为主，可局部冰敷、头枕冰袋或温水擦浴。

(4) 皮肤护理

予以棉织衣裤，保持皮肤清洁。每日清洗并更换，减少皮肤的刺激。勤剪指甲，避免抓破皮肤。对未脱落的痂皮应用干净的剪刀剪去，不可自行撕脱，以免引起出血和继发感染。

(5) 黏膜护理

指导患儿饭后应用生理盐水漱口，较大的患儿可以含漱。鼓励少量多次饮水。口唇皲裂者可用液状石蜡，口腔溃疡者可用碘甘油，眼结膜充血者可用眼药水。

(6) 病情观察

①严密观察患儿心脏功能，每4小时测心率1次，出现心音低钝、心率加快、心律不齐、心尖部闻及收缩期杂音时常提示冠状动脉损害，

应及时报告医师做相应处理，并协助完成心电图、超声心动图等检查。

②监测体温、呼吸、面色及伴随症状，以便及时采取必要的治疗与护理措施。

（7）用药护理

遵医嘱进行病因治疗，期间注意观察药物疗效及不良反应。指导患者合理用药，如阿司匹林宜饭后服药，并同服保护胃黏膜的药物。

【健康教育】

（1）及时向家长交代病情，指导家属按时给患儿服药。

（2）定期检查和随访，尤其有冠状动脉病变的患儿，应每3~6个月做1次超声心动图检查。

（3）不宜参加剧烈体育活动，保证充足的营养和休息，有利于疾病康复。

第三章　细菌性皮肤病患者的护理

第一节　脓疱疮患者的护理

脓疱疮俗称黄水疮，是由金黄色葡萄球菌和（或）乙型溶血性链球菌引起的一种急性皮肤化脓性炎症。表现为浅在性脓疱与脓痂，具有接触传染和自体接种感染的特点。常见于气温高、湿度大的夏秋季节，多侵犯儿童，好发于暴露部位。

【临床表现】

（1）接触传染性脓疱疮

又称寻常型脓疱疮，传染性强，常在幼儿园发生流行。皮损可发生于任何部位，但以面部等暴露部位为多。初起为红色斑点或米粒至黄豆大小的小丘疹或水疱，之后迅速转变成脓疱，疱壁较薄，易破溃、糜烂，周围有明显红晕。疱壁破溃后露出红色糜烂面，脓液干涸后形成蜜黄色厚痂；经常因搔抓使相邻脓疱向周围扩散或融合。陈旧的痂通常于6~10天后脱落，愈后不留瘢痕。病情严重者可有全身中毒症状伴淋巴结炎，甚至引发败血症或急性肾小球肾炎。

（2）深脓疱疮

又称臁疮，多见于营养不良的儿童或老人。好发于下肢和臀部。皮损初起为脓疱和水疱，炎症明显，后损害渐向皮肤深部发展，中心坏死，表面形成蛎壳状黑色厚痂，周围红肿明显，痂脱落后可见边缘陡峭的碟状溃疡。患者自觉疼痛显著。病程2~4周或更长。

（3）大疱性脓疱疮

多见于儿童，成人也可发生，特别是HIV感染者。好发于面部、躯干及四肢，偶见于掌跖部。皮损初起为米粒大小水疱或脓疱，迅速变为大疱，疱液先清澈后浑浊，疱壁先紧张后松弛，直径大约1cm，疱液常沉积于疱底呈半月状积脓，疱周红晕不明显，疱壁薄，容易破溃形成糜烂结痂，痂壳脱落后留有暂时性色素沉着。常有瘙痒。

(4) 新生儿脓疱疮

起病急,传染性强。皮损为广泛分布的多发性大脓疱,尼氏征阳性,疱周有红晕,破溃后形成红色糜烂面。可伴有高热等全身中毒症状,易并发败血症、肺炎和脑膜炎而危及生命。

(5) 葡萄球菌性烫伤样皮肤综合征

又称新生儿剥脱性皮炎及金黄色葡萄球菌性中毒性表皮坏死松解症。多累及 5 岁以内婴幼儿,发病前常伴有上呼吸道感染或皮肤、咽、鼻、耳等处的化脓性感染,皮损通常由口周和眼周开始,之后迅速蔓延至躯干和四肢。特征性表现是在大片红斑基础上显现松弛性水疱或大片表皮剥脱,尼氏征阳性,皮肤大面积剥脱后留有潮红的糜烂面,类似烫伤样外观,皱褶部位明显。手足皮肤可呈手套、袜套样剥脱,口周可见放射状裂纹,但没有口腔黏膜损害。皮损有明显疼痛和触痛。病情轻者1~2 周后痊愈,重者可因为并发败血症、肺炎而危及生命。

【辅助检查】

(1) 血常规检查可有白细胞总数及中性粒细胞数增高。

(2) 脓液中可分离培养出金黄色葡萄球菌或链球菌,必要时可做菌型鉴定。

【治疗原则】

脓疱疮的治疗通常以外用药物治疗为主,皮损泛发或病情严重患者可以系统药物辅助治疗。

(1) 外用药物治疗

以杀菌、消炎、清洁、收敛、去痂为原则。脓疱未破者可外用 10%硫黄炉甘石洗剂,脓疱较大时需抽取疱液,脓疱破溃者可用 1:5000 高锰酸钾液或 0.5%新霉素溶液清洗湿敷,干燥后外用氧锌油、百多邦软膏、红霉素软膏、10%鱼石脂软膏、绿药膏等。葡萄球菌性烫伤样皮肤综合征治疗应加强眼、口腔、外阴的护理,注意保持创面干燥。对重症新生儿脓疱疮,必要时可采用暴露疗法。

(2) 系统药物治疗

皮损泛发、全身症状较重者需及时使用抗生素,可选择金黄色葡萄球菌敏感的头孢类抗生素，必要时根据药敏试验选择用药。同时应注意水电解质平衡，必要时可输注血浆或是人血丙种免疫球蛋白。加强营养支持，辅以清热、解毒、利湿等中医疗法。

【护理评估】

（1）健康史

了解患者有无机体抵抗力下降因素；评估皮肤完整性有无被破坏以及患者生活方式等。

（2）身体状况

①了解皮肤损害的部位、大小、形态、色泽；有无脓栓及脓栓数目；有无水疱，局部有无疼痛及程度。

②观察脓疱是否有破溃、渗出、结痂、局部瘙痒及坏死。

③患者有无发热、淋巴结大及全身感染或不适。

（3）心理-社会状况

①患者是否因脓疱引起的瘙痒、疼痛及破溃感染而出现不适的心理反应。

②患者对本病的治疗及护理知识的了解程度，是否配合治疗及护理。

【护理诊断】

（1）皮肤完整性受损

因皮肤出现红斑、水疱、脓疱所致。

（2）瘙痒

因红斑、水疱、脓疱所致。

（3）有败血症的危险

皮肤感染沿血行引起。

（4）恐惧

患儿年龄偏小，皮肤瘙痒及不适引起。

【护理措施】

（1）隔离与消毒

本病为接触传染性皮肤病，应做好消毒隔离工作。有条件者入住单人房间就诊；医务人员进行诊治、操作时均要穿隔离衣、戴手套，操作完毕及时洗手。换下的敷料应做焚烧处理，被服、衣物等应在灭菌后再清洗；换药器械在含氯消毒剂 500mg/L 浸泡 30 分钟后，再清洗消毒备用；病房定期通风，注意保暖，每日用紫外线照射消毒。患者用过的毛巾、手绢以及玩具等，可煮沸消毒15分钟或在阳光下暴晒数小时。

（2）饮食护理

指导患者进食高蛋白、高热量、高维生素、清淡易消化的流食或半流食，嘱家属给患儿多饮水，以利于毒素的排泄。

（3）皮损护理

①嘱患者注意个人卫生，保持皮肤清洁干燥，防止脓液外溢引起周围正常皮肤自体接种或通过手搔抓而播散，禁止水洗患处。

②患儿衣物应柔软，尽量减少对皮肤的摩擦。

③协助医师进行皮损创面的清洁、换药以及水疱处理。换药过程中应同时检查全身有无其他皮损，以防遗漏。

（4）用药护理

遵医嘱合理补液和用药，注意保持水电解质平衡，纠正酸碱平衡紊乱。用药期间密切注意有无药物变态反应。

（5）病情观察

重症患者定时观察生命体征、皮损脓液颜色及数量等。体温超过38.5℃时给予物理降温；超过39℃以上时，应做血培养，以便及早发现败血症。如有异常情况，应及时报告医师并协助处理。

（6）心理护理

向患儿及家属介绍疾病的有关内容，让患者了解病情，了解治疗方案，以减少思想顾虑。耐心倾听患者的感受，鼓励患者说出恐惧的原因，并做出有针对性的疏导。认真介绍其他脓疱疮治愈病例，增加患者治病的信心。指导家庭成员共同努力缓解患者的焦虑心理，如谈一些开心的事、听轻松音乐减轻焦虑。

【健康教育】

（1）指导患者注意营养和身体锻炼，提高机体抵抗力。

（2）教育患者注意保持皮肤清洁和干燥，避免接触皮损处渗液。

（3）平时应把孩子的卧具、待洗的衣服和毛巾与他人的分开处理。在孩子痊愈前，不能与其他孩子接触。毛巾、脸盆等应经常清洗。禁用塑料制的床单、尿布。

（4）指导患者及家属患病期间不进公共浴室洗澡。

（5）修平指甲，告知搔抓的危害，若患者年幼，则嘱患者家属守护，或将手指用纱布稍做包扎，避免抓破皮肤。

（6）认真搽药，做到随痒随搽。

第二节　毛囊炎、疖和痈患者的护理

毛囊炎、疖和痈是一组累及毛囊及其周围组织的细菌感染性皮肤病。毛囊炎为毛囊口的化脓性炎症。疖是急性化脓性毛囊及毛囊周围炎症。多个相邻的毛囊及毛囊周围炎症融合形成痈，位置较深，温润范围广，可累及其周围的结缔组织包括脂肪组织，形成明显的红肿、疼痛的硬块。

【临床表现】

（1）毛囊炎

成年人多见，好发于头面部、颈部、臀部和外阴。皮损初起为红色粟粒大毛囊性炎性丘疹，数天内中央出现脓疱，周围有炎性红晕，脓疱干涸或破溃后形成黄痂，痂皮脱落后痊愈，通常不留瘢痕。发生于头皮且愈后留有脱发与瘢痕者，称为秃发性毛囊炎；发生于胡须部称为须疮；发生于颈项部，呈乳头状增生或是形成瘢痕硬结者，称为瘢痕疙瘩性毛囊炎。

（2）疖

好发于头面、发际、颈项及臀区等。初起为圆锥形毛囊性炎性丘疹，基底明显浸润，后增大形成坚硬结节，伴有红、肿、热、痛。数日后结节顶部出现黄白色脓栓，脓栓脱落，炎症逐渐消退愈合。严重者可伴有全身症状及附近淋巴结大。若多个疖肿反复发作、经久不愈者则为疖病。

（3）痈

好发于颈项、背部、臀区和股等处。皮损初起为红、肿、热、痛的弥漫性炎性硬块，表面光滑，边缘局限，迅速向四周及皮肤深部蔓延，继而化脓、中心软化坏死，表面出现多个脓头即脓栓，脓栓脱落后留下多个带有脓性基底的深在性溃疡，外观呈蜂窝状。可伴局部淋巴结肿大和全身中毒症状，亦可并发败血症。

【辅助检查】

（1）血常规检查可见白细胞计数升高，以中性粒细胞为主，严重者可有中毒颗粒或核左移。

（2）取脓液直接涂片做革兰染色后镜检，可留取标本做细菌培养鉴定及药敏试验。

【治疗原则】

（1）局部治疗

对毛囊炎，以杀菌、止痒、清洁、干燥为原则。局部可用2.5%碘酊、莫匹罗星软膏、环丙沙星软膏（瑞康）等。对疖，应着重杀菌、消炎。早期可用热敷或20%鱼石脂软膏；如已化脓，应切开引流，但切忌挤压和早期切开，尤其是危险三角区的疖。对痈，病程早期局部热敷，若感染灶中心坏死组织较多，宜在局部浸润麻醉下做"+"或"++"形切开，清除坏死组织，伤口用纱布填塞止血，术后通过换药或植皮愈合。

（2）全身治疗

可根据病情适当选用磺胺类药物或抗生素，有条件时最好做脓液培养，根据药物敏感试验结果选用敏感抗生素，疗程10~14天。对顽固性反复发作的毛囊炎及疖病，可注射自身菌苗或多价葡萄球菌菌苗，每周1或2次，由0.1ml开始，逐渐增至1.0ml。

（3）物理治疗

疾病早期可用超短波、远红外线以及紫外线理疗。

【护理评估】

（1）健康史

①了解患者卫生状况，有无过多出汗、搔抓皮肤；评估患者机体抵抗力，有无皮肤损伤糜烂。

②了解患者有无抵抗力降低的相关诱因，如糖尿病、营养不良等，长期应用糖皮质激素、器官移植、全身慢性疾病、贫血、慢性肾病、免疫缺陷等。

（2）身体状况

①了解局部皮损的部位、大小、数量、面积、疼痛情况、局部皮损

情况，皮损处是否破溃，有无脓栓或脓包，是否有波动感。

②评估全身状况，是否有发热、局部淋巴结肿大及全身中毒症状。

（3）心理-社会状况

①由于本病局部肿痛、活动受限、压痛、发热、影响睡眠等，患者可能出现焦虑。

②担心预后、遗留瘢痕，反复发作，影响自身形象。

【护理诊断】

（1）焦虑

与知识缺乏、反复发作有关。

（2）疼痛

与局部炎症疖痈有关。

（3）体温升高

与炎症引起发热有关。

（4）自我形象紊乱

与头面部疖、痈影响自身形象有关。

（5）潜在并发症

颅内感染。

【护理措施】

（1）饮食护理

饮食上要注意少喝酒及食用酸、辣等刺激性食物，反复发作者平时应少吃油腻之物，多食蔬菜、水果，增加维生素，保持排便畅通。

（2）卫生指导

患者必须注意个人清洁卫生，避免捂、热以及过度流汗，勿经常洗头，不要穿太紧或太硬的裤子。

（3）皮肤清洁

指导患者保持皮肤清洁，勤洗澡，经常修剪指（趾）甲，避免搔抓，防止外伤。

（4）病因治疗及护理

对于反复发作的毛囊炎、疖、痈患者，应积极寻找病因，考虑是否有结核、糖尿病、低蛋白血症存在，并做好相应的治疗及护理。

（5）用药护理

遵医嘱合理使用抗生素，并注意观察疗效，必要时遵医嘱更换用药种类。皮损初期指导患者冷敷或外用药物，化脓后协助医师进行切开引流（面部和口唇疖肿禁忌切开）和换药。

（6）对症护理

体温高者，及时给予降温处理；全身症状明显者，适当卧床休息；嘱患者勤洗澡，勤换衣服。

【健康教育】

（1）指导患者加强体育锻炼，增强机体抵抗力。

（2）避免或减少局部摩擦和挤压，如头颈部毛囊炎和疖肿患者，睡眠时应尽量减少压迫和摩擦。面部危险三角区的皮肤损害严禁挤压。

（3）嘱患者注意个人卫生，养成良好饮食习惯，忌饮酒，少食辛辣刺激性食物及甜食。

（4）对于患有慢性疾病，如结核、糖尿病及长期应用皮质类固醇激素或免疫抑制药者，应给予高度重视，加强营养，合理膳食，适当运动，改善全身状况。

第三节　丹毒患者的护理

丹毒俗称流火，由溶血性链球菌感染引起的皮肤及皮下组织内淋巴管及其周围软组织的急性炎症。皮损好发于面部、小腿及足背，为鲜红色水肿性红斑伴烧灼感，疼痛及压痛明显，可有淋巴结肿大，重者可出现水疱。

【临床表现】

（1）丹毒多发于面部及头皮，四肢及生殖器也常受累。发病急，常先有畏寒、发热、头痛、恶心以及呕吐等全身中毒症状。原发皮损为鲜红色水肿性红斑，状如涂丹，与周围皮肤分界明显。表面灼热，紧张发亮，境界清楚。用手指按压时，红色可消退，抬起手指后，红色又很快恢复。随病情进展，红肿向四周蔓延，其中央部分红色消退、脱屑、呈棕黄色，边缘隆起，有时损伤尚可发生水疱或血疱，但极少化脓。自觉灼热疼痛，并伴有局部淋巴结肿大。

（2）复发性丹毒因为诱因未消除，或病原菌潜伏于淋巴管内，常在原部位复发。导致皮肤淋巴管受损阻塞，发生象皮肿，尤多见于小腿。如眼睑、颊以及其他部位的持续肿胀则致假性象皮病，也称慢性链球菌性淋巴水肿。

【辅助检查】

（1）血常规检查	（2）细菌学检查
可见白细胞计数升高，以中性粒细胞为主，可出现核左移和中毒颗粒。	可取皮损处分泌物或活检组织做培养，可明确链球菌存在。

【治疗原则】

早期、足量应用有效抗生素，控制炎症和防止复发。

（1）全身治疗	（2）局部治疗
患者应卧床休息并及时对症治疗，抗生素以青霉素疗效最好，磺胺类药亦能取得良好的疗效，根据病情必要时可与青霉素同时应用。对青霉素过敏者可使用四环素、红霉素等。如果患者为复发性慢性丹毒，应检查足趾等处有无足癣，检查鼻前庭及外耳道等处有无感染病灶，并给予相应的处理。对复发性丹毒抗菌药物应用的时间要适当延长。	患肢抬高，外用抗生素软膏的意义不大。可用适量依沙吖啶、硼酸湿敷，外用抗生素类软膏，如莫匹罗星软膏等，可减轻充血程度及疼痛，肢体部有淋巴水肿时，可试用透明质酸酶或皮质类固醇激素混合液做皮损内注射。

（3）局部病灶治疗
面部丹毒患者需寻找鼻咽、口腔等处有无病灶，并给予相应治疗。由足癣感染引起的下肢丹毒，还需治疗足癣，防止再发。

（4）物理治疗	（5）中医治疗
慢性复发性丹毒，可选择紫外线照射、音频电疗、超短波、红外线等。	可选用黄连解毒汤、普济消毒饮和五味消毒饮等加减。

【护理评估】

（1）健康史

了解患者有无引起机体抵抗力降低的疾病，如糖尿病、慢性肾炎、结核、营养不良、血液病等。

（2）身体状况

①了解患者既往的不良行为：有无抠鼻、掏耳、搔抓皮肤等。

②有无外伤及感染：如口鼻、咽耳、脐部、下肢及足部等。

③有无皮肤皲裂、放射性损伤、接种、虫咬及皮肤搔抓等皮肤损伤。

（3）心理-社会状况

①由于本病起病急，呈游走性，且反复发作，患者缺乏疾病相关知识，担心预后。

②面部丹毒可引起面部红斑、脓眼及视物困难，可影响患者形象。

③由于本病可引起寒战、高热等全身症状，患者可产生恐惧、焦虑、悲观等不良情绪，不利于配合治疗。

【护理诊断】

（1）体温过高

局部感染及炎症所致。

（2）皮肤完整性受损

皮肤出现红斑、丘疹、水疱、血疱、疱破裂及脱屑。

（3）疼痛

局部炎症所致。

（4）自理能力下降

面部丹毒所致视物模糊、下肢丹毒治疗要求患者制动所致。

（5）知识缺乏

缺乏对丹毒疾病知识的了解。

（6）焦虑

与患者担心疾病预后或疾病有复发的可能有关。

【护理措施】

（1）发热护理

①每日定时监测患者生命体征，遵医嘱定时查血常规，了解白细胞

计数及中性粒细胞检查结果。

②针对高热患者，遵医嘱行物理降温或药物降温，半小时后观察体温并记录。

③遵医嘱给予抗生素治疗，并观察疗效及不良反应。

④病室每日定时通风，臭氧消毒空气，医护人员严格无菌操作。

⑤协助患者多饮水，饮食清淡，宜选择营养丰富、易消化的高热量饮食，避免食用海鲜、辛辣刺激性食物。

⑥做好口腔护理，协助生活护理，及时更换患者汗湿的衣裤、被单等。

（2）皮损护理

①急性期应卧床休息，小腿丹毒应充分暴露、抬高、制动并避免碰撞、接触热物质等。

②每日观察患者皮损情况，保持皮肤清洁干燥，遵医嘱给予生理盐水或1:9艾力克溶液湿敷患处，有水疱或脓疱形成者，在无菌技术下抽取疱液，并遵医嘱外用抗生素软膏如百多邦等。

③指导患者正确护理皮损的方法。保护皮肤黏膜，防止损伤；保持口腔清洁，避免呼吸道感染；积极治疗鼻炎、足癣等局部病灶。

（3）疼痛护理

①遵医嘱给予半导体激光照射皮损处或口服镇痛药物（如曲马多）等。

②同情安慰患者，分散患者注意力。

③小腿丹毒者，协助抬高患肢体息。

（4）生活护理

①为患者提供有关疾病预后的信息，指导和鼓励患者最大限度地完成自己的事情。

②协助卧床患者完成洗漱、进食、排便及个人卫生。

（5）心理护理

①向患者介绍疾病的有关内容，让患者了解病情，了解治疗方案，以减少思想顾虑。

②耐心倾听患者的感受，鼓励患者说出恐惧的原因，并做出有针对性的疏导。

③认真介绍与患者有关的医护人员、卫生员及其他丹毒治愈病例，增加患者战胜疾病的信心。

④指导家庭成员共同努力缓解患者的焦虑心理，如谈一些开心的事、听轻松音乐减轻焦虑。

【健康教育】

（1）指导患者急性期应卧床休息，抬高患肢；缓解期可酌情活动。

（2）指导患者保持全身皮肤清洁，勤洗头、洗澡，修剪指甲，并避免挖鼻、耳，抓挠皮肤等，尤其是糖尿病患者，应每日检查双足，避免足部外伤、烫伤及冻伤等。

（3）积极治疗鼻炎、足癣等局部病灶。

（4）遵医嘱用药，不能擅自增、减或停药。

（5）复发性丹毒应以间歇小剂量抗生素长时间维持等。注意观察不良反应，定期遵医嘱复查肝、肾功能。

第四节　皮肤结核病患者的护理

皮肤结核病是由结核分枝杆菌感染所致的慢性皮肤病。大部分是人型结核菌引起，少部分由牛型结核菌引起。此病常常是全身结核病的一种皮肤上的表现，其中肺结核占多数。其发病的诱因是人体抵抗力下降，全身状况差，结核菌通过血流和淋巴回流感染皮肤而发生，也可因含有结核杆菌的痰、粪便或经污染的用具感染。本病病程缓慢，可迁延数年至数十年。

【临床表现】

皮肤结核病程长，自觉症状轻，皮肤损害严重，如发生于颜面部可导致毁容。临床上常见有以下类型：

（1）寻常狼疮

最常见的皮肤结核，多见于青少年。好发于面部，尤其是鼻部、颊部、上唇和外耳郭，其次是颈部，偶可见于臀部及四肢。皮损初起为鲜红或红褐色粟粒大小的结节，触碰它质软，稍隆起，结节表面薄嫩，用探针稍用力即能刺入，容易贯通（探针贯通现象）；玻片压诊呈现棕黄色，如苹果酱颜色（苹果酱现象）。结节将增大增多，并相互融合成大片红褐色浸润性损害，直径长达 10~20cm，表面高低不平，可覆有鳞屑。

结节可自行吸收或破损后形成萎缩性瘢痕,在瘢痕上又可出现新皮损,和陈旧皮损并存,是该病的另一临床特征。本病病程缓慢,可迁延数年或数十年不愈。

(2) 瘰疬性皮肤结核

又称液化性皮肤结核或皮肤腺病。多发生于儿童,常由淋巴结核、骨结核或关节结核继发而来。好发于颈部,其次为腋下、腹股沟及前胸等处。初起为皮下结节,边界清楚,质硬,可自由活动,无显著压痛,其上皮肤正常。数月后结节增多、增大,与皮肤粘连,呈深红色,并逐渐软化产生干酪样坏死。继而穿破形成溃疡及瘘管,有干酪样物质和稀薄脓液排出。损害不断发生,有的已愈,有的初发,往往同时可见结节、脓肿、溃疡、瘘管及瘢痕等带状分布的多形性损害。瘢痕亦呈带状、不规则形、束状或桥状、高低不平。病程缓慢,可多年不愈。

(3) 疣状皮肤结核

好发于成年男性的手背和指背,其次为足、臀、小腿等暴露部位。皮损一开始为黄豆大小的紫红色质硬丘疹,单侧分布,丘疹逐渐增大可形成斑块,基底有明显浸润,表面增厚,粗糙不平可呈现疣状增生,皮损表面有较深沟纹相隔,挤压时会有脓液从裂隙中渗出。皮损中央逐渐结痂脱落,留下萎缩性网状瘢痕,边缘的痂或鳞屑慢慢向外扩展形成环状或弧形边缘,外周绕以暗红色晕。中央网状瘢痕、疣状边缘以及四周红晕成为"三廓征"。手指发病者,关节活动受限,甚至造成畸形。病程可达数年至数十年。

(4) 丘疹坏死性结核

多为体内结核杆菌经血行播散至皮肤所致。多见于青年女性,好发于四肢伸侧,在关节部位常对称分布。皮损为紫红色粟粒至绿豆大小丘疹,多数损害中心可见坏死,愈合后留有凹陷性萎缩性瘢痕。有的丘疹可自动消退,留下色素沉着斑,多无自觉表现。

(5) 硬结性红斑

又名 Bazin 病,亦称硬结性皮肤结核,常与其他内脏结核并发,多见于青年女性,常发生于小腿屈侧,呈对称性。皮损初起为豌豆大小的数个皮下结节,逐渐增大,浸润明显。部分结节逐渐软化破溃,形成深在性溃疡,排出干酪样小块脓液。溃疡愈合后遗留萎缩性瘢痕及色素沉着。

【辅助检查】

（1）结核菌素实验

大多数类型的皮肤结核患者为阳性，但实验结果与病情及其转归无相关性。

（2）查结核杆菌

疣状皮肤结核脓液中可找到结核杆菌。

【治疗原则】

（1）全身治疗

应用原则为"早期、足量、规则、联合及全程应用抗结核药"，通常使用2~3种药物联合治疗，疗程一般不少于6个月。常用药物和成人剂量为：①异烟肼：5mg/（kg·d），或300mg，每日1次顿服。②乙胺丁醇：15mg/（kg·d），或750mg，每日1次顿服。③硫酸链霉素：1.0g/d，分2次肌内注射，或750mg/d，1次肌内注射，用前先作皮试，用药后应注意听神经损害。④利福平：450~600mg/d，每日1次顿服。

（2）局部治疗

①局部病灶注射：皮损早期可用链霉素0.2~0.4g或异烟肼0.1~0.2g，加入麻醉药中局部注射，隔日1次。

②局部外用抗结核药物：可以应用1%利福平软膏、0.5%~1%异烟肼软膏或15%~20%对氨基水杨酸软膏外涂。

③外科切除或电凝、冷冻、激光等破坏结核病灶。

【护理评估】

（1）健康史

了解患者既往身体健康状况；皮肤黏膜有无破损；有无结核接触史及内脏结核等。

（2）身体状况

①了解皮肤损害的类型、部位、颜色、性质、皮损是否对称，边界是否清楚，外周是否有红晕，硬度，是否自由活动。

②了解反复发作，新旧皮损并存，是否有结节、脓肿、溃疡、疱疹及色素沉着。

③了解手指是否活动受限、畸形。

(3) 心理-社会状况

①外露皮肤引起容颜改变，引起患者情绪反复，恐惧、焦虑及自我形象紊乱。

②疾病疗程长，反复发作，患者不了解本病，知识缺乏，担心传染他人，未掌握消毒隔离措施。

【护理诊断】

(1) 情绪紊乱

①恐惧：与担心预后有关。

②焦虑：与反复发作、久治不愈有关。

(2) 自我形象紊乱

与皮损侵犯外露部位，影响自身形象有关。

(3) 知识缺乏

与缺乏对疾病认识及对疗效的了解有关。

(4) 潜在并发症

有肝肾功能受损的可能：与长期服用抗结核药物有关。

【护理措施】

(1) 隔离

对于有活动性肺结核的患者，应严格实行隔离措施。

(2) 生活护理

指导患者进行高蛋白、高热量、高维生素饮食，增加机体抵抗力。嘱患者注意休息，安排适当的活动与劳动，保证睡眠充足、生活规律。居住环境要空气新鲜，保持干燥，阳光充足。

(3) 用药护理

由于该病病程长，护士应鼓励患者坚持治疗，服药要规则，疗程要足够长。用药过程中应观察有无药物引起的不良反应，如恶心、呕吐、听力下降等。使用四环素类抗生素时，要避免日光照射，以防日光过敏症的发生。

(4) 心理护理

建立良好的护患关系，向患者讲解本病相关知识，鼓励患者积极配合治疗，树立战胜疾病的信心，克服自卑心理。

【健康教育】

（1）指导患者注意个人卫生，防止结核病传播。

（2）指导患者加强营养，多参加户外锻炼，注意保护皮肤，防止发生皮肤外伤。

（3）宣传结核病防治知识，普及卡介苗接种。定期健康体检，发现反应阴性者及时补种，发现患者应及时治疗，疗程至少6个月以上。

（4）做好消毒隔离工作，对家属及经常接触者密切观察。

（5）遵医嘱按时按量地服用药物，坚持治疗。

第五节　麻风患者的护理

麻风是由麻风分枝杆菌感染引起的一种慢性传染病，主要侵犯皮肤和周围神经。如治疗不及时，有可能造成眼、面、手、足的残疾。坚持"预防为主"的方针，贯彻"积极防治，控制传染"的原则，执行"边调查、边隔离、边治疗"的做法。发现和控制传染源，切断传染途径，给予规则的药物治疗，同时提高周围自然人群的免疫力，才能有效地控制传染、消灭麻风病。对早期发现的患者，应及时给予规则的化学药物联合治疗。对流行地区的儿童、患者家属以及麻风菌素及结核菌素反应均为阴性的密切接触者，可给予卡介苗接种，或给予有效的化学药物进行预防性治疗。

【临床表现】

（1）未定类麻风

①未定类麻风为麻风的早期表现，临床表现轻微，常被忽视。

②典型皮损为单个或数个浅色斑或淡红色斑，表面光滑无浸润，呈圆形、椭圆形或不规则形，境界清楚或不清楚。

③局部轻度至中度感觉障碍，神经症状较轻，可有浅神经粗大但极少发生运动障碍和畸形。

④多数患者查菌呈阴性，麻风菌素晚期反应可呈阳性或阴性。

⑤本型可自愈，也可转变为其他型。

（2）结核样型麻风

①此型麻风患者机体免疫力较强，所以皮损常局限，数目少，比较稳定。病变不对称累及面、肩、臀和四肢等少汗易受摩擦的部位，主要表现为皮肤黏膜和周围神经的病变。

②典型皮损是较大的红色斑块，境界清楚或稍隆起，表面干燥粗糙，毳毛脱落，可覆盖鳞屑。皮损附近可摸到粗硬的皮神经，周围神经也可粗大，并导致神经功能障碍，伴有明显的感觉与出汗障碍、肌肉萎缩、运动障碍及畸形。通常不累及黏膜、眼和内脏器官。

③查菌阴性，麻风菌素晚期反应大多呈强阳性。

④一般经治疗后皮损消退较快，预后较好，少数患者能够自愈。

（3）瘤型麻风

本型麻风患者机体抵抗力较差，故皮损数目多且对称，发展较快，受累组织器官范围较广。皮损处可检查出大量细菌，麻风菌素试验阴性。

①早期：皮损呈浅色、浅黄色或淡红色斑，边界模糊，广泛而对称分布于四肢伸侧、面部及躯干等。浅感觉正常或稍迟钝，有蚁行感。鼻黏膜有可能充血、肿胀或糜烂。

②中期：皮损分布更广泛，浸润也更加明显，少数皮损可形成结节。浅感觉障碍，四肢呈套状麻木，眉和发脱落明显，周围神经普遍受累，除浅感觉障碍外还可产生运动障碍及畸形。足底可见营养性溃疡，淋巴结、肝、脾等肿大，睾丸也可受累。

③晚期：皮损呈深在性、弥漫性浸润，常伴有暗红色结节，面部结节或斑块可融合成大片凹凸不平的损伤，双唇肥厚，耳垂肿大，形如狮面；眉毛脱落，头发部分或大部分脱落。伴明显浅感觉和出汗障碍，周围神经受累导致面瘫、手足运动障碍和畸形、骨质疏松以及足底溃疡等。淋巴结、睾丸、眼和内脏器官受累严重，睾丸可萎缩，经常引起阳痿、乳房胀大、不育等。

（4）麻风反应

麻风反应是指某些患者病程中可骤然出现原有皮损或神经炎加重，同时出现新皮损及神经损害，并伴有畏寒、发热、乏力、全身不适、食欲减退等症状。麻风反应的常见诱因有气候变化、药物、精神因素、内分泌变化（月经前后或妊娠后）、预防接种、酗酒、过度劳累、营养不良、外伤以及手术治疗等。常增加患者痛苦，甚至造成畸形。

【辅助检查】

（1）组织病理学检查

免疫力较强的结核样型麻风（TT）表现为真皮小血管及神经周围有上皮样细胞浸润，抗酸染色常查不到抗酸杆菌；免疫力较弱的瘤型麻风（LL）表现为真皮内含有泡沫细胞（即麻风细胞）肉芽肿，抗酸染色显示泡沫细胞内有大量的麻风杆菌，表皮与真皮间有一无浸润带。

（2）麻风杆菌检查

取活动性皮损组织液印片进行抗酸染色。免疫力较强的结核样型麻风（TT）多呈阴性，而免疫力较弱的瘤型麻风（LL）多呈阳性。

（3）麻风菌素试验

用于测定机体对麻风杆菌的迟发型超敏反应。免疫力较强的结核样型麻风（TT）多呈强阳性，而免疫力较弱的瘤型麻风（LL）多呈阴性。

【治疗原则】

本病以内用药物治疗为主，原则为早期、及时、足量、足疗程，一般采用联合化疗。

（1）联合化疗（MDT）

世界卫生组织（WHO）推荐的治疗麻风的 MDT 方案。

①多菌型成人方案：利福平 600mg 每月 1 次，氨苯砜 100mg/d，氯法齐明 300mg 每月 1 次或 50mg/d，疗程为 12~18 个月。

②少菌型成人方案：利福平 600mg 每月 1 次，氨苯砜 100mg/d，疗程为 6 个月。完成治疗的患者应继续接受防治机构作定期监测，每年做 1 次临床和细菌学检查，至少随访 5 年。

（2）麻风反应的治疗

首选糖皮质激素，可选用泼尼松 30~60mg/d 分次口服，随着病情缓解逐渐减量；也可用沙利度胺，剂量可增加至 300~400mg/d，分 3~4 次口服，通常 1~3 天可控制症状，症状控制后可逐渐减到维持量 25~50mg/d。

【护理评估】

（1）健康史

了解患者居住地是否为疫区；有无麻风病接触史；既往身体健康状况等。

（2）身体状况

①了解患者所患麻风类型、皮损的部位、受累程度，现是否为麻风杆菌活动状态。

②了解患者肢体是否有残缺，功能障碍，溃疡的大小、部位，容颜损伤程度，活动情况，生活自理情况。

③了解化疗患者是否出现麻风反应，用药的依从性及不良反应。

④了解患者神经病变的情况，了解患者皮肤麻木的部位及程度。

⑤了解患者生活自理受累情况。

（3）心理-社会状况

①由于麻风病发病率较低，若患者得知患上麻风病后可能产生绝望、恐惧、焦虑、自闭。

②受传统观念的影响，担心被社会、家人唾弃，可引起强烈的悲哀与社交孤立。

③麻风杆菌侵犯躯体，引起患者容貌损毁，引起自身形象紊乱。

④由于麻风病为少见病，患者不了解症状相关知识。

⑤了解患者家属及周围人群与患者的关系紧密程度；了解患者情感支持情况。

【护理诊断】

（1）情绪改变	（2）自我形象紊乱
恐惧、焦虑、绝望，对疾病预后担忧，丧失信念。	与肢体残缺，容貌畸形损毁，残疾有关。
（3）预感性悲哀	（4）社交孤立
与将来可能丧失活动能力有关。	与健康状况改变、不能被他人理解接受有关。
（5）知识缺乏	（6）自理能力低下
与缺乏对治疗的认识及对疗效的了解有关。	与肢体损毁有关。
（7）有受伤的危险	（8）营养失调：低于机体需要量
与肢体麻木有关。	与麻风治疗大量渗出、丢失蛋白质有关。

【护理措施】

（1）消毒与隔离

对传染性麻风病患者应当隔离管理，在麻风病院或麻风村集中接受治疗。患者的衣物、用具要严格消毒，以防疾病继续传播。

（2）生活护理

患者要加强营养，注意休息，生活规律。居住环境要空气清新，阳光充足，保持干燥。

（3）创面护理

如皮肤出现糜烂溃疡，要及时清除坏死组织，保持创面清洁；换下的敷料做灭菌处理或焚毁；换药器械在含氯消毒液 2000mg/L 浸泡 30 分钟后，再清洗消毒。

①单纯性溃疡可用生理盐水、1:5000 高锰酸钾溶液清洗局部，消毒凡士林纱布保护创面，用无菌纱布包扎，每 2~3 天换 1 次药。

②感染性溃疡应用抗生素控制感染，局部用 1:5000 高锰酸钾溶液浸泡后，清除分泌物及坏死组织，外用抗感染药物，无菌纱布包扎，每日换药 1 次。

③复杂性溃疡在感染控制后用无菌方法进行扩创，以促进愈合。

④久治不愈或复发的顽固性溃疡，根据病情给予手术治疗。

⑤有水疱时，按无菌操作原则抽取疱液。

（4）病情观察

诊治过程中，密切观察并发症和药物不良反应，及时了解病情进展。

（5）个人防护

医务人员在操作过程中，应严格执行操作规程，注意消毒隔离。为患者治疗和护理时，戴 16 层纱布口罩及双层橡胶手套，特别在做细菌及组织病理检查时要注意标本的处理。

（6）并发症护理

口眼闭合不全者，外出时应配戴有色风镜；肢体麻木者要注意保暖，避免冻伤、烫伤和压伤；手足畸形者，指导患者自主运动或协助其被动活动，防止关节强直和肌肉萎缩。

（7）心理护理

麻风病是一种慢性传染病。治疗时间长，且容易造成残疾和畸形，患者易产生恐惧自卑心理。医务人员应尊重患者，树立平等观念，使其消除悲观紧张情绪，树立战胜疾病的信心。未确诊时，应密切随访观察，慎重对待。

【健康教育】

（1）建立麻风病防治网，普及防病知识。

（2）对密切接触者定期体检，以便早期发现、早期治疗。

第四章 真菌性皮肤病患者的护理

第一节 头癣患者的护理

头癣是指累及头发和头皮的皮肤癣菌感染，是一种常见的慢性传染病。头癣传染性强，世界各地均有发生，当前仍然在许多地区传播。主要通过与癣病患者或患畜、无症状带菌者直接接触而感染，也可通过共用污染的理发工具、帽子及枕巾等物品间接传染。

【临床表现】

头癣多累及儿童，成人少见。根据致病菌及临床表现的不同，可将头癣分为黄癣、白癣、黑点癣以及脓癣4种类型。黄癣目前临床上较少见，但随着家庭饲养宠物的增多，白癣、脓癣发病率显著增加。

(1) 黄癣

俗称"瘌痢头"，中医称为"秃疮"。常于幼年发病，至成人期不愈。皮损初起为针尖或绿豆大小的淡黄红色斑点、丘疹或小脓疱，覆薄片状鳞屑，之后形成黄豆大小的淡黄色痂，边缘翘起，中央紧附着头皮形如碟状（黄癣痂），中央有一根头发穿过，是黄癣的重要特征。相邻的痂会扩大融合形成大片状，严重者可覆盖整个头皮，揭去痂后，其下是潮红糜烂面，散发鼠尿味或腐谷霉臭味。病发干燥无光泽以及变脆易折断，毛囊破坏引起毛发脱落，可造成大片永久性秃发，愈后遗留萎缩性瘢痕。患者一般无明显自觉症状或伴轻度瘙痒。

(2) 白癣

又称蛀发癣，多发生于学龄儿童，男性多于女性。皮损初起为群集性红色毛囊性小丘疹，迅速向四周扩大成圆形或椭圆形，上覆灰白色鳞屑，继而附近产生数片较小的相同皮损，被形象地称为"母子斑"。病发干枯，常在高出头皮2~4mm处折断，残根部包绕灰白色套状鳞屑，由真菌寄生于发干所致，不易除去，称为菌鞘。患者有不同程度瘙痒。白癣通常无明显炎症反应，至青春期可自愈，本型不破坏毛囊，所以不造成永久性秃发，愈后不留瘢痕。

（3）黑点癣

又称黑癣，较少见，儿童和成人均可发病。皮损初为散在的鳞屑性灰白色斑，之后逐渐向周围扩大，亦可相互融合成较大的斑片。病发刚出头皮即折断，断发残根在毛囊口处呈现黑点状。皮损炎症轻或无炎症，稍痒。病程发展缓慢，长期不愈。本型属于发内型感染，毛囊可破坏，并蔓延至发迹和面部，愈后常留有局灶性脱发以及点状萎缩性瘢痕。

（4）脓癣

多见于儿童，由亲动物性皮肤癣菌（如大小孢子菌、须癣毛癣菌等）引起的头皮严重超敏反应。皮损初起为成群的炎性毛囊丘疹，逐渐融合形成隆起的炎性肿块，界限清楚，质地软，其表面在毛囊口处形成蜂窝状排脓小孔，能够挤出脓液。皮损处毛发松动，易拔出。常伴有耳后、颈、枕部淋巴结肿大，轻度疼痛及压痛，继发细菌感染后可形成脓肿，亦可引起癣菌疹。本型可破坏毛囊，愈后常留有永久性秃发和瘢痕。

【辅助检查】

（1）真菌镜检

取病发、痂皮、鳞屑做真菌检查，直接镜检可看到孢子和菌丝，真菌培养可鉴定菌种。

（2）滤过紫外线灯（Wood 灯）检查

黄癣病发呈暗绿色荧光；白癣病发呈微亮绿色荧光；黑点癣病发无荧光；脓癣可有亮绿色荧光或无荧光。

【治疗原则】

对患者应做到早发现、早治疗，同时做好消毒隔离工作；对患癣家畜和宠物应给予相应的治疗与处理；对托儿所、学校、理发店等应加强卫生宣传教育和管理。

应采取综合治疗方案，服药、搽药、洗头、剪发和消毒5条措施联合治疗。

（1）服药

采用灰黄霉素：儿童 10~20mg/（kg·d），成人 600~800mg/d，分 2~3 次口服，2~3 周为 1 疗程；或伊曲康唑：儿童 3~5mg/（kg·d），成人 200mg/d，餐后即服，4~8 周为 1 疗程；或特比萘芬：儿童体重小于 20kg 者，62.5mg/d，20~40kg 者，125mg/d，大于 40kg 者，250mg/d；成人 250mg/d 口服，4~8 周为 1 疗程。治疗过程中定期检查肝功能，如肝酶异常应立即停药。

（2）搽药

可使用 2%碘酊、1%联苯苄唑溶液或霜剂、5%~10%硫黄软膏、1%特比萘芬霜等外用于患处，每日 2 次，连用 8 周。

（3）洗头

用硫黄皂或酮康唑洗剂洗头，每日 1 次，连用 8 周。

（4）剪发

尽量将病发剪除，每周 1 次，连续 8 周。

（5）消毒

患者使用过的毛巾、帽子、枕巾和梳子等生活用品以及理发工具要煮沸消毒。

脓癣治疗同上，严禁切开引流，避免造成更大的永久性瘢痕。急性炎症期可短期联合使用小剂量糖皮质激素，继发细菌感染可加用抗生素。

【护理评估】

（1）健康史

①了解患者有无与头癣患者密切接触史；有无共用被皮肤癣菌污染的理发工具、枕巾、帽子等。

②了解患者是否有免疫功能降低的因素：长期使用糖皮质激素或抗生素。

③了解患者的生存环境是否潮湿、不通风；家中是否饲养猫、犬等宠物。

（2）身体状况

①了解皮肤损害发生的部位、范围、形态、色泽、气味，观察病发的光泽，病发是否易拔除、折断或脱落。

②了解局部是否有鳞屑、瘙痒或合并感染。

(3) 心理-社会状况

①评估患者是否因皮肤损害而出现不适的心理反应。

②评估患者是否配合治疗，是否了解本病的预防和治疗知识及掌握程度及心理反应。

【护理诊断】

(1) 皮肤完整性受损	(2) 感染
本病所致。	癣菌感染头皮所致。
(3) 舒适的改变	**(4) 有传染的危险**
与疾病所致瘙痒有关。	与疾病本身具有传染性有关。
(5) 自身形象紊乱	**(6) 知识缺乏**
与皮损位于暴露部位有关。	缺乏对该病的了解。

【护理措施】

(1) 隔离	(2) 防止头皮破损
本病应采用接触传播的隔离与预防，对患者接触过的物品，如帽子、枕巾、理发工具，要消毒处理，病发应焚毁。	观察菌痂的大小、形态、分布，菌痂表面的渗出物、痂皮、鳞屑等及菌痂消长情况；保持局部头皮清洁、干燥，嘱患者切勿抓破头皮，以免引起继发感染；痒感明显者可适量使用苯海拉明、氯雷他定等抗组胺药物。

(3) 保持头皮清洁

患者须每日或隔日洗头 1 次，这样不但能清除头皮污物和陈旧药物，还能清除病菌。每次搽药前清洁患部，清除皮损上的渗出物、痂皮、鳞屑等，一般可用植物油或液状石蜡外涂或用湿敷和浸泡法除去，厚痂可外涂单软膏（或凡士林）并包扎，痂皮浸泡后再用镊子或棉签轻轻除去避免出血。

(4) 保持使用物品清洁、卫生

搽药期间，要经常剪发、洗头，注意对患者用过的枕巾、枕套、梳子等生活用品及理发工具分别进行煮沸消毒 15 分钟，不宜用药水浸泡或不宜煮的刀具可以放在盛有甲醛的密闭器中熏蒸或用热煤油浸泡。对剪下的病发和脱落的鳞屑、痂等须用纸包好烧毁。家庭护理时，应将患者的衣服、帽子、枕头、被单、毛巾、手帕、梳子等生活用具进行煮沸消毒。

【健康教育】

（1）不与有头癣的小儿一起玩耍。

（2）不用头癣患者用过的理发工具、毛巾、梳子、枕头、枕巾和帽子等。

（3）理发工具必须按规定消毒。患者每次剪完头发，要用肥皂水清洗干净。

（4）头癣患者用过的理发工具、梳子等，须用含氯消毒液 2000mg/L 或 5% 的甲醛溶液浸泡 10~15 分钟后，其他人方可再用。

（5）对头癣患者要进行隔离，患儿要戴上帽子，防止因病发掉下而传染其他小儿。

（6）对于病猫、病狗等，必须给予治疗，否则应处理掉，因为它们是传染本病的主要宿主。

（7）应用抗菌药物时注意根据真菌病的部位，选择药物及疗程。内服抗真菌药物者应注意不良反应，定期查肝功能及血常规。灰黄霉素及伊曲康唑为脂溶性，与脂类食物同服可促进药物吸收。

第二节　体癣和股癣患者的护理

体癣是指发生于除头皮、毛发、掌跖和甲以外其他部位的皮肤癣菌感染。股癣是指腹股沟、会阴、肛周和臀部的皮肤癣菌感染，属于发生在特殊部位的体癣。

【临床表现】

本病夏秋季节多发。肥胖多汗、糖尿病、慢性消耗性疾病以及长期应用糖皮质激素或免疫抑制剂者是易感人群。

（1）体癣

好发于面部、躯干及四肢近端，常见于青壮年。皮损初起为红色丘疹、丘疱疹或小水疱，渐渐形成有鳞屑的红色斑片，境界清楚，边缘不断向外延伸，中央趋于消退，形成境界清楚的环状或多环状，且边缘常有丘疹、丘疱疹及水疱，中央可色素沉着。亲动物性皮肤癣菌引起的皮损炎症反应明显。患者自觉瘙痒，可由于长期搔抓刺激引起局部湿疹样或苔藓样改变。

（2）股癣

好发生于腹股沟部位，也常见于臀部，单侧或双侧发生。基本皮损与体癣相同。由于患处透气性差、潮湿、易摩擦，常使皮损炎症明显，股癣皮损的下缘较显著，上缘不清晰，皮损可散在或重叠，瘙痒显著。

【辅助检查】

在皮疹活动性边缘刮取鳞屑镜检，可找到菌丝，必要时可多点取材。

【治疗原则】

本病以外用抗真菌药治疗为主，皮损泛发或外用药疗效不理想考虑系统药物治疗。

（1）外用药物治疗

可外用各种唑类、丙烯胺类以及复方苯甲酸擦剂、复方雷琐辛擦剂等。为避免复发，皮损消退后继续用药 1~2 周。婴幼儿患者和在腹股沟等部位皮肤薄嫩处，应选择刺激性小、浓度较低的外用药，以免刺激皮肤，并且保持局部清洁干燥。

（2）系统药物治疗

皮疹广泛难治者，口服抗真菌药，如伊曲康唑（100mg/d，2 周为 1 疗程，或 200mg/d，1 周为 1 疗程）或特比萘芬（250mg/d，2 周为 1 疗程），与外用药物联合治疗可增加疗效。

【护理评估】

（1）健康史

了解患者职业、生活卫生状况；有无与体癣或股癣患者、患病动物等直接或间接接触史；评估患者有无过度肥胖、有无慢性消耗性疾病、是否长期应用糖皮质激素等药物。

（2）身体状况

①评估患者皮损糜烂面积、深度，分泌物的颜色、性质及量。

②评估潜在感染的部位，患者的症状、体征，创面的清洁度，分泌物的性质、颜色、量。

③评估患者机体免疫力及营养状况。

（3）心理-社会状况

①评估患者是否因皮肤损害而出现不适的心理反应。

②评估患者是否配合治疗，是否了解本病的预防和治疗知识、掌握程度、心理反应。

【护理诊断】

（1）皮肤完整性受损

本病所致。

（2）感染

癣菌感染皮肤所致。

（3）焦虑

与患者对癣的恐惧、担心预后有关。

（4）知识缺乏

缺乏对该病的了解。

【护理措施】

（1）隔离与消毒

患者行床边隔离，病发、癣痂、敷料等应焚烧。患者内衣、被褥、毛巾应勤更换，煮沸消毒或暴晒。

（2）皮损护理

局部皮肤保持清洁、干燥、通气。勿搔抓、撕剥皮损。外涂药物要从皮损外周向中心螺旋涂擦。

（3）感染护理

医护人员操作前后应洗手。换药室注意无菌技术。保持皮肤清洁干燥，避免损伤，且勿搔抓。

（4）饮食护理

给予患者进食清淡、营养丰富的食物，提高免疫力。

（5）用药护理

遵医嘱内服、外用药物促进皮损恢复，口服抗真菌类药物应定期复查肝、肾功能。

（6）心理护理

向患者介绍疾病的有关内容，让患者了解病情、了解治疗方案，以减少思想顾虑。耐心倾听患者的感受，鼓励患者说出恐惧的原因，并做出有针对性的疏导。认真介绍与患者有关的医护人员、卫生员及其他体癣和股癣治愈病例，增加患者战胜疾病的信心。指导家庭成员共同努力缓解患者的焦虑心理，如谈一些开心的事、听轻松音乐减轻焦虑。

【健康教育】

（1）体癣预防

①养成良好的卫生习惯，保持皮肤清洁干燥，勤换衣洗被，不穿紧身衣裤。

②体癣是传染性疾病，因此应避免与癣病患者直接接触。

③不用宾馆、旅店等公共场所提供的公共拖鞋、浴巾、脚盆，尽可能使用一次性拖鞋、毛巾等卫生洁具。宾馆、旅店等公共服务场所所提供的供客人使用的被褥，应做到一人一套，避免传染，用后应消毒。

④有条件的家庭，应尽可能提倡卫生洁具、所用被褥单独使用，一人一套。如果家庭成员中有人已经患病，更应重视提早隔离，避免家庭成员之间相互传染。

⑤无法分开的公共设施，如浴盆等，应注意使用前的消毒工作。

⑥已患各种真菌类疾病的患者，应及时治疗。

⑦避免与患癣病的动物接触，特别是猫、犬、兔等。

（2）股癣预防

①洁身自好，不与他人发生不正当性关系。不使用他人内衣、内裤及洗浴用品。

②经常换洗内裤，并保持外阴部清洁，经常洗晒衣被。

③减少出汗，促进股根部蒸发作用。尽量保持干燥，穿宽松、棉质贴身内裤。

④如患有灰指甲、手癣、圈癣，应积极治疗，以防经手传染至阴股部。

第三节　手癣和足癣患者的护理

手癣又称掌风，为发生在手掌、手指外的光滑皮肤的浅部真菌感染，多继发于足癣。拇指往往是最先发病的部位，皮疹主要表现为片状红斑，春夏加重，秋冬明显缓解；夏季这些部位可出现水疱，水疱干燥后形成环状鳞屑，伴有不同程度的炎症和瘙痒。

足癣又名香港脚，是致病真菌感染足部所引起的最常见浅部真菌病菌，本病主要病原菌是红色毛癣菌、絮状表皮癣菌、石膏样毛癣菌和玫瑰色毛癣菌等。本病较顽固，病程较长。

【临床表现】

手癣和足癣夏秋季发病率高，常表现为夏重冬轻或夏发冬愈。多累及成年人，男女比例无明显差别。足癣多累及双侧，经常由一侧传播至对侧，而手癣常见于单侧。根据临床特点差异，将手足癣分为三种类型。

（1）水疱鳞屑型

好发于指（趾）间、掌心、足跖及足侧缘。皮损起初为针尖大小的深在性水疱，疱液澄清，疱壁厚且发亮，不易破溃。水疱散在或群集，可融合成多房性大疱，撕去疱壁后，露出蜂窝状基底和鲜红糜烂面，水疱经数天后干涸，呈领圈状或片状脱屑。皮损将不断向周围蔓延，病情稳定时以脱屑为主。瘙痒明显。当寄生真菌繁殖活跃时，可在皮损增厚的基础上发生红斑、丘疹，此时可有痒感。

（2）角化过度型

好发于掌跖部及足跟。冬季明显，有时夏季也不能恢复。此型特征为无水疱和脓疱，皮损处干燥，角质明显增厚，表面粗糙脱屑，纹理加深，冬季易出现皲裂甚至出血，皮损还可向足背蔓延。一般无明显瘙痒或瘙痒轻微，有皲裂时可伴有疼痛。

（3）浸渍糜烂型（也称间擦型）

好发于指（趾）缝，足癣尤以第3~4和4~5趾间多见。多见于手足多汗、浸水以及长期穿胶鞋者，夏季多发。表现为皮肤浸渍而发白，表面松软容易剥脱，并露出潮红糜烂面及渗液，常伴有裂隙。有明显瘙痒，继发细菌感染时，散发恶臭味。

【辅助检查】

刮手足皮损处鳞屑或疱壁，直接镜检可找到菌丝或培养出真菌。

【治疗原则】

本病以外用药物治疗为主，疗程一般需要 1~2 个月；角化过度型手足癣或外用药疗效不理想者，可考虑系统药物治疗。

（1）外用药物治疗

根据不同临床类型选择相应外用药。有继发感染者可用 0.08% 庆大霉素生理盐水或 0.1% 硝酸银溶液湿敷，或选用抗生素软膏。

①水疱鳞屑型：需选择刺激性小的霜剂或水剂（如联苯苄唑霜或溶液等）。

②浸渍糜烂型：给予 3% 硼酸溶液、0.1% 依沙吖啶等湿敷，等到渗出减少时再给予粉剂（如枯矾粉、咪康唑粉等），皮损干燥后再外用霜剂、软膏等，不宜使用刺激性大、剥脱性强的药物。

③角化过度型：无皲裂时可使用剥脱作用较强的制剂（如复方苯甲酸软膏剂等），必要时可采取封包疗法。

（2）系统药物治疗

①口服伊曲康唑（100mg/d，2~4 周为 1 疗程）或特比萘芬（250mg/d，2~4 周为 1 疗程）。

②足癣继发细菌感染时应联合抗生素，引发癣菌疹时，需给予抗过敏药物。

【护理评估】

（1）健康史

了解患者发病相关因素，有无与患者密切接触史；是否存在间接接触因素，如公用浴池、毛巾等。

（2）身体状况

①了解皮肤损害发生的部位、范围、形态、色泽、气味。

②了解局部是否有鳞屑、瘙痒或合并感染。

③评估趾甲是否累及，甲板是否变形或浑浊。

（3）心理-社会状况

①评估患者是否因皮肤损害而出现不适的心理反应。

②评估患者是否配合治疗，是否了解本病的预防和治疗知识及掌握程度及心理反应。

【护理诊断】

(1) 皮肤完整性受损

与疾病本身有关。

(2) 瘙痒

与真菌感染有关。

(3) 知识缺乏

缺乏对本病的了解。

(4) 有传染的危险

与疾病本身具有传染性有关。

【护理措施】

(1) 隔离

本病应采用接触传播的隔离与预防。

(2) 防止皮肤破损

观察手足癣对皮肤损害的程度；观察水疱大小、形态、分布、消长情况；观察浸渍、糜烂情况，是否继发感染，有无全身浅表淋巴结肿大；保持局部皮肤清洁、干燥，嘱患者切勿抓破皮肤，以免引起继发感染。

(3) 保持手足清洁

每次搽药前清洁患部，手足癣往往易致继发感染，也易自行传染而致皮疹范围扩大，合理使用外治癣药膏、癣药水，而不宜强行挤压、挑刺水疱；无糜烂，可涂抹克霉唑软膏；皮肤糜烂、渗液明显，可使用含有抗菌药物的溶液湿敷，待糜烂消退后，可改用癣药水或涂抹霜剂。当手足癣刺痒严重时，不要用手抓挠，防止继发感染，可以按揉止痒，要坚持上药，直到局部不再脱皮为此。有患手癣的不要用手直接接触肥皂、洗洁精及有机溶剂等，可戴手套进行洗涤，减少局部皮肤刺激。

(4) 用药护理

涂抹药膏后，晚上可穿上干净袜子，以免污染被褥。外用药期间，如局部出现红斑、水疱及瘙痒时，常为接触过敏反应，应立即停药，进行抗过敏处理。甲癣用药前，先用凡士林软膏涂于甲周，保护正常皮肤，再用药水涂于甲表面。口服抗真菌药物时，应注意观察有无肝、肾等并发症。

(5) 保持使用品清洁

患者污染的物品，进行煮沸消毒 15 分钟或用 10%甲醛等消毒处理，不宜用药水浸泡或不宜煮的刀、剪等，可以放在盛有甲醛的密闭器中熏蒸或用热煤油浸泡。家庭护理时，应将患者的衣服、帽子、枕头、被单、毛巾、手帕、袜子等生活用具进行定期煮沸消毒。

【健康教育】

（1）控制传染源，应注意及时、彻底地治疗浅部真菌病。

（2）穿透气性好的鞋袜，每日更换鞋袜，保持足部干燥。

（3）日常生活中，还应避免酸碱物质对手部皮肤的损伤等，做好自我保护。

（4）不共用鞋袜、浴盆、脚盆和指甲剪等生活用品，内衣与鞋袜分开洗涤，切断传播途径，以免感染。

（5）若家中宠物被真菌感染，应与人隔离，积极治疗。

第五章　虫咬皮炎患者的护理

虫咬皮炎为螨虫、蚊、蠓、臭虫、跳蚤、蜂等昆虫将口器刺入皮肤吸血，或将毒汁注入人体，引起皮肤过敏和炎症反应。皮损处可见针尖大小咬痕，自觉瘙痒，严重程度与昆虫种类、数量和患者敏感性相关。

【临床表现】

（1）螨虫皮炎

皮损为丘疱疹、水肿性风团样丘疹或瘀斑，其上有小水疱，偶尔为大疱，常伴有抓痕和结痂。严重者可出现发热、乏力、恶心、头痛、关节痛等全身症状，个别患者可发生哮喘。

（2）蚊虫叮咬

人体被蚊虫叮咬后可毫无反应，或在皮肤上现瘀点、瘀斑、风团或丘疹，自觉剧痒。婴幼儿被叮咬后可发生血管性水肿，包皮、手背、面部等暴露部位常易受累。严重者会发生即刻变态反应、延迟过敏反应甚至全身过敏反应。

（3）蠓叮咬

易发生在皮肤暴露处，被叮咬后出现局部瘀点或水肿性红斑、风团样丘疹及水疱，剧痒难忍，甚至引起全身性过敏反应。

（4）臭虫叮咬

人体被叮咬后数小时可出现风团样丘疹和瘙痒，皮损中央有针尖大小瘀点、水疱、大片红斑或紫癜，伴有剧烈瘙痒和疼痛。臭虫可在一晚上多次叮咬，皮肤形成线状损害，常因搔抓而致色素沉着。

（5）跳蚤叮咬

跳蚤一般在人体停留数分钟到数小时，在吸血处形成带出血点的红色斑丘疹，损害常成群分布。对蚤唾液过敏者可有水疱、红斑或紫癜。

（6）蜂蜇伤

人体被蜂蜇伤后局部立即明显疼痛、烧灼感及痒感，很快出现红肿，中央有一瘀点，甚至形成水疱、大疱损害，偶可引起组织坏死。被多数蜂螫伤时，可产生大面积肿胀，少数有恶心、呕吐、畏寒、发热等全身症状。由于组胺作用可产生肿胀性红斑、风团、血管性水肿，严重者因发生过敏性休克。螫伤后 7~14 天可发生血清病样迟发型变态反应（如发热、荨麻疹及关节痛）。

【辅助检查】

①螨虫皮炎，毛囊虫检查：在扩张的毛囊口挤压出一道皮脂，或用一只有弹性的拨片用力刮出一些皮屑，在载玻片上，加一滴甘油，或液体石蜡，加上盖玻片轻压一下，使皮脂变薄，放在低倍显微镜下，可查到活的毛囊虫。

②透明胶带法：将透明胶带贴于皮炎部位，数小时或过夜后取下胶带，贴于载玻片上镜检。

③在肉芽肿性的组织病理可见蠕形螨虫体。

【治疗原则】

（1）系统用药

①抗组胺类药：可作为常规应用，一般多采用既有抗组胺作用，又有镇静效果的苯海拉明、异丙嗪（非那根）、氯苯那敏（扑尔敏）、赛庚啶等内服药物。如果以上药物没有效果，可用复方甘草酸苷片，对久治不愈的虫咬皮炎效果显著。

②钙剂：乳酸钙或葡萄糖酸钙片口服有一定疗效。常常与抗组胺类药合用。

③维生素类：往往使用维生素 C 或维生素 B_{12} 与抗组胺类药联合治疗，可获得较好效果。

（2）局部用药

对症处置，根据皮损表现可选择具有止痒、消炎作用的霜剂、洗剂、乳剂、软膏等外搽，如止痒霜、薄荷炉甘石洗剂、皮炎乳剂、无极膏等。

【护理评估】

（1）健康史

①了解患者是否有接触蚊虫、跳蚤、蜂、蠓虫史，是否有野外活动史。

②了解患者的居住环境、是否潮湿。

（2）身体状况

①评估患者的皮损的部位、数量、性质、是否有红斑、水肿、风团、血疱、水痘等。

②评估瘙痒及疼痛的程度。

③评估皮损处是否有虫口器或尾针痕迹。

④评估是否出现呼吸困难、发热、恶心、呕吐、乏力等全身性症状及过敏性休克症状。

（3）心理-社会状况

①由于剧烈瘙痒、肿胀，可能引起患者焦虑、恐惧。

②病情加重，出现全身中毒症状或呼吸困难，过敏性休克，或者可能出现濒死感。

【护理诊断】

（1）皮肤完整性受损

本病导致患者皮肤丘疱疹、风团等。

（2）瘙痒	（3）感染的危险
本病所致。	本病导致皮损破溃所致。

（4）恐惧	（5）知识缺乏
患者瘙痒或年龄太小所致。	患者缺乏虫咬皮炎相关知识。

【护理措施】

（1）皮损的护理

①保持皮肤清洁、干燥，患者穿着宽松、棉质的患者服。

②指导患者勿用过烫的水或化学洗剂清洗皮损。

③若眼部肿胀伴分泌物者，应做好眼部护理，用生理盐水清洗双眼，3次/日。局部给予生理盐水湿敷，2~3次/日。

④皮损破溃伴分泌物较多者，给予1:9聚维酮碘溶液湿敷局部，观察疗效及不良反应。

（2）瘙痒的护理

①修平指甲，告知搔抓的危害，若患者年幼，则嘱其家人守护，或将手指用纱布稍作包扎，避免抓破皮肤。

②皮损完整时可遵医嘱外用薄荷炉甘石洗剂。

③遵医嘱内服抗组胺药，并观察其疗效和不良反应。

④穿宽松棉质内衣，防止衣物摩擦。

⑤衣着不宜过厚、过暖，以免皮肤温度增高加重痒感。

（3）预防感染的护理

①协助医师处理创面，预防继发感染。

②鼓励患者多饮水，加速毒素排泄。

③遵医嘱做分泌物培养及药敏，选择对细菌敏感的抗生素。

④观察体温变化，每天测体温4次；如有发热，定时检测。

⑤遵医嘱抽血查白细胞情况。

（4）心理护理

①向患者及家属介绍疾病的有关内容，让患者了解病情，了解治疗方案，以减少思想顾虑。

②耐心倾听患者的感受，鼓励患者说出恐惧的原因，并做出有针对性的疏导。

③认真介绍与患者有关的医护人员、卫生员及其他虫咬皮炎治愈病例，增加患者治病的信心。

④指导家庭成员共同努力缓解患者的恐惧心理，如谈一些开心的事、听轻松音乐减轻焦虑。

【健康教育】

（1）搞好环境、居室和个人卫生，以杜绝引起本病的昆虫滋生。

（2）夜间应关好纱窗，尤其夏季注意。住所处室内外可喷洒杀虫剂，以消灭臭虫、跳蚤、蚊子等有害的节肢动物。

（3）饮食忌辛辣刺激、酒类、海鲜类及牛、羊、狗肉等。服药期间如有化妆品过敏者需慎用化妆品，避免刺激皮肤。敏感性皮肤容易干燥脱皮，注意给皮肤补水，保持滋润。

（4）指导患者瘙痒时勿搔抓皮损，防止皮肤感染。

第六章 变态反应性皮肤病患者的护理

第一节 接触性皮炎患者的护理

接触性皮炎是由于接触某些外源性物质后，在皮肤黏膜接触部位发生的急性或慢性炎症反应。

【临床表现】

本病可根据病程分为急性接触性皮炎、亚急性和慢性接触性皮炎，此外还存在一些病因、临床表现等方面具有一定特点的特殊临床类型。

（1）急性接触性皮炎

急性接触性皮炎起病较急。皮损多局限在接触部位，少数可蔓延或累及周边部位。典型皮损是境界清楚的红斑，皮损形态与接触物有关（如内裤染料过敏者皮损呈现裤形分布，接触物为气体、粉尘则皮损弥漫性分布在身体暴露部位），其上有丘疹与丘疱疹，严重时红肿明显并出现水疱和大疱，后者疱壁紧张、内容清亮，破溃后出现糜烂面，偶可发生组织坏死。常自觉瘙痒或灼痛，搔抓后可将致病物质带到远隔部位并产生相似皮损。少数病情严重的患者可有全身症状。去除接触物后经积极处理，通常1~2周内可痊愈，遗留暂时性色素沉着，交叉过敏、多价过敏和治疗不当易导致反复发作、迁延不愈或转化为亚急性和慢性。

（2）亚急性和慢性接触性皮炎

如接触物的刺激性较弱或浓度较低，皮损开始可呈亚急性，表现为轻度红斑、丘疹，边界不清楚。长期反复接触可导致局部皮损慢性化，表现为皮损轻度增生和苔藓样变。

（3）特殊类型接触性皮炎

①化妆品皮炎：由接触化妆品或染发剂后所致的急性、亚急性或慢

性皮炎。病情轻者为接触部位出现红肿、丘疹、丘疱疹，重者可在红斑基础上出现水疱，甚至累及全身。

②尿布皮炎：尿布更换不勤产氨细菌分解尿液后产生氨刺激皮肤导致。多累及婴儿的会阴部，有时可蔓延到腹股沟及下腹部。皮损呈大片潮红，亦可发生斑丘疹和丘疹，境界清楚，皮损形态与尿布包扎范围一致。

③漆性皮炎：油漆或其挥发性气体引发的皮肤致敏，多累及暴露部位。表现为潮红、水肿、丘疹、丘疱疹和水疱，重者可融合成大疱。自觉瘙痒或灼热。

④空气源性接触性皮炎：空气中的化学悬浮物可能致使暴露部位，特别是上眼睑、面部的急性或慢性皮炎。喷雾剂、香水、化学粉尘、植物花粉（如豚草）是可能来源，空气源性致敏物产生的炎症范围更宽。

【辅助检查】

（1）激发试验

通过再次接触变应原进行协助诊断，一般用于化妆品或职业性接触所致的湿疹样皮炎。

（2）斑贴试验

这是诊断接触性皮炎、寻找致敏原最经典和最常用的检查方法。

【治疗原则】

本病的治疗原则是寻找病因、迅速脱离接触物，并积极对症处理。超敏反应性接触性皮炎治愈后应尽量避免再次接触致敏原，以免复发。

（1）系统药物治疗

视病情轻重可服用抗组胺药或糖皮质激素。泼尼松一次 20mg，每日 2 次，可用于治疗重度、泛发的炎症，短疗程后一般不需逐渐减量。

（2）外用药物治疗

可按急性、亚急性以及慢性皮炎的治疗原则处理。急性期红肿明显外用炉甘石洗剂，渗出多时使用 3% 硼酸溶液冷湿敷，每次 15~30 分钟，每日数次，连续 1~3 天，直至控制渗出；亚急性期有少许渗出时外用糖皮质激素糊剂或氧化锌油，无渗液时使用糖皮质激素霜剂；有感染时加用外用抗生素（如莫匹罗星等）；慢性期通常选用具有抗炎作用的软膏。尿布皮炎应注意随时更换尿布，保持阴部和臀部的清洁、干燥，少用肥皂以免加重刺激，局部可外用氧化锌油等。

【护理评估】

（1）健康史

了解患者有无致敏物质接触史；致敏物质性质、浓度、接触面积和时间；评估患者临床演变过程、诊治经过及效果，个体反应性；既往有无类似发作。

（2）身体状况

①躯体评估，包括生命体征、意识状态、全身营养状况、睡眠状况、饮食状况、排泄状况、生活自理能力等。

②评估患者皮肤损害的好发部位、皮肤损害的范围、境界、数量和性质，局部有无瘙痒或烧灼感，黏膜受累程度。

③评估患者是否伴有感染、低蛋白血症和水电解质紊乱等。

（3）心理-社会状况

评估患者对暴露部位皮肤损害及对外表影响的心理承受程度，对疾病相关知识的了解程度，能否积极面对和配合治疗。患者是否由于皮肤损害的反复发作、长期不愈以及剧烈瘙痒而感到忧郁和焦虑，对治疗失去信心。

【护理诊断】

（1）皮肤完整性受损

与皮损破溃有关。

（2）瘙痒

与皮肤的炎症有关。

（3）知识缺乏

与不了解接触物及致敏物，缺乏对本病知识的了解有关。

【护理措施】

（1）一般护理

注意加强营养，提高机体抵抗力，重症患者注意休息。

(2) 去除病因

了解患者的一情况及主诉，协助医师和患者查找致敏物质，并将致敏物质用红笔标记在病历首页，避免再次接触引起严重的变态反应。向患者说明本次过敏的物质，教育患者避免再次接触或使用该物质。

(3) 皮损护理

①正确清洗皮肤上的接触物，如碱性物质用3%硼酸溶液清洗，酸性物质引起者用5%碳酸氢钠溶液冲洗等。

②皮损局部不涂擦化妆品；禁用热水、肥皂水及任何洗涤剂；保持局部皮损的清洁干燥，防止感染；观察和评估局部用药的疗效，及时向医师反馈；查皮损局部有无感染现象，必要时可做细菌培养。

(4) 用药护理

遵医嘱合理用药。对严重的泛发变应性接触性皮炎或多形红斑样皮疹等患者需要用糖皮质激素内服治疗，期间注意药物的不良反应；一般轻度患者，可口服抗组胺药物止痒。

(5) 对症护理

排除诱发瘙痒的因素；调整患者衣着，患者内衣最好采用具有吸湿性和耐洗的棉制品，毛织品不宜直接接触皮肤。避免过多使用肥皂或频繁沐浴，防止皮肤干燥、瘙痒加重，忌食醇类及辛辣等刺激性食品。转移患者注意力，缓解瘙痒程度。

(6) 心理护理

接触性皮炎患者由于外表形象受损，身体瘙痒难忍，心理上往往处于焦虑和应激状态。护士应热情接待就诊者，了解患者的感受，关心患者的饮食起居，帮助患者消除或减轻心理压力，消除患者因疾病引起的各种焦虑心理。

(7) 其他护理

协助医师无菌技术下抽出水疱、大疱内的浆液，以及渗出创面的湿敷、用药等。

【健康教育】

(1) 尽可能避免接触易致敏刺激物。必要时，应加强个人防护，如戴手套、穿防护服、戴口罩或外涂防晒霜。

(2) 介绍易引起过敏的物质，如化妆品、染发剂、洗涤剂、防腐剂、化工原料、动物皮毛、生漆等。

(3) 查明接触过敏后，避免再次接触致敏原及其结构类似物。

（4）接触刺激物或化学性质不明物质后，立即用清水反复冲洗，尽快就医。

第二节 湿疹患者的护理

湿疹是由多种内、外因素引起的真皮浅层及表皮炎症。临床上急性期皮损以丘疱疹为主，有渗出倾向，慢性期以苔藓样变为主，易反复发作。

【临床表现】

根据病程和临床特点可分为急性湿疹、亚急性湿疹、慢性湿疹，代表了炎症动态演变过程中的不同时期。临床上，湿疹可从任一阶段开始发病，并向其他阶段演变。

（1）急性湿疹

急性湿疹好发生在面、耳、手、足、前臂、小腿等外露部位，严重者可弥漫全身，常对称发生。皮损多形性，常表现为红斑基础上的针头至粟粒大小丘疹、丘疱疹，严重时可出现小水疱，通常融合成片，境界不清楚，皮损周边丘疱疹逐渐稀疏，常因为搔抓形成点状糜烂面，有明显浆液性渗出。自觉瘙痒剧烈，搔抓、热水洗烫会加重皮损。如继发感染则形成脓疱、脓痂、淋巴结肿大，可出现发热等；若合并单纯疱疹病毒感染，可形成严重的疱疹性湿疹。

（2）亚急性湿疹

亚急性湿疹表现为红肿以及渗出减轻，但仍可有丘疹及少量丘疱疹，皮损呈暗红色，可有少许鳞屑和轻度浸润。仍自觉有剧烈瘙痒。再次暴露在致敏原、新的刺激或处理不当可导致急性发作，如果经久不愈，则可发展为慢性湿疹。

（3）慢性湿疹

慢性湿疹由急性湿疹和亚急性湿疹迁延而来，也可由于刺激轻微、持续而一开始就表现出慢性化。好发于手、足、小腿、肘窝、股部、乳房、外阴、肛门等处，多对称发病。患部皮肤浸润性暗红斑上有丘疹、抓痕及鳞屑，局部皮肤肥厚且表面粗糙，有不同程度的苔藓样变、色素沉着或色素减退。自觉有明显痒感，常呈阵发性。病情时轻时重，延续数月或更久。

（4）特殊类型的湿疹

①手部湿疹：手部湿疹发病率高，多数发病缓慢，表现为手部干燥暗红斑，局部浸润肥厚，边缘较清楚，冬季常形成皲裂。

②乳房湿疹：常见于哺乳期女性。表现为乳头、乳晕、乳房暗红斑，其上有丘疹和丘疱疹，境界不清楚，可伴糜烂、渗出和皲裂，可单侧或对称发病，瘙痒明显，发生皲裂时出现疼痛。仅发生于乳头部位者称为乳头湿疹。

③外阴、阴囊和肛门湿疹：局部产生剧烈瘙痒，常因过度搔抓、热水烫洗而呈红肿、渗出及糜烂，长期反复发作可慢性化，表现为局部皮肤苔藓样变。

④钱币状湿疹：好发生在四肢。皮损为密集小丘疹和丘疱疹融合成的圆形或类圆形钱币状斑片，境界清晰，直径1~3cm。急性期红肿、渗出明显，慢性期皮损肥厚、色素增加，其上覆有干燥鳞屑，自觉剧烈瘙痒。

【辅助检查】

（1）疥虫检查	（2）真菌检查
可以排除疥疮。	可以鉴别浅部真菌病。
（3）血常规检查	（4）血免疫球蛋白检查
可以发现嗜酸性粒细胞增多。	可以帮助鉴别具有湿疹皮炎皮损的先天性疾病。
（5）斑贴试验	（6）食物变应原检查
可以辅助诊断接触性皮炎。	可以发现食物引起的湿疹。
（7）血常规检查及皮损细菌培养	
可以帮助诊断继发感染。	

【治疗原则】

注意避免各种可疑致病因素，发病期间应避免食用辛辣食物及饮酒，避免过度洗烫。

（1）系统药物治疗

目的在于抗炎和止痒。可用抗组胺药、镇静剂等，通常不宜使用糖皮质激素；急性期可用钙剂、维生素C和硫代硫酸钠等静脉注射或普鲁卡因静脉封闭；有继发感染者添加抗生素。

（2）外用药物治疗

遵循外用药物的使用原则。急性期无渗液或渗出不多者可使用糖皮质激素霜剂，渗出多者可用3%硼酸溶液冷湿敷，渗出减少后改用糖皮质激素霜剂，可与油剂交替使用；亚急性期可选用糖皮质激素乳剂、糊剂，为防止及控制继发性感染，可加用抗生素；慢性期可选用软膏、硬膏或涂膜剂；顽固性局限性皮损可选用糖皮质激素作皮损内注射。

【护理评估】

（1）健康史

了解患者有无引起湿疹的内外因素影响，如环境条件、身体状况、饮食习惯等；既往有无类似发作，诊治经过及效果。

（2）身体状况

①躯体评估，包括生命体征、意识状态、全身营养状况、睡眠状况、饮食状况、排泄状况、生活自理能力等。

②评估患者皮肤损害的好发部位，皮肤损害的范围、境界、数量和性质，局部有无瘙痒或烧灼感，黏膜受累程度。

③评估患者是否伴有感染、低蛋白血症和水电解质紊乱等。

（3）心理-社会状况

评估患者对暴露部位皮肤损害及对外表影响的心理承受程度，对疾病相关知识的了解程度，能否积极面对和配合治疗。患者是否由于皮肤损害的反复发作、长期不愈以及剧烈瘙痒而感到忧郁和焦虑，对治疗失去信心。

【护理诊断】

（1）皮肤完整性受损

与皮肤炎症反应有关。

（2）瘙痒

与皮肤炎症反应有关。

（3）有感染的危险

与皮肤糜烂有关。

（4）知识缺乏

与非专业人员有关。

（5）焦虑

与疾病反复发作有关。

【护理措施】

（1）饮食护理

指导患者饮食宜清淡，多吃蔬菜、水果，避免接触辛辣食物以及易引起湿疹的致敏原，如鱼、虾等，不饮酒、浓茶及咖啡。

（2）皮损护理

①保持皮肤清洁：加强个人卫生，保持皮肤干燥，洗浴次数不宜过多，不宜过多使用香皂、沐浴露，可经常使用滋润剂，不要用肥皂及过烫的水擦洗皮损；避免接触刺激物或致敏物；创面忌搽化妆品，以防症状加重。

②创面冷湿敷：协助医师进行创面换药，创面湿敷患者面积不能太大，以防大量药物吸收引起中毒，特殊部位的湿敷应注意固定。敷料污染应及时更换。

（3）用药护理

遵医嘱指导患者合理、及时用药，外用药物应注意浓度、剂型和应用部位。急性期无糜烂时，选用洗剂和粉剂；炎症较重出现渗出时选用湿敷；慢性期可选用软膏、乳膏或酊剂。

（4）对症护理

湿疹患者瘙痒明显，遵医嘱适当给予止痒或镇静药；修平指甲，避免摩擦及用手搔抓皮损，必要时戴手套或纱布裹手；保护皮损，防止感染。

（5）心理护理

湿疹患者由于病程较长，并易反复发作，易缺乏治疗信心；皮损部位暴露，易产生自卑心理。护理人员应与患者建立良好的护患关系，使患者放松心情，树立战胜疾病的信心。同时，积极取得患者家属的配合。

【健康教育】

（1）用药指导

口服药抗组胺类制剂及镇静剂，可出现乏力、嗜睡、头晕、注意力不集中等。要注意安全，高空作业、精细工作和驾驶员慎用。

（2）皮肤护理方法指导

穿棉质衣物，勤换、勤洗衣被，加强个人卫生。避免搔抓，越抓越痒就会形成恶性循环。

(3) 饮食指导

指导患者正确饮食。

(4) 工作、休息、情绪指导

生活作息要有规律，保证足够的睡眠时间，避免熬夜及过度劳累，在生活和工作中要避免接触过敏物质。保持心情愉快，避免不良情绪影响，解除思想顾虑，建立治愈信心，充分配合治疗。

第三节　特应性皮炎患者的护理

特应性皮炎（AD），原称"异位性皮炎""遗传过敏性皮炎"，是一种与遗传过敏有关的特发性皮肤炎症性疾病。"异位性"本身的含意：①易患哮喘、过敏性鼻炎、湿疹的家族倾向；②对异种蛋白过敏；③患者血清中 IgE 水平升高；④患者外周血嗜酸性粒细胞增多。

【临床表现】

本病临床表现多种多样，可表现为急性和慢性反复发作。本病在不同年龄阶段有不同临床表现，通常可分为婴儿期、儿童期、青年成人期。

(1) 婴儿期

约 60％患者在 1 岁以内发病，以出生 2 个月以后为多。初发皮损为颊面部瘙痒性红斑，然后在红斑基础上出现针尖大小的丘疹、丘疱疹，密集成片，皮损呈多形性，境界不明，搔抓、摩擦后很快形成糜烂、渗出和结痂等，皮损可迅速扩展到其他部位（如头皮、额、颈、腕、四肢等）。病情时重时轻，某些食品或环境等因素可导致病情加剧，可出现继发感染。一般在 2 岁以内逐渐好转、痊愈，部分患者病情迁延并且发展为儿童期特应性皮炎。

(2) 儿童期

多在婴儿期特应性皮炎缓解 1~2 年后发生并且逐渐加重，少数自婴儿期延续发生。皮损波及四肢屈侧或伸侧，常限于肘窝、腘窝等处，其次为眼睑、颜面和颈部。皮损暗红色，渗出比婴儿期轻，常伴抓痕等继发皮损，久之形成苔藓样变。此期瘙痒仍非常剧烈，形成"瘙痒-搔抓-瘙痒"的恶性循环。

（3）青年成人期

指12岁以后青少年期和成人阶段的特应性皮炎，可以从儿童期发展而来或直接发生。好发生在肘窝、腘窝、四肢、躯干，某些患者掌跖部位明显。皮损常表现为局限性苔藓样变，有时可出现急性、亚急性湿疹样改变，部分患者皮损表现是泛发性干燥丘疹。瘙痒剧烈，搔抓出现血痂、鳞屑和色素沉着等继发皮损。

【辅助检查】

（1）血清 IgE 或过敏原特异性 IgE 检测

血清 IgE 或过敏原特异性 IgE 水平升高是特应性状态标志。

（2）周围血嗜酸性粒细胞检测

嗜酸性粒细胞（及其释放蛋白）增多是支持特应性状态参考性指标之一。

（3）过敏原皮肤斑贴试验或点刺试验

过敏原皮肤试验阳性有助于确定特异性触发因素。然而，值得注意的是，过敏原皮肤试验阳性不能证明某一种特殊食物或吸入性过敏原在异位性皮炎发病中有临床意义，而仅表明该过敏原致敏，过敏原皮肤试验阴性有助于排除过敏性触发因素。

【治疗原则】

注意发现可能加重病情的环境因素（如搔抓、刺激性食物等）并尽量避免；适当减少洗澡及使用肥皂的次数，以免过多去除皮脂膜，同时可外用保湿剂。

（1）外用药物治疗

原则和湿疹相同。糖皮质激素是控制病情、缓解症状的主要药物，应根据年龄与皮损状况适当选用，同时应注意长期使用可能引起的不良反应。保湿剂能缓解干燥皮肤。近年来外用钙调磷酸酶抑制剂（如他克莫司和吡美莫司软膏）治疗本病，取得良好的疗效。

（2）系统药物治疗

口服抗组胺药可不同程度地缓解瘙痒及减少搔抓；继发细菌感染时需添加抗生素；除皮损明显渗出外，一般不提倡使用抗生素。

【护理评估】

（1）健康史

①了解父母及家族人群中是否有患该病的情况，是否有遗传过敏史（哮喘过敏性鼻炎、特应性皮炎）。

②了解患者居住的环境中是否有变应原（如尘螨、花粉等），可能诱发本病。

③了解患者婴儿时期是否有食物蛋白过敏史。

（2）身体状况

①躯体评估，包括生命体征、意识状态、全身营养状况、睡眠状况、饮食状况、排泄状况、生活自理能力等。

②评估患者皮肤损害的好发部位、皮肤损害的范围、境界、数量和性质，局部有无瘙痒或烧灼感，黏膜受累程度。

③评估患者是否伴有感染、低蛋白血症和水电解质紊乱等。

（3）心理-社会状况

评估患者对暴露部位皮肤损害及对外表影响的心理承受程度，对疾病相关知识的了解程度，能否积极面对和配合治疗。患者是否由于皮肤损害的反复发作、长期不愈以及剧烈瘙痒而感到忧郁和焦虑，对治疗失去信心。

【护理诊断】

（1）皮肤完整性受损

与皮肤炎症反应有关。

（2）瘙痒

与皮肤炎症反应有关。

（3）有感染的危险

与皮肤糜烂有关。

（4）知识缺乏

与非专业人员有关。

（5）焦虑

与疾病反复发作有关。

（6）自身形象紊乱

与外露部位有皮损有关。

【护理措施】

（1）一般护理

注意加强营养，提高机体抵抗力。

（2）皮损护理

①保持床单清洁干燥，着宽松棉质衣物，保持皮肤清洁。

②勿用肥皂及过烫的水清洗皮损。

③避免接触易过敏的物质。

（3）瘙痒护理

①修平指甲，避免摩擦及用手搔抓皮损。必要时戴手套或纱布裹手，夜间睡眠加以约束。

②保持病房环境的安静。

③分散转移患者的注意力。

④必要时遵医嘱使用抗组胺类药物及外用的止痒药物。

（4）预防感染护理

①指导患者保持良好的卫生习惯。

②避免搔抓继发感染。

③使用消毒敷料，敷料污染及时更换。

④遵医嘱使用抗生素，预防继发感染。

（5）心理护理

①多与患者沟通，理解、关心患者。

②指导患者正确认识疾病，积极配合治理。

③以成功的病例鼓励患者，使患者树立战胜疾病信心。

【健康教育】

（1）宣传本病有关知识，与遗传有关，可反复发作，正确认识此病。教会患者及家属观察皮损及皮肤护理方法指导。

（2）尽量避免外来刺激及诱发因素如搔抓、热水烫洗、化纤及毛皮贴身衣服、刺激性食物、精神紧张等。

（3）皮肤干燥者要少洗澡或者洗澡后涂润肤霜。

（4）温度变化出汗对皮肤也是一种刺激，使皮损加重，切忌捂汗。

（5）海鲜、辛辣、蛋白质等食物，半成品中的防腐剂、佐料、饮料、茶水等，都有可能作为一种刺激或过敏物质诱发或加重皮损，告知患者平时应注意避免。

（6）应该保持室内自然清洁，减少灰尘。有些灰尘、螨虫、霉菌、人造纤维等，主动或被动吸入或接触都可致过敏使病情加重。

（7）保持精神愉快，避免过度劳累紧张。

（8）对于婴儿和儿童避免与出水痘或单纯疱疹患者接触。

第四节　婴儿湿疹患者的护理

婴儿湿疹俗称"奶癣"，是发生在婴儿头面部的一种急性或亚急性湿疹，是婴幼儿常见病、多发病。皮损主要发生在两颊、额头、头皮，个别病例可发展至躯干、四肢。少数病例继续发展至儿童期甚至成人期。婴儿湿疹是遗传性过敏体质对环境中某些因素的变态反应。其确切的原因还不十分清楚，目前多认为与遗传和免疫异常都有关。这种婴儿常伴其他过敏性疾病，如过敏性鼻炎、哮喘性支气管炎、荨麻疹等疾病。

【临床表现】

临床根据皮疹特点主要可分为渗出型和干燥型。

（1）渗出型的湿疹

多发生于肥胖有渗出性体质的婴儿。初起于两颊，发生红斑，境界不清，红斑上密集针尖大丘疹、丘疱疹、水疱和渗液。渗液干燥则形成黄色厚薄不一的痂皮，常因剧痒、搔抓、摩擦而致部分痂剥脱，显露有多量渗液的鲜红糜烂面。重者可累及整个面部及头皮。如有继发感染可见脓疱，并发局部淋巴结肿大，甚至发热等全身症状。少数患儿由于处理不当扩展至全身变为红皮病，并常伴有腹泻、营养不良、全身淋巴结肿大等。

（2）干燥型的湿疹

常见于瘦弱的婴儿，为淡红色的暗红色斑片、密集小丘疹而无水疱，皮肤干燥无明显渗出，表面附有灰白色糠状鳞屑。常累及面部、躯干和四肢。慢性时亦可轻度浸润肥厚、皲裂、抓痕或结血痂。

【辅助检查】

同"特应性皮炎"。

【治疗原则】

（1）一般治疗

①人工喂养的婴儿：应注意合理喂养，添加食物应由少到多，同时还要控制糖的摄入。牛奶过敏的婴儿，可把牛奶多次煮开，以减轻变态反应；或改喂羊奶或豆奶。对蛋清过敏的患儿，可暂时只吃蛋黄。

②母乳喂养的患儿：可因母亲摄入食物中的抗原成分引起婴儿湿疹，因此哺乳的母亲应忌食辛辣等刺激性及海鲜等不易消化的食物，必要时母亲应限制牛奶、鸡蛋等饮食；家族中有过敏史的新生儿要尽量母乳喂养，减少婴儿患过敏性疾病的机会。

（2）局部治疗

早期只有红斑、丘疹，没有渗液时，可外用炉甘石洗剂、薄涂维生素 B_6 软膏；糜烂渗出者可外用 2% 硼酸溶液湿敷，再外搽氧化锌油，渗液减少时外涂硼锌糊，每天 2～3 次；干燥型者可外搽 2%～5% 黑豆馏油或煤焦油软膏或搽可的松、肤轻松软膏，每日 2～3 次。继发感染者，加用抗生素治疗。

【护理评估】

（1）健康史

了解患儿发病年龄；有无食物过敏，特别是牛奶、母乳或鸡蛋等蛋白质的过敏；有无消化不良、便秘和腹泻等。

（2）身体状况

①躯体评估，包括生命体征、意识状态、全身营养状况、睡眠状况、饮食状况、排泄状况、生活自理能力等。

②评估患者皮肤损害的好发部位、皮肤损害的范围、境界、数量和性质，局部有无瘙痒或烧灼感，黏膜受累程度。

③评估患者是否伴有感染、低蛋白血症和水电解质紊乱等。

（3）心理-社会状况

①由于瘙痒患儿哭闹明显可能出现睡眠不良、喂养困难、生长发育迟缓、病情反复、过久不愈，经济负担过重，家长可能出现焦虑。

②青春期或成人期可能出现社会适应障碍、自身形象紊乱，引起社交孤立、自卑心理。

【护理诊断】

(1) 皮肤完整性受损	(2) 睡眠型形态紊乱
与疾病本身皮损有关。	与瘙痒有关。

(3) 家属情绪改变	(4) 并发症
与病情迁延、经济负担加重、喂养困难有关。	与搔抓有关。

【护理措施】

(1) 一般护理	(2) 皮损护理
①饮食护理：尽量选择母乳喂养；母亲减少或忌食鱼、虾、蟹等食物。人工喂养患儿应减少易致敏性食物摄入，如牛奶等。 ②衣着护理：衣物最好是纯棉织品，保持清洁、舒适、宽松、柔软。清洗婴儿衣服、被褥和尿布时要把肥皂或清洁剂冲洗干净，干燥季节可以用一些小儿适用的柔软剂以减少静电。	①酌情清除头皮和眉毛等部位结成的痂皮。 ②要保持婴儿皮肤干燥，避免用香皂洗湿疹部位。 ③遵医嘱搽药，不用刺激性止痒药。禁止服用常规抗过敏药物，以免影响婴儿生长发育。 ④孩子睡觉时可用软布松松包裹双手，避免抓破皮肤。

【健康教育】

(1) 应尽量避免让婴儿接触可能引起过敏的物质，如婴儿对鸡蛋过敏，可暂时不添加。

(2) 如果婴儿吃母乳，母亲应注意不要吃易引起过敏的鱼、虾、羊肉等食物，最好别吃辣椒等刺激性食品。

(3) 保持婴儿双手的清洁，经常帮婴儿剪手指甲。避免搔抓，以免感染，湿疹十分痛痒，婴儿常会用手抓，抓挠会引起皮肤的细菌感染。

(4) 不能用碱性强的肥皂、热水洗患处皮肤。因为肥皂和热水会将婴儿皮肤表面的油脂洗掉，使皮肤更加干燥，还会刺激肌肤。

(5) 注意洗澡水质不佳带来的皮肤湿疹。城市水质因为经过较长的运输管道和楼顶水箱，容易产生二次污染，自来水中含有寄生虫、铁锈和漂白粉等，对于婴儿极为幼嫩的肌肤容易造成刺激，从而引发过敏和湿疹。如果家里自来水有比较浓重的漂白粉味，或水质偏黄，可以在沐浴软管的末端安装婴幼儿沐浴净化器对水质进行过滤，让婴儿用上干净的沐浴用水，从而大幅降低患湿疹的概率。

（6）给婴儿穿上棉质的宽大衣服，避免衣物摩擦加重湿疹。母亲和婴儿都不要穿丝、毛织物的衣服，以免引起或加重过敏。

（7）母亲不能擅自给婴儿用任何激素类药膏，因为这类药物外用过多会被皮肤吸收，给婴儿身体带来副作用。必要时，可在医生指导下用些抗组胺药、消炎药、止痒药、脱敏药物。

（8）如果不能进行母乳喂养，可以参考医生的意见选用脱敏配方奶。已有研究证明选用脱敏配方的配方奶，有助于调整婴儿的免疫系统，降低婴儿湿疹，以及避免其他过敏性疾病的发生。

第五节　荨麻疹患者的护理

荨麻疹俗称"风疹块"，是皮肤黏膜由于暂时性血管通透性增加而发生的局限性水肿。

【临床表现】

根据病程、病因等特征，可将荨麻疹分为急性荨麻疹、慢性荨麻疹、物理性荨麻疹、其他特殊类型荨麻疹。

（1）急性荨麻疹

起病较急。患者常突然自觉皮肤瘙痒，很快就在瘙痒部位出现大小不等的红色风团，呈圆形、椭圆形或不规则形，可孤立存在或扩大融合成片，皮肤表面凹凸不平，呈橘皮样外观，有时风团表现为苍白色。数分钟至数小时内水肿减轻，风团变为红斑并逐渐消退，不留痕迹，皮损持续时间一般不超过24小时，但新风团可不断复发。病情严重者可伴有心慌、烦躁甚至血压降低等过敏性休克现象，胃肠道黏膜受累时可出现恶心、呕吐、腹痛及腹泻等，累及喉头、支气管时可出现呼吸困难甚至窒息，感染引起者可产生寒战、高热、脉数等全身中毒症状。

（2）慢性荨麻疹

皮损反复发作超过 6 周以上，且每周发作至少两次者称为慢性荨麻疹。患者全身症状通常较轻，风团时多时少，反复发生，常达数月或数年之久。慢性荨麻疹患者常和感染及系统性疾病有关，另外阿司匹林、非甾体类抗炎药、青霉素、血管紧张素转换酶抑制剂、麻醉剂以及乙醇等都会加剧荨麻疹。

（3）物理性荨麻疹

①皮肤划痕症：也称人工荨麻疹。表现为用手搔抓或用钝器划过皮肤数分钟后沿划痕出现条形隆起，伴或不伴瘙痒，约半小时后能够自行消退。迟发型皮肤划痕症表现为划痕后数小时后在皮肤上出现的线条状风团和红斑，在 6~8 小时达到高峰，持续时间通常不超过 48 小时。皮肤划痕症可持续数周、数月至数年，平均维持 2~3 年可自愈。

②寒冷性荨麻疹：可分为两种类型：一种是家族性，为常染色体显性遗传，较罕见，可从婴幼儿开始发病，持续终身；另一种是获得性，较常见，表现为接触冷风、冷水或冷物后，暴露或接触部位出现风团，病情严重者可出现手麻、唇麻以及胸闷、心悸、腹痛、腹泻、晕厥甚至休克等，有时进食冷饮可引起口腔和喉头水肿。本病也可以是某些疾病的临床表现之一，如冷球蛋白血症、阵发性冷性血红蛋白尿症等。

③日光性荨麻疹：日光照射后数分钟在暴露部位出现红斑与风团，1~2 小时内可自动消退，严重患者在身体非暴露部位亦可出现风团，自觉瘙痒和刺痛。可由中波、长波紫外线或可见光以及人造光引起，以波长 300nm 左右的紫外线最敏感。少数敏感性较高的患者接受透过玻璃的日光也可发病。病情严重的患者可出现全身症状（如畏寒、乏力、晕厥以及痉挛性腹痛等）。

④压力性荨麻疹：压力刺激作用后 4~6 小时开始产生瘙痒性、烧灼样或疼痛性水肿性斑块，连续 8~12 小时，部分患者伴有畏寒等全身症状。站立、步行、穿紧身衣以及长期坐在硬物体上可诱发本病，常见于承重和持久压迫部位，如臀部、足底和系腰带处。

⑤热性荨麻疹：分先天性与获得性两种。先天性热荨麻疹又称延迟性家族性热荨麻疹，这类患者通常常为染色体显性遗传，幼年发病。43℃温水接触刺激后 1~2 小时在接触部位产生风团，4~6 小时达到高峰，一般持续 12~14 小时。获得性热荨麻疹又称为局限性热性荨麻疹，

这类患者以装有43℃温水的试管放在皮肤上，约几分钟后就在接触部位出现风团和红斑，伴刺痛感，持续1小时左右可自行消退。

⑥震颤性荨麻疹（血管性水肿）：比较少见，皮肤在受到震动刺激后几分钟内就会出现局部水肿及红斑，持续30分钟左右。这些刺激包括慢跑、毛巾来回摩擦，甚至使用震动性机器。可为获得性或原发性。

（4）其他特殊类型荨麻疹

①胆碱能性荨麻疹：多发生在年轻患者，表现为受刺激后数分钟出现直径1~3mm的圆形丘疹性风团，周围有程度不同的红晕，常散发于躯干上部和肢体近心端，互不融合。自觉剧痒、麻刺感或烧灼感，有时只有剧痒而无皮损，可于30~60分钟内消退。偶伴有乙酰胆碱引起的全身症状（如流涎、头痛、脉缓、瞳孔缩小以及痉挛性腹痛、腹泻）等，头晕严重者可致晕厥。以1:5000乙酰胆碱做皮试或划痕试验，将在注射处出现风团，周围可出现卫星状小风团。

②接触性荨麻疹：皮肤直接接触变应原后出现风团与红斑，可由食物防腐剂及添加剂等化学物质等引起。

③水源性荨麻疹：在皮肤接触水的部位，立时或数分钟后出现风团，与水温无关。皮损好发生在躯干上半部分，伴瘙痒，持续时间在1小时之内。

④运动性荨麻疹：于运动开始5~30分钟后出现风团，但和胆碱能性荨麻疹不同，后者是因为被动性体温升高所引起。

【辅助检查】

（1）外周血嗜酸性粒细胞计数增多，提示有寄生虫感染；血白细胞增多提示有细菌感染。

（2）寒冷性荨麻疹患者血清冷球蛋白、冷纤维蛋白原及抗核抗体可以阳性也可阴性。

（3）怀疑血清病样综合征，应作肝功能及乙肝抗原检查，以排除乙肝病毒相关性血清病样综合征。

（4）对慢性荨麻疹患者行过敏原检查以明确食物及吸入性致敏原。

（5）自体血清皮内试验、组胺释放试验或免疫印迹法可以辅助诊断自身免疫性荨麻疹。

【治疗原则】

本病的根本治疗是去除病因或减少各种促进发病的因素。

（1）局部治疗

以安抚止痒为主，可选用含酚炉甘石洗剂等。

（2）全身治疗

①急性荨麻疹：症状明显者选用西替利嗪、氯雷他定、咪唑斯汀、阿米司唑、特非那丁等抗组胺药物。重症患者或伴有喉头水肿、呼吸困难者，应用肾上腺素或皮质激素类，如氢化可的松100~200mg或地塞米松10mg加入5%葡萄糖溶液，静脉滴注；或泼尼松30~40mg/d，分次或顿服，高血压和心脏病患者慎用。伴有腹痛患者适当应用解痉药，常用阿托品、溴丙胺太林（普鲁本辛）和山莨菪碱。继发感染患者，加用抗生素。

②慢性荨麻疹：为减少耐药，需交叉或联合应用组胺拮抗药；必要时选用桂益嗪、氨茶碱等，或应用静脉封闭疗法、组织疗法、自血疗法。

③特殊类型荨麻疹：胆碱能性荨麻疹可选用既有抗组胺效果，又有抗乙酰胆碱作用的药物，如安泰乐、赛庚啶、去氯羟嗪，也可加用普鲁本辛、麻黄碱等；日光性荨麻疹患者口服抗组胺药物，外用遮光药如5%二氧化肽霜、5%对氨基甲苯酸酊剂或霜剂等。

【护理评估】

（1）健康史

了解患者有无接触致敏物质及药物；评估患者是否为过敏体质；既往有无类似发作、诊治经过及效果，家族中有无同类患者。

（2）身体状况

①躯体评估，包括生命体征、意识状态、全身营养状况、睡眠状况、饮食状况、排泄状况、生活自理能力等。

②评估患者皮肤损害的好发部位，皮肤损害的范围、境界、数量和性质，局部有无瘙痒或烧灼感，黏膜受累程度。

③评估患者是否伴有感染、低蛋白血症和水电解质紊乱等。

(3) 心理-社会状况

评估患者对暴露部位皮肤损害及对外表影响的心理承受程度，对疾病相关知识的了解程度，能否积极面对和配合治疗。患者是否由于皮肤损害的反复发作、长期不愈以及剧烈瘙痒而感到忧郁和焦虑，对治疗失去信心。

【护理诊断】

(1) 有过敏性休克的危险

与过敏引起血压下降有关。

(2) 有窒息的危险

过敏引起喉头黏膜水肿。

(3) 皮肤完整性受损

本病所致。

(4) 疼痛

胃肠道痉挛引起。

(5) 瘙痒

因荨麻疹导致的皮肤风团所致。

(6) 知识缺乏

因缺乏荨麻疹的相关疾病知识所致。

(7) 焦虑

与患者对荨麻疹的恐惧、担心预后有关。

【护理措施】

(1) 一般护理

①饮食：嘱患者宜清淡饮食，禁食辛辣刺激以及海鲜类食物；多喝水，多食含大量维生素 C 的水果、果汁等，利于致敏物质排泄。

②生活护理：嘱患者注意卫生，保持皮肤清洁，温水洗浴，减少清洁剂、化妆品等的皮肤刺激；保持被褥清洁、柔软，穿棉质宽松内衣，避免毛织物、化纤织品直接与皮肤接触。

(2) 寻找并去除病因

协助患者寻找过敏原，发现可疑食物或药物过敏时，应立即停用。

(3) 用药护理

轻症患者无需特殊处理；症状明显者遵医嘱合理用药，常用抗组胺药，继发感染者加用抗生素。用药期间注意观察药物疗效和不良反应。

(4) 皮损护理

避免摩擦、搔抓等因素刺激患处，防止因搔抓引起皮疹增多、瘙痒加剧。

【健康教育】

(1) 尽可能找出发病诱因并去除，如禁用或禁食某些对机体过敏的药物或食物，避免接触致敏物品。

(2) 患者发病急性期应卧床休息，宜食清淡、富有营养的易消化食物，并禁食辛辣刺激性食物及鱼、虾、蟹、海鲜等。

(3) 鼓励患者多饮水，注意保暖，保持大便通畅。床单、被褥要清洁，室内保持安静。

(4) 勿用过烫的水及化学洗剂清洗皮肤。修剪指甲，避免搔抓，内衣宜选宽松柔软棉制品，勿穿化纤紧身内衣，以免刺激皮肤，加重瘙痒。

第六节　血管性水肿患者的护理

血管性水肿又称"巨大荨麻疹"，是一种发生于皮下疏松组织或黏膜的局限性水肿，分获得性和遗传性两种，后者较为罕见。

【临床表现】

(1) 获得性血管水肿

主要发生于组织疏松部位（如眼睑、口唇、舌、外生殖器、手和足等）。皮损为局限性肿胀，边界不清，呈肤色或淡红色，表面光亮，触之有弹性感，多为单发，偶见多发；痒感不明显，偶有轻度肿胀不适。一般持续1~3天可逐渐消退，但也可在同一部位反复发作。常伴发荨麻疹，偶可伴发喉头水肿引起呼吸困难，甚至窒息导致死亡；消化道受累时可有腹痛、腹泻等症状。

(2) 遗传性血管水肿

多数患者在儿童或少年期开始发作，往往反复发作至中年甚至终生，但中年后发作的频率与严重程度会减轻；外伤或感染可诱发本病。多见于面部、四肢和生殖器等处。皮损为局限性、非凹陷性皮下水肿，常为单发，自觉不痒；也可累及口腔、咽部、呼吸道及胃肠道黏膜等并出现相应表现。一般在 1~2 天后消失。

【辅助检查】

(1) C_1 酯酶抑制缺陷的血管性水肿患者血清中缺乏 C_1 抑制物抗体（INH）或仅有无活性的 C_1INH，还可伴有补体系统前段补体成分（C_1、C_4、C_2）水平异常。检测 C_1q 可以区别遗传性和获得性者，前者正常而后者降低。

(2) 血常规可以发现感染及血液系统异常。

(3) 胸腹痛者可行 X 线或 CT 检查。

【治疗原则】

(1) 获得性血管性水肿的治疗与一般荨麻疹相似。在喉头水肿时可使用肾上腺素，同时使用糖皮质激素或氨茶碱等。苯海拉明对严重患者较为有效。当治疗无效且危及生命时可采用气管切开术急救。

(2) 急性严重发作患者，可使用 C_1INH 浓缩制剂或激肽释放酶抑制剂治疗。

(3) 桂利嗪治疗有效，6-氨基己酸等抗纤溶酶药物可使症状缓解，同时有预防及减少复发的效用，雄激素类药物，如达那唑等可以刺激机体 C_1 抑制物的合成而发挥治疗作用。

【护理评估】

(1) 健康史

①了解患者患本病的情况及发病程度。
②了解患者家族中患病史。

(2) 身体状况

①躯体评估，包括生命体征、意识状态、全身营养状况、睡眠状况、

饮食状况、排泄状况、生活自理能力等。

②评估患者皮肤损害的好发部位，皮肤损害的范围、境界、数量和性质，局部有无瘙痒或烧灼感，黏膜受累程度。

③评估患者是否伴有感染、低蛋白血症和水电解质紊乱等。

(3) 心理-社会状况

评估患者对暴露部位皮肤损害及对外表影响的心理承受程度，对疾病相关知识的了解程度，能否积极面对和配合治疗。患者是否由于皮肤损害的反复发作、长期不愈以及剧烈瘙痒而感到忧郁和焦虑，对治疗失去信心。

【护理诊断】

(1) 皮肤完整性受损

与疾病所致的皮肤破损有关。

(2) 潜在并发症

感染、营养不良、水电解质紊乱等。

(3) 知识缺乏

与缺乏对疾病特点及治疗效果的了解有关。

(4) 焦虑

与疾病反复发作、担心预后有关。

【护理措施】

(1) 首先找到致敏原。对可疑致敏原应尽量避免，如注射部位一出现红斑，应确定是否为注射药物或消毒剂过敏，可行斑贴试验加以鉴别。如发现对某种食物或药物过敏时，应立即停用，并服缓泻药促进肠道内致敏物质的排泄。

(2) 对急症患者应在家中备好异丙嗪、肾上腺素、氧气、皮质激素等，以便于抢救，并密切观察病情变化，随时准备送往医院抢救。

(3) 室内禁止放花卉及喷洒杀虫剂，防止花粉及化学物质再次致敏。另外到正规医院做一下过敏原检测，明确自己会对哪些东西过敏。嘱患者戒烟酒。

（4）使用抗组胺药物后易出现嗜睡、眩晕，甚至轻度幻视等，应向患者交代清楚，并告诫患者服药期间避免高空作业、驾车外出等。对老年患者及有心血管疾病的患者，可采取睡前服药法，以减少意外情况的发生。

（5）患者应卧床休息，宜食清淡、富含维生素的食物，并禁食辛辣刺激性食物及鱼、虾等水产品。鼓励患者多饮水，注意保暖，保持排便通畅。

（6）床单被褥要清洁，室内保持安静。

（7）患者应尽量避免搔抓，以免引起皮损增加，瘙痒加剧。

（8）口腔黏膜有糜烂、溃疡者可用生理盐水清洗或硼砂溶液漱口，外涂2%甲紫溶液。眼结膜有炎症，可用生理盐水冲洗，滴氯霉素眼药水及可的松眼药水，阴部损害可用1∶4000高锰酸钾溶液冲洗，外用金霉素软膏或氯霉素。

（9）对于遗传性血管性水肿患者活动时注意安全，避免外伤引起的疾病的发作。

【健康教育】

（1）不要抓：一般人对于皮肤痒的直觉反应都是赶紧用手去抓，可是这个动作不但不能止痒，还可能越抓越痒，主要是因为当对局部抓痒时，反而让局部的温度升高，使血液释出更多的组胺，反而会恶化。

（2）不要热敷：有些人痒会想用热敷。虽然热可以使局部的痒觉暂时不那么敏感，但其实反而是另一种刺激。因为热会使血管扩张，释出更多的组胺，例如浸泡在过热的温泉或是澡盆中，或是包在厚重的棉被里保暖过度都很有可能引发。

（3）避免吃含有人工添加物的食品，多吃新鲜蔬果。油煎、油炸或辛辣类食物较易引发体内的热性反应，应少吃。

（4）避免诱因：遗传性血管性水肿患者活动时注意安全，避免外伤引起疾病的发作；嘱遗传性血管性水肿患者摄入足够的营养，增加机体抵抗力，注意保暖，避免感染诱发疾病。

第七节　药疹患者的护理

药疹又称药物性皮炎，是药物通过口服、注射、吸入、栓剂、灌注、外用药物吸收等各种途径进入人体后引起的皮肤、黏膜炎症反应。由药物引起的非治疗性反应，统称为药物反应或不良反应。药疹是药物不良反应的一种表现形式，也是其最常见的类型。随着新药不断面世、用药人群增多及滥用药物等，药疹发生率不断增多。引起药疹的药物种类繁多，皮损多种多样，病情轻重不一，严重者尚可累及多个系统，甚至危及生命。

【临床表现】

药疹的临床表现非常复杂，不同药物可引起同种类型药疹，而同种药物对不同患者或同一患者在不同时期也可引起不同的临床类型。常见的药疹类型有：

（1）固定型药疹

常由解热镇痛类、磺胺类或巴比妥类等引起。损害可发生于任何部位，皮疹多见于口唇、口周、龟头等皮肤黏膜交界处，手（足）背及躯干亦可发生。皮疹为圆形或类圆形的水肿性暗紫红色斑疹，直径 1~4cm，常为 1 个，偶可数个，境界清楚，绕以红晕，轻度瘙痒，一般不伴周身症状。重者，红斑上可出现水疱或大疱，黏膜皱褶处易糜烂渗出，甚至继发感染而出现溃疡，产生痛感。如再用该药，常于数分钟至数小时后，在原药疹处发痒，继而出现同样皮疹，并向周围扩大，以致中央色深，边缘潮红。复发时他处也可出现新的皮疹，随着复发次数增加，皮疹数目也可增加。一般停药 1 周左右皮肤损害可消退并遗留色素沉着，若已溃烂则愈合较慢。

（2）荨麻疹型药疹

较常见。多由血清制品（如破伤风抗毒素或狂犬病疫苗）、呋喃唑酮（痢特灵）、青霉素等引起。临床表现与急性荨麻疹相似，但持续时间较长，同时可伴有血清病样症状，如发热、关节疼痛、淋巴结大、血管性水肿甚至蛋白尿等。若致敏药物排泄十分缓慢，或因生活或工作中不断接触微量致敏原（如医务人员对青霉素过敏，制药厂工人对某些药物过敏），则可表现为慢性荨麻疹。

（3）麻疹型或猩红热型药疹

药疹中最常见类型。青霉素、解热镇痛类、巴比妥类及磺胺类药物，尤其是半合成青霉素（如氨苄西林和阿莫西林素）多引起该型药疹。

麻疹样药疹为散在或密集、红色针头至米粒大的斑疹或斑丘疹，对称分布，可泛发全身，以躯干为多，类似麻疹，严重者可伴发小出血点。猩红热样药疹初起为小片红斑，从面、颈、上肢、躯干向下发展，2~3天可遍布全身，并相互融合，伴面部四肢肿胀，酷似猩红热的皮疹，尤以皱褶部位及四肢屈侧更为明显。本型药疹发病多突然，可伴畏寒、发热等全身症状，但较麻疹及猩红热轻微；多有明显瘙痒，末梢血白细胞数可升高，少数患者一过性肝功能异常。病程1~2周，体温逐渐下降，皮疹颜色转淡，伴有糠状脱屑。病程一般较短，若未及时发现病因、停药及治疗，则可向重型药疹发展。

（4）湿疹型药疹

多由于接触或外用青霉素、链霉素、磺胺类及奎宁等药物引起接触性皮炎，使皮肤敏感性增高。以后再用相同或化学结构相似的药物，可出现湿疹样皮疹。皮疹为大小不等红斑、小丘疹、小丘疱疹及水疱，常融合成片，泛发全身，可有糜烂、渗出，慢性者皮肤干燥，浸润肥厚，类似慢性湿疹，伴有不同程度的瘙痒，全身症状常较轻，病程相对较长。

（5）紫癜型药疹

可由抗生素类、巴比妥盐、甲丙氨酯（眠尔通）、利尿药、奎宁等引起。可通过Ⅱ型超敏反应引起血小板减少性紫癜，或Ⅲ型超敏反应出现血管炎而产生紫癜。轻者双侧小腿出现红色瘀点或瘀斑，散在或密集分布，可略微隆起，压之不褪色。有时可伴发风团或中心发生小水疱或血疱。重者四肢躯干均可累及，可伴有关节肿痛、腹痛、血尿、便血等，甚至有黏膜出血、贫血等。

（6）多形红斑型药疹

多由磺胺类、解热镇痛类及巴比妥类等引起。临床表现与多形红斑相似，根据病情分为轻型和重型。轻型多形红斑型药疹皮肤损害为豌豆至蚕豆大圆形或椭圆形水肿性红斑、丘疹，境界清楚，中心呈紫红色，虹膜现象阳性，常有水疱。多对称分布于四肢伸侧、躯干，伴有瘙痒，常累及口腔及外生殖器黏膜，可伴疼痛。重症多形红斑型药疹皮疹可泛发全身，在红斑、丘疹、水疱的基础上出现大疱、糜烂及渗出，尤其在口腔、眼部、肛门、外生殖器等腔口部位出现红斑、糜烂，疼痛剧烈；可伴高热、外周血白细胞数可升高、肝肾功能损害及继发感染等，为重型药疹之一，病情凶险，可导致死亡。

（7）大疱性表皮松解型药疹

病情严重的药疹之一，常由磺胺类、解热镇痛类、抗生素类、巴比妥类等引起。起病急骤，部分病例开始时似多形红斑或固定型药疹，皮肤损害为弥漫性紫红或暗红色斑片，迅速波及全身。在红斑处出现大小不等的松弛性水疱或大疱，尼氏征阳性，稍受外力即成糜烂面，可形成大面积的表皮坏死松解。呈暗灰色的坏死表皮被覆于糜烂面上，可伴大面积的糜烂及大量渗出，似浅表的二度烫伤，触痛明显。全身中毒症状较重，伴高热、乏力、恶心、呕吐、腹泻等症状。口腔、颊黏膜、眼结膜、呼吸道、胃肠道黏膜也可糜烂、溃疡。须即刻停药及抢救，严重者常因继发感染、肝肾衰竭、电解质紊乱、内脏出血等而死亡。

（8）剥脱性皮炎型药疹

为重型药疹之一。多由磺胺类、巴比妥类、抗癫痫药（如苯妥英钠、卡马西平等）、解热镇痛类、抗生素等药引起。此型药疹多是长期用药后发生，首次发病者潜伏期约 20 天。有的病例是在麻疹样、猩红热样或湿疹型药疹的基础上，继续用药或治疗不当所致。皮肤损害初呈麻疹样或猩红热样，在发展过程中逐渐加重，融合成全身弥漫性潮红、肿胀，尤以面部及手足为重，可有丘疱疹或水疱，伴糜烂、少量渗出。2～3 周，皮肤红肿渐消退，全身出现大量鳞片状或落叶状脱屑，手（足）部则呈手套或袜套状剥脱。头发、指（趾）甲可脱落（病愈可再生）。口唇和口腔黏膜红肿，或出现水疱、糜烂，疼痛而影响进食。眼结膜充血、水肿、畏光、分泌物增多，重时可发生角膜溃疡。全身浅表淋巴结常大，可伴有支气管肺炎、药物性肝炎、外周血白细胞可显著增高或降低，甚至出现粒细胞缺乏。该型药疹病程较长，如未及时停用致敏药物及积极治疗，严重者常因全身衰竭或继发感染而死亡。

（9）痤疮型药疹

多由于长期服用碘剂、溴剂、皮质类固醇制剂、避孕药及异烟肼等引起。潜伏期较长，皮肤损害表现为痤疮样皮疹，多见于面部及胸背部，发展缓慢，一般无全身症状。长期用溴剂者可发展成为肉芽肿损害。

（10）光感性药疹

光感性药疹多由于服用氯丙嗪、磺胺、异丙嗪（非那根）、四环素、灰黄霉素、氢氯噻嗪（双氢氯噻嗪）、补骨脂及甲氧沙林、避孕药等后，再经日光或紫外线照射而引起。可分为两类。

①光毒反应性药疹：皮疹与晒斑相似，多发生于曝光后 7~8 小时，局限于曝光部位，任何人均可发生，停药后很快消退。

②光超敏反应性药疹：仅少数人发生，需经一定的潜伏期。皮肤损害多呈湿疹样，可见于曝光部位及非曝光部位。此外，少数患者可发生荨麻疹或苔藓样疹。停药后仍持续 1~2 周或更久方能消退。

（11）药物超敏反应综合征

又称伴发嗜酸性粒细胞增多及系统症状的药疹。常于首次用药后 2~6 周内发生，再次用药可在 1 天内发病。诱发药物主要是抗癫痫药和磺胺类，也可由别嘌醇、硫唑嘌呤、甲硝唑、特比萘芬、米诺环素、钙通道抑制剂及雷尼替丁等引起。初发表现为发热，高峰可达 40℃，停用致敏药物后仍可持续几周；皮损早期表现为面部、躯干上部及上肢的红斑、丘疹或麻疹样皮损，逐步变为暗红色，可融合并进行性演变为剥脱性皮炎样皮损或红皮病，因毛囊水肿明显而导致皮损浸润变硬，面部水肿具有特征性，真皮浅层水肿可导致水疱形成，也可出现无菌性脓疱、多形红斑样靶形损害及紫癜；内脏损害在皮损发生后 1~2 周内发生，也可长至 1 个月，肝损伤常见，血清氨基转移酶不同程度升高，暴发性肝坏死及肝衰竭是主要死亡原因；血液系统异常表现为非典型性淋巴细胞增多，发生在最初 2 周内，也可见白细胞减少、粒细胞减少、库姆斯试验（Coomb test）阴性溶血性贫血及再生障碍性贫血、低丙种球蛋白血症、不同程度淋巴瘤样变化（良性淋巴组织增生最常见）。此外，肾脏、肺部、心脏、中枢神经系统等器官系统也可受累。如未能及时发现与治疗，本病死亡率在 10% 左右。

【辅助检查】

（1）体内试验

①皮肤试验：常用的特异性检查包括皮内试验、划破试验、点刺试验和斑贴试验等。以皮内试验较常用，准确度较高，适用于预测皮肤速发型超敏反应，如临床上预测青霉素和普鲁卡因等变态反应，但阴性不能绝对排除发生反应的可能，高度药物过敏史者禁用。

②药物激发试验：药疹消退一段时间后，内服试验剂量（一般为治疗量的 1/8～1/4 或更小量），以探查可疑致敏药物。此试验有一定危险性，仅适用于口服药物所致的较轻型药疹，同时疾病本身又要求必须使用该药治疗时（如抗结核药、抗癫痫药等），禁止应用于速发型超敏反应性药疹和重型药疹患者。

（2）体外试验

安全性高，可选择嗜碱性粒细胞脱颗粒试验、放射变应原吸附试验、组胺游离试验、淋巴细胞转化试验、巨噬细胞游走抑制试验、药物诱导淋巴细胞刺激试验、琼脂弥散试验等，但上述试验结果均不稳定，操作繁杂，临床尚难普遍开展。

【治疗原则】

治疗上应立即停用致敏或可疑致敏性药物，鼓励患者多饮水或输液以加速药物自体内的排出，注意药物的交叉过敏或多价过敏。

（1）轻型药疹

停用致敏药物后，皮肤损害多迅速消退。一般给予抗组胺药、维生素 C 等。必要时给予中等剂量泼尼松（30～60mg/d），待皮疹消退后逐渐减量至停药。局部治疗：若以红斑、丘疹为主，可选用炉甘石洗剂，适当外用糖皮质激素霜剂；如有糜烂、渗出时，可用油剂、3%硼酸溶液或 0.1%氯己定溶液等湿敷。

（2）重型药疹

应及时抢救，防止病情加重，减少并发症及后遗症，加强护理，缩短病程，降低病死率。

①及早足量使用糖皮质激素：是降低病死率的前提。一般可给氢化可的松 300～400mg/d 静脉滴注，或用地塞米松 10～20mg/d，分 2 次静脉滴注；重症大疱性表皮松解型药疹可加大糖皮质激素的用量；尽量在 24 小时内均衡给药。糖皮质激素足量，病情应在 3～5 天内控制；否则，应加大糖皮质激素用量（原剂量的 1/3～1/2）；待皮疹颜色转淡，无新发皮疹，体温下降，症状缓解后可逐渐减量。

②预防和治疗感染及并发症：是降低病死率的关键。医护人员在治

疗和护理过程中要做到无菌操作，尽可能减少感染的机会。如有感染，选用抗生素时，应注意避开易产生过敏的药物，注意交叉过敏或多价过敏，对抗生素治疗效果不佳者，应注意真菌感染的可能。

③加强支持疗法：注意由于高热、进食困难、创面大量渗出或皮肤大片剥脱等常导致低蛋白血症、水电解质紊乱，应及时纠正。若有粒细胞减少、贫血、衰竭等，可少量多次输血。若伴发肝损害，应加强保肝疗法。注意和预防大剂量糖皮质激素引起的不良反应。

④加强护理及局部治疗：多进食高蛋白、高糖类饮食，病室温暖、通风、隔离、定期消毒。皮肤损害面积广，有糜烂、渗液重者可用3%硼酸溶液或生理盐水湿敷，或采取暴露干燥创面和湿敷交替治疗。注意眼部护理，定期冲洗，减少感染，防止球睑结膜粘连。闭眼困难者应用油纱布盖眼，以防角膜长久暴露而损伤。口腔受损时可用2%碳酸氢钠溶液等漱口，口唇干燥者可外用硼酸甘油等。定时翻身，皮肤受压处用海绵垫或气圈，防止压疮的发生。

【护理评估】

（1）健康史

了解患者有无抗生素、解热镇痛药、血清制品等用药史；此次发病与用药的关系，有无潜伏期；个体情况；既往发病情况、诊治经过及疗效。

（2）身体状况

①了解皮损的类型、位置、范围、形状、色泽、大小、数量、边界是否清晰等。

②了解患者皮肤脱屑特点，如糠秕状、蛎壳状、手套或袜套样等。

③了解患者是否有瘙痒、麻木、发热、疼痛等伴发症状。

④了解患者营养状态及饮食情况。

（3）心理-社会状况

①由于瘙痒、发热、疼痛、表皮剥脱等，可能引起患者恐惧、悲伤、对治疗失去信心。

②病情加重，出现高热、恶心、腹泻、谵妄、昏迷等全身症状，肝、肾功能衰竭等，患者可能出现濒死感。

【护理诊断】

（1）皮肤完整性受损 与疾病所致的皮肤破损有关。	**（2）体温身高** 与感染和药物热有关。

（3）营养失调及体液平衡失调
与代谢增加、发热及表皮剥脱消耗增加、食欲下降有关。

（4）知识缺乏 缺乏药物致敏知识。	**（5）有感染的危险** 与皮损面广、表皮脱落、机体抵抗力下降有关。

【护理措施】

（1）消毒与隔离

做好消毒隔离，防止继发感染。患者应绝对卧床休息，床上用物均需消毒且质地要柔软，保持床铺的干燥、平整。被子可用架子支起，防止与糜烂的皮肤创面发生粘连，同时协助患者经常翻身，防止局部受压过久形成粘连。病室内温度保持在 20℃ 左右。室内定时通风，限制探视人员数量及探视时间，减少医院感染发生率，血压计、听诊器、体温表等诊疗用具每日使用含氯消毒剂擦拭消毒 2 次。工作人员进入病房均需戴口罩、穿隔离衣、穿鞋套，防止继发感染。及时修剪头发、趾甲，每天进行皮肤清洁、消毒。嘱患者不要揉眼睛，以免发生感染等。定期为患者做皮肤、口腔真菌、细菌等化验，并给予对症护理。

（2）皮损护理

对于皮损面积小伴少量渗出者，可给予 0.1% 依沙吖啶溶液湿敷（用无菌纱布 6~8 层浸透 0.1% 依沙吖啶溶液，每日 3~4 次），尤其是大疱性表皮松解型，分泌物多处用 2% 庆大霉素溶液清洗或湿敷，或涂 2% 新霉素软膏或烫伤软膏包扎，渗出较多的部位每日用烤灯照射，每日 3 次，每次 20 分钟。

（3）穿刺治疗护理

进行穿刺治疗时，避免将止血带直接扎在皮肤上，防止加重皮肤剥脱。

（4）对症护理

眼结膜糜烂者，定时用生理盐水冲洗，白天用眼药水点眼，夜间使用抗生素眼药膏；口腔黏膜糜烂者，注意保持口腔清洁，勤漱口，餐前用1.5%过氧化氢溶液（双氧水）及1%地卡因溶液漱口，餐后用2%碳酸氢钠含漱液漱口，疼痛者，在含漱液中加入2%利多卡因；有表皮松解及大疱者，用无菌注射器抽吸疱液，皮损表面扑撒消毒滑石粉。保持呼吸道通畅，鼓励患者咳嗽咳痰。

（5）饮食护理

饮食上可由流质、软食、普食逐渐过渡，多进高热量、高蛋白、高维生素饮食，进食不宜太烫以减少黏膜损伤出血。口腔糜烂时先食用牛奶、米汤、蛋花汤、嫩豆腐等流质素食，嘱患者尽量多经口进食，以补充所需营养。全身情况较差者，也可静脉补充，病情减轻时再改流质饮食。多喝开水及输液可加速过敏药物的排泄。

（6）病情观察

患者住院后，立即停用该可疑过敏的药物，将药物名称记录在病历和患者床头卡的醒目位置，并且专本登记，杜绝再次发生药物过敏。密切观察生命体征，皮损的颜色、大小、形态以及有无新发皮损，密切观察和预防激素治疗后患者有无精神神经状态的改变，注意有无腹部疼痛或消化道出血，及时发现及时处理，监测血压与血糖的变化。观察治疗中有无病情反弹及再次过敏，并注意水、电解质平衡。

（7）心理护理

药疹病变累及眼和口腔，容貌难看且影响生活。病变范围广泛，可有水疱或大疱产生，破溃处渗液，或有大量鳞屑产生，常被其他非医护人员误认为是一种传染性皮肤病，不但造成患者生活不便，并且在心理上受到很大打击。因此护理人员要做好患者心理指导，解释药疹是可以治愈没有传染性，消除顾虑，积极配合治疗，做到解释在前、操作在后，让患者感到得到关心与重视，保持乐观情绪。劝其不可抓挠，以免抓破皮肤，引起继发的并发症，勤滴眼药水，加强卫生，勿用热水、肥皂水擦洗，并避免用力摩擦皮肤。

【健康教育】

（1）患者痊愈出院后，护士要指导他们正确用药。将药疹记录在门诊病历上，并嘱患者要牢记该致敏药物。每次就诊时，告诉医师勿用该药和同类药品，尽量使用无致敏性的药物，有病应到医院就诊，不要自己盲目用药。

（2）用药过程中如出现不明原因皮肤瘙痒、红斑及风团，应想到药物过敏的可能，及时就医，以避免重症药疹的发生。

（3）出院后要加强营养，保持心情舒畅，注意皮肤清洁，促进身体康复。

第七章　物理性皮肤病患者的护理

第一节　日晒伤患者的护理

日晒伤又称日光性皮炎，是由于强烈日光照射后，暴晒处皮肤发生的急性光毒性反应。

【临床表现】

春夏季多见，妇女、儿童和浅肤色人群易发病。一般日晒后数小时至十余小时内，暴露部位出现弥漫性红斑，呈鲜红色，边界清楚，随后红斑渐淡和消退、脱屑，并遗留色素沉着。皮损较重时可出现水肿、水疱，或破裂结痂，局部可自觉灼痛。皮损泛发时可有不适、寒战以及发热等全身症状。

【辅助检查】

组织病理：主要特征为出现晒斑细胞，即角化不良的角质形成细胞，胞质深伊红色，核固缩或早期消失。数量与病程一致。典型者可见成群存在。

【治疗原则】

（1）一般治疗

经常参加室外锻炼，能促进黑素的形成，从而加强对紫外线的耐受能力。暴晒前15分钟在露出皮肤部位上涂布遮光剂、防晒剂，如5%对氨基苯甲酸酊剂或乳剂、5%二氧化钛霜。此外，避免光照射最强的时间（10:00~14:00）在户外活动。

（2）药物治疗

治疗以局部治疗为主，治疗原则为消炎、安抚和镇痛。有糜烂渗液时，可用3%硼酸溶液冷湿敷。水肿明显但无渗液者可外用炉甘石洗剂或糖皮质激素类制剂。皮肤损害严重者可口服抗组胺药和（或）糖皮质激素。

【护理评估】

(1) 健康史

①了解患病是否与温度、湿度、日光、季节等有直接关系。

②了解患者家族史、既往史、有无类似疾病史和药物过敏史等。

③了解诊治经过及效果，特别是已完成的各种相关检查结果、诊断、治疗用药情况、恢复状况及药物疗效及不良反应。

(2) 身体状况

①躯体评估，包括生命体征、意识状态、全身营养状况、睡眠状况、饮食状况、排泄状况、生活自理能力等。

②评估患者皮肤损害的好发部位、皮肤损害范围、大小、数量等。

③评估患者是否伴有疼痛、水肿、水疱和发热。

(3) 心理-社会状况

评估患者有无焦虑、恐惧等心理反应。评估患者对本病的认知程度和心理承受能力。

【护理诊断】

(1) 皮肤完整性受损

与照射紫外线有关。

(2) 舒适的改变

与皮损导致灼痛有关。

(3) 自我形象紊乱

与皮损发生于面部或暴露部位有关。

(4) 焦虑

与皮损好发于暴露部位及反复发作有关。

(5) 知识缺乏

缺乏对该病的了解。

【护理措施】

(1) 皮肤护理

穿着宽松棉质衣裤，保持局部干燥，避免搔抓。禁止用刺激性强的肥皂和热水冲洗，以免加重皮肤损害。

(2) 用药护理

遵医嘱给予炉甘石洗剂或倍他米松尿素霜外搽皮损处。可给予生理盐水或3%硼酸溶液冷湿敷。

【健康教育】

（1）6~8月份的10:00~14:00是日光中紫外线照射最为强烈的时间，中波紫外线是引发日光性皮炎的罪魁祸首，此时应尽量避免外出。必须外出时，应穿长袖衣裤（以浅色为佳）。戴草帽或打遮阳伞，效果颇佳。

（2）加强皮肤营养，平时多食新鲜果蔬，适量吃点脂肪，保证皮肤的足够弹性，增强皮肤的抗皱活力。维生素C和维生素B_{12}能阻止和减弱机体对紫外线的敏感性，并可增进黑色素的消退，恢复皮肤的弹性，故夏季应多食富含多种维生素的食品。

（3）避免食用光敏性食物，防止复发。

（4）增强皮肤对太阳光的耐受度是保护皮肤健康的重要措施。选择在清晨和傍晚这些阳光不太强烈的时间，适当适度地晒太阳，既可以增强皮肤的适应能力，又使皮肤在夏季不至于过度晒伤、晒黑。

（5）为有效防晒伤，最好外涂防晒霜。外出时宜穿红色服装，可防止紫外线的危害。因为紫外线位于太阳"七色光谱"中最底层，波长最短，离红外光最远，故易被波长最长的红色接纳和吸收。

第二节　多形性日光疹患者的护理

多形日光疹是一种特发性、间歇性反复发作的、以多形皮损为特征的常见光感性皮肤病。

【临床表现】

发病与季节有关，通常春夏季加重，秋冬季节减轻。多见于中青年女性，好发于曝光部位（如面部、颈后、颈前V形区、手背以及前臂伸侧），而头发及衣物遮盖部位多不波及。常在日晒1小时内自觉瘙痒，数日后出现皮损。皮损形态多样，常见的有小丘疹与丘疱疹，也可表现为水肿性红斑、大丘疹或斑块，但对每一位患者而言，皮损一般以单一形态为主。患者自觉瘙痒显著，一般全身症状轻微，但易反复发生，病程长短不一。

【辅助检查】

（1）最小红斑量：对 UVA 和（或）UVB 有异常反应，红斑反应出现高峰时间比正常人晚，而反应强度比正常人高。

（2）光激发试验：通常采用多色 UVA 或 UVB 照射。对确诊多形性日光疹有重要价值。但其结果不一，阳性率48%～100%。

（3）光斑贴试验：阴性。

（4）某些患者可有抗核抗体、抗 Ro 抗体、抗 La 抗体阳性，也可有血、尿、粪卟啉阳性，IgE 水平可升高。

【治疗原则】

（1）一般治疗

经常参加户外活动，但要避免强烈日晒。小剂量的紫外线照射皮肤，逐渐增强光照量，可逐步提高机体对光线照射的耐受能力。外出时注意遮光或搽防光剂，如5%～10%对氨基苯甲酸酊剂或乳剂、5%二氧化钛霜等。

（2）药物治疗

全身治疗可口服羟基氯喹，每次0.2g，每日1或2次。也可酌情选用口服抗组胺药物、糖皮质激素和（或）免疫抑制药。局部治疗可根据皮肤损害性质和部位选用药物及剂型，如炉甘石洗剂、糖皮质类激素霜、他克莫司等。

【护理评估】

（1）健康史

①了解患病是否与温度、湿度、日光、季节等有直接关系。

②了解患者家族史、既往史、有无类似疾病史和药物过敏史等。

③了解诊治经过及效果，特别是已完成的各种相关检查结果、诊断、治疗用药情况、恢复状况及药物疗效及不良反应。

（2）身体状况

①躯体评估，包括生命体征、意识状态、全身营养状况、睡眠状况、饮食状况、排泄状况、生活自理能力等。

②评估患者皮肤损害的好发部位，皮肤损害范围、大小、数量等。

③评估患者是否伴有疼痛、瘙痒和发热。

（3）心理-社会状况

①认知程度：评估患者对本病的病因认知程度及防护措施的了解情况。

②心理状态：由于瘙痒，病程长短不一，易复发，影响正常的生活，评估患者有无焦虑、恐惧等心理反应。

③社会支持状况：亲属对患者的关心程度、支持力度及经济承受能力。

【护理诊断】

（1）皮肤完整性受损

与照射紫外线有关。

（2）舒适的改变

与皮损瘙痒有关。

（3）自我形象紊乱

与皮损发生于面部有关。

（4）焦虑

与皮损好发于暴露部位及反复发作有关。

（5）知识缺乏

缺乏对该病的了解。

【护理措施】

（1）生活护理

指导患者在春季、夏季避免长时间日晒；经常参加户外活动，提高皮肤对日光照射的耐受性；外出时使用遮光药如 5% 对氨基苯甲酸酯或乳剂、5% 二氧化钛霜等。

（2）用药护理

根据病情，指导患者合理选用内服、外用药物，用药期间注意观察药物疗效及不良反应。

【健康教育】

教育患者避免使用含光敏物质的化妆品和药物；外出时注意防晒，减少日光暴晒的时间。

第三节　痱子患者的护理

痱子又称粟粒疹，为夏季或炎热环境下常见的一种表浅性、炎症性皮肤病。

【临床表现】

根据汗管损伤和汗液溢出部位的不同可分为以下四种类型：

（1）白痱

又称晶形粟粒疹，汗液的溢出发生于角质层内或角质层下，故临床表现为针尖大小的浅表性小水疱，周围无红晕，易破，通常无自觉症状。1~2天内吸收，留有细小脱屑。常见于卧床不起、体质虚弱、大量出汗患者，好发于躯干和间擦部位。

（2）红痱

又称红色粟粒疹，最常见，是由汗液在棘层处汗管处溢出引起。表现为密集排列的针尖大小丘疹和丘疱疹，周围绕以红晕，皮损消退后有轻度脱屑。伴有灼热与刺痒感。多见于幼儿、家庭妇女、高温作业者，好发生在腋窝、肘窝、额、颈、躯干、妇女乳房下等处。

（3）脓痱

又称脓疱性粟粒疹，多由红痱发展而来。皮损为密集的丘疹顶端有针尖大小浅在脓疱，细菌培养呈阴性。好发于皮肤皱褶处及小儿头颈部。

（4）深痱

又称深部粟粒疹，汗液在表皮、真皮交界处汗管破裂流出，表皮汗管经常被反复发作的红痱破坏，使汗液阻塞在真皮内而致病。皮损为密集的、和汗孔一致的非炎性丘疱疹，出汗时皮损增大，不出汗时皮损不显著，全身皮肤出汗减少或无汗，但常有代偿性面部多汗。通常无瘙痒，皮损泛发时可出现头痛、发热、头晕等全身症状。多发生在热带地区反复发生红痱者，好发于颈部、躯干等部位。

【治疗原则】

夏季应通风散热，衣着宽松透气，保持皮肤清洁干燥。

（1）外用药物治疗

以清凉、收敛和止痒为原则，可外用薄荷炉甘石洗剂和痱子粉，脓痱可外用2%鱼石脂炉甘石洗剂或黄连扑粉。

（2）系统药物治疗

瘙痒显著时可口服抗组胺药，脓痱感染严重时可口服抗生素；也可服用清热、解毒和利湿的中药（如金银花）。

【护理评估】

（1）健康史

①了解患者的年龄、体重、自理能力、季节、温度、生存环境是否潮湿。

②了解患者有无类似病史。

③了解诊治经过及效果。

（2）身体状况

①躯体评估，包括生命体征、意识状态、全身营养状况、睡眠状况、饮食状况、排泄状况、生活自理能力等。

②评估患者皮肤损害的好发部位、范围、大小、数量等。

③评估患者是否伴有疼痛、瘙痒和发热。

（3）心理-社会状况

由于瘙痒感及刺痛感，患者心情烦躁，影响正常生活。评估患者心理反应及对本病的认识程度。

【护理诊断】

（1）舒适的改变

与皮损瘙痒有关。

（2）皮肤完整性受损

与瘙痒抓挠皮肤有关。

（3）知识缺乏

缺乏对该病的了解。

（4）潜在并发症

感染。

【护理措施】

（1）住处或工作场所宜通风、降温，避免过热。

（2）衣服宜宽大、吸水性好，便于汗液蒸发。

（3）保持皮肤清洁，勤洗澡。夏天婴儿睡时应多翻身，常洗浴，勤换衣，保持皮肤的清洁干燥。

（4）治疗时局部用温水洗净，擦干后外扑痱子粉或炉甘石洗剂等。

（5）避免热水、肥皂洗烫，忌用软膏、糊膏及油类制剂。

【健康教育】

①向患者介绍本病的基本知识，指导用药，忌食辛辣刺激食物，高温季节及环境中常饮清凉饮料或以绿豆汤代替。

②保持皮疹处通风干燥，避免搔抓，防止继发感染。

第四节　鸡眼与胼胝

鸡眼与胼胝均为长期压迫和摩擦诱发的角质层增厚。

【临床表现】

（1）鸡眼

鸡眼好发于成人，女性多见。在足跖或足趾外侧等骨突处受压部位形成一境界清晰的淡黄色或深黄色圆锥形角质增生，中间有角质核，尖端刺入皮内，外周有一圈透明的淡黄色环状如鸡眼。鸡眼尖端呈楔状嵌入真皮乳头层，压迫神经，因此在站或行走时压迫局部感觉疼痛。

（2）胼胝

好发于掌跖部位，也与个体素质、足型以及某些职业有关者，可见于其他受压部位。境界不甚清楚的淡黄色或蜡黄色、半透明扁平或隆起的角质肥厚性斑块。质地坚硬，边缘较薄，中间较肥厚，表面皮纹清晰可见，局部汗液分泌减少，通常无明显自觉症状，严重者行走时轻度压痛。

【辅助检查】

鸡眼

组织病理：组织显示鸡眼由排列在圆锥形核心，周围致密的角质性板层组织，真皮因受压乳头变平，有少量细胞浸润。

胼胝

组织病理：组织显示角化过度，粒层增厚，乳头变平，真皮轻度炎症变化。

【治疗原则】

去除诱因，尽量避免摩擦和挤压。鞋应适足，足若有畸形应矫正。

(1) 局部治疗

常使用各种腐蚀药，50%水杨酸软膏或水杨酸火棉胶等。用药前先将橡皮膏在中央剪成孔，贴在皮损周围，以保护损害周围的正常皮肤，将药涂于皮损表面，再用大块橡皮膏覆盖。每24~48小时更换1次，每次换药前用热水泡足，并刮去皮损浸软发白部分，直至损害脱落。

(2) 激光治疗

CO_2激光治疗，局部消毒和麻醉后以CO_2激光灼去病变。

(3) 鸡眼挖除术

皮损无感染可施行。局部消毒和麻醉后用手术刀先在角质肥厚边缘处沿皮损周围平行方向作出一环状切口，用有齿镊子夹住，将鸡眼挖出，然后消毒以及纱布包扎。

(4) 微波烧灼

鸡眼直径大约1cm，用乙醇棉球将坏死变性的组织拭去，辐射器对准基底部烧2~3次。干痂10~15天可自行脱落而愈。

【护理评估】

(1) 健康史

①了解患者的年龄、性别、职业。

②了解患者是否有畸形足，局部是否有长期受压、摩擦，鞋子是否合适等现象。

③了解患者既往有无类似病史。

④了解发病诊治经过及效果。

（2）身体状况

①躯体评估，包括生命体征、意识状态、全身营养状况、睡眠状况、饮食状况、排泄状况、生活自理能力等。

②评估患者皮肤损害的好发部位，皮肤损害范围、大小、数量等。

③评估患者是否伴有疼痛、瘙痒和发热。

（3）心理-社会状况

①评估患者对本病的认识程度，由于疼痛给患者痛苦，影响正常生活。

②评估患者心理反应及对本病采取的防护措施。

【护理诊断】

（1）疼痛

与皮损压迫神经末梢有关。

（2）活动无耐力

与疼痛有关。

（3）知识缺乏

与缺乏对疾病知识的了解有关。

【护理措施】

穿大小合适的鞋子，不穿紧硬的鞋子，或鞋内衬以较厚的棉垫和海绵垫，尽量减少摩擦和挤压。指导患者纠正足部着力点。

【健康教育】

①尽量减少手足受压和摩擦。

②鞋应适足，若足有畸形应及时治疗。

第八章 瘙痒性皮肤病患者的护理

第一节 瘙痒症患者的护理

瘙痒症是一种仅有皮肤瘙痒而无原发性皮损的皮肤病。

【临床表现】

一般无原发性皮肤损害，瘙痒为本病特征性表现，可有烧灼、蚁行感等。全身性瘙痒症往往表现为痒无定处，瘙痒程度不尽相同，常为阵发性，且夜间为重；局限性瘙痒症表现为局部阵发性剧痒，好发于外阴、肛周、小腿和头皮。饮酒、情绪波动、温度变化、衣服被褥摩擦，甚至某些暗示等可引起瘙痒发作或加重。搔抓可引起继发性皮损，表现为条状抓痕、血痂、色素沉着或减退，甚至湿疹样变和苔藓样变，还可继发各种皮肤感染如毛囊炎、疖、淋巴管炎、淋巴结炎等。

特殊类型的全身性瘙痒症包括①老年性瘙痒症：多因皮脂腺功能减退、皮脂分泌减少、皮肤干燥和退行性萎缩或过度洗烫等因素诱发，可发生在四肢及躯干。②冬季瘙痒症：由寒冷诱发，多发生于秋末及冬季气温急剧变化时，由寒冷室外骤入室内或在夜间脱衣睡觉时加重，常伴皮肤干燥。③夏季瘙痒症：常夏季发生，高热、潮湿时明显，出汗常使瘙痒加剧。

【辅助检查】

血常规、尿常规、尿糖、肝功能、肾功能及胸片、肝脾 B 超等检查排除系统性疾病。肛门与外阴局限性瘙痒要进行真菌、细菌、寄生虫学检查。

【治疗原则】

（1）一般治疗

治疗引起瘙痒症的系统性疾病，避免局部刺激，包括搔抓、洗烫及不当治疗，忌食刺激性食物。

（2）内用疗法

口服抗组胺类药物及镇静催眠药物。维生素 C、钙剂、硫代硫酸钠等溶液静脉注射。严重者可应用普鲁卡因静脉封闭。

（3）外用疗法

选用无刺激性止痒剂，如炉甘石洗剂、皮质激素软膏或霜剂等。

（4）物理疗法

紫外线照射、淀粉浴、糠浴、矿泉浴等。

【护理评估】

（1）健康史

①了解患者的年龄、病程长短、起病缓急程度及持续时间。

②了解有无刺激物质接触史或精神因素（如各种神经功能障碍或器质性病变以及情绪紧张、焦虑、恐惧等）、系统性疾病（尿毒症、糖尿病、胆汁性肝硬化等）。

③了解患者工作和居住环境、生活习惯（如使用碱性过强的肥皂、清洁护肤化妆品）、气候改变（如温度、湿度）、贴身衣物等。

（2）身体状况

①评估患者皮肤损害的好发部位，皮肤损害范围、大小、数量等；有无伴发症状，如瘙痒、抓痕、血痂甚至湿疹样变和苔藓样变；有无继发皮肤感染如毛囊炎、淋巴管炎、淋巴结炎等。

②评估患者有无入睡困难及睡眠质量。

（3）心理-社会状况

本病病因较为复杂，易于复发。由于瘙痒，心情烦躁，影响正常的生活及工作。评估患者的心理状态及对治疗的依从性。

【护理诊断】

（1）皮肤完整性受损

与搔抓引起皮肤破损有关。

（2）瘙痒

与疾病本身有关。

（3）睡眠型态改变

与皮损瘙痒有关。

（4）焦虑

与疾病反复发作有关。

（5）知识缺乏

缺乏对本病知识的了解。

【护理措施】

（1）皮损的护理

穿棉质宽松衣物。勿用热水烫洗，勿用肥皂等刺激性清洗剂，沐浴后用身体护理霜滋润皮肤。嘱勿搔抓皮损，修剪指甲，必要时戴手套限制搔抓。

（2）瘙痒的护理

瘙痒时可通过轻拍局部，分散或转移注意力减轻瘙痒不适。必要时给予止痒药。

（3）睡眠型态改变的护理

提供适宜的睡眠环境。使用放松方法帮助入睡。夜间瘙痒入睡困难时可遵医嘱给予止痒、镇静催眠药。

（4）心理护理

多与患者沟通，理解、关心患者。指导患者正确认识疾病，积极配合治疗。以成功的病例鼓励患者，使患者树立战胜疾病的信心。

【健康教育】

（1）避免情绪波动。

（2）避免过度洗烫皮肤，宜使用中性无刺激性的沐浴露，沐浴后使用身体保湿霜。

（3）禁食烟酒、浓茶、咖啡、辛辣刺激性食物。

（4）尽量不穿化纤贴身内衣、皮毛制品。

（5）勿剧烈搔抓皮肤。

第二节　痒疹患者的护理

痒疹是一组以风团样丘疹、结节、奇痒为特征的炎症性皮肤病。

【临床表现】

(1) 急性痒疹

①急性单纯性痒疹：即丘疹性荨麻疹，与昆虫叮咬、肠道寄生虫及某些食物有关。好发于腰背、腹、臀、小腿等部。皮损为红色风团样丘疹，直径1~2cm，圆形或椭圆形，中央常有水疱，多群集或条状分布，很少融合，瘙痒及反复搔抓可继发感染。红斑和水疱可在短期内消退，丘疹消退慢，1~2周后逐渐消退，可反复发生。多累及儿童及青少年，易春夏秋温暖季节发病。

②成人痒疹：又称暂时性或一过性痒疹。多见于30岁以上女性。好发于四肢伸侧、躯干及臀部，也可累及头皮、面部，对称分布。基本皮损小米至绿豆大小、淡红或肤色，多发性坚实圆形或顶部略扁平的丘疹，散在分布，亦可聚集成簇，但不融合。瘙痒剧烈，搔抓后出现风团样皮损及丘疱疹，由于反复搔抓致使皮肤肥厚、粗糙、苔藓样变和色素沉着，可伴有局部淋巴结肿大。

(2) 慢性痒疹

①小儿痒疹：多发于3岁以前的儿童，尤其是1岁左右。皮疹好发于四肢伸侧，以双下肢显著，重者可泛发全身。初起为风团样小丘疹或扁平丘疹，也可见丘疱疹。皮疹逐渐增多，风团丘疹消退后遗留粟粒至绿豆大小近皮色或褐黄色坚硬的痒疹小结节，自觉剧烈瘙痒。因长期搔抓，可见抓痕、血痂、色素沉着、湿疹样变、苔藓化改变，甚至出现脓疱疮和淋巴管炎等继发感染症状。一般青春期自愈，少数可持续至成年人。

②结节性痒疹：又称为结节性苔藓，是一种慢性少见皮肤病，多见于中年女性。皮损常发生在四肢，尤其以小腿伸侧多见，额、胸、背、腰、腹等处也可发生。皮损初起为淡红色或红色水肿性丘疹，很快变成为半球形坚实结节。陈旧性皮损一般呈灰褐色或红褐色，其特点为损害表面角化、粗糙，呈疣状，散在或成群分布，触之有坚实感。自觉剧烈痛痒，反复搔抓后结节顶部出现流血和血痂，周围皮肤常有色素沉着及苔藓样改变。有些损害可自行消退，但新结节仍不断发生。本病慢性经过，可持续数年至数十年不等。

(3) 妊娠性痒疹

1) 通常发生于妊娠中、后期，产后即消退。

2) 皮疹主要分布于肢体近端伸侧和躯干上部。

3）根据皮疹出现的时期不同，可分为两型：①早发型妊娠性痒疹：多发生在妊娠第 3~4 个月。皮损为淡红色或正常皮色的丘疹，直径为 3~5mm，散落分布。②迟发型妊娠性痒疹：常在妊娠期的最后 2 个月内出疹，尤多见于产前 2 周之内；皮损最初发生在腹壁妊娠纹上，除有早发型皮疹外，还有丘疱疹和风团样丘疹，类似多形性红斑的皮疹；皮疹可快速蔓延至全身。

4）剧烈瘙痒，夜间加剧。因搔抓，可有抓痕、血痂及苔藓样变等继发性损害。

5）分娩后 3 周内皮疹能够自行消退，遗有暂时性色素沉着。

【辅助检查】

皮肤病理检查：非特异性慢性炎症，表皮有角化过度及角化不全，棘细胞层肥厚，表皮内水肿，表皮浅层可发生水疱。真皮内轻度水肿，血管周围有淋巴细胞浸润。结节性痒疹病理表皮有明显角化过度和棘层肥厚，呈乳头瘤样增生，真皮浅层组织细胞、淋巴细胞浸润。

【治疗原则】

（1）局部治疗

①外用药物：主要以止痒、消炎和预防继发感染为主。可选用 1%樟脑、1%达克罗宁，必要时选用皮质激素软膏，但不宜大量使用激素，防经皮吸收。每晚睡前行糠浴、淀粉浴或中药煎水温洗。

②皮损内注射：对增生肥厚明显的皮损，可使用皮质激素皮损内注射，如倍他米松 1ml 加 2%利多卡因 5~10ml，每个皮疹 0.1~0.2ml，每月 1 次，可收到较好效果。

（2）全身治疗

适用于皮损泛发、病情顽固、局部治疗效果不佳者。

①口服抗组胺药：如曲尼司特 100mg 每日 3 次，同时联合羟嗪 25mg 每日 2 次，也可口服赛庚啶 2mg 每日 2 次、酮替芬 1mg 每日 2 次单独或联合使用；瘙痒剧烈者可用多塞平 25mg，每日 2 次。

②糖皮质激素：对症状严重、皮疹广泛的患者，可考虑给予小剂量的皮质激素口服，症状缓解后，注意减量及掌握最小维持剂量。

(3) 其他治疗

可采用普鲁卡因静脉封闭或钙剂、硫代硫酸钠静脉注射；冷冻、激光等方法也可取得一定的疗效；对一些难治病例可结合 UVB 和 PUVA 治疗，部分患者有效。

【护理评估】

(1) 健康史

了解患者发病情况，有无精神神经因素影响；评估患者有无家族遗传性过敏史，有无胃肠功能紊乱、营养不良、慢性感染等。

(2) 身体状况

①确定皮疹的位置及分布情况：四肢或躯干，广泛性或局限性，对称性或单侧性。

②评估痒疹的时间、程度、特点、瘙痒是否在夜间明显影响睡眠。

③评估有无伴发症状，如瘙痒、抓痕、血痂甚至湿疹样变和苔藓样变。

(3) 心理-社会状况

因病因不明，病程长，瘙痒剧烈，甚至泛发全身，影响正常的生活及工作。评估患者的心理状态以及对治疗的依从性。

【护理诊断】

(1) 瘙痒

由疾病本身引起。

(2) 皮肤完整性受损

由搔抓引起皮肤破损所致。

(3) 睡眠型态改变

由瘙痒所致。

(4) 焦虑

疾病反复发作所致。

(5) 知识缺乏

缺乏对本病知识的了解。

【护理措施】

(1) 一般护理

指导患者养成良好的饮食习惯，禁食辛辣等刺激性食物，膳食营养合理。嘱患者剪短指甲并保持甲的清洁；避免搔抓刺激患处，防止继发性损害及感染。注意改善居住环境，避免蚊虫叮咬，居室保持通风、干燥。

（2）用药护理

正确指导患者用药，避免滥用外用药物，疗程应足够长。

（3）病情观察

仔细观察患者用药后的皮肤反应，根据病情变化及时调整用药剂量及浓度。注意患者有无腹泻、便秘等消化道症状，一经发现应及时给予对症处理。

（4）心理护理

本病治疗较为困难，病情反复发作，故应加强护患间沟通和交流，使患者树立信心，积极配合治疗。

【健康教育】

（1）嘱患者勿剧烈搔抓皮肤。

（2）指导患者保持被褥清洁、柔软，穿棉质宽松内衣，避免毛织物、化纤织品直接与皮肤接触。

（3）禁食辛辣刺激性食物。忌食鱼、虾、蟹等易过敏性食物。

（4）治疗诱发本病的原发局部性及系统性疾病。

第九章　红斑丘疹鳞屑性皮肤病患者的护理

第一节　银屑病患者的护理

银屑病是免疫介导的多基因遗传性皮肤病，多种环境因素如外伤、感染及药物等可诱导易感患者发病。银屑病的典型临床表现为鳞屑性红斑或斑块，局限或广泛分布。20%～30%患者伴有关节损害，中、重度银屑病患者患代谢综合征和动脉粥样硬化性心血管疾病的风险增加。银屑病严重影响患者的生活质量，目前的治疗措施虽然有效，但不能达到长期缓解。

【临床表现】

根据银屑病的临床特征，可分为寻常型银屑病、关节病型银屑病、脓疱型银屑病、红皮病型银屑病。

（1）寻常型银屑病

寻常型银屑病初起皮损为红色丘疹或斑丘疹，逐渐扩展成为边界清晰的红色斑块，上覆有厚层鳞屑。面部皮损为点滴状浸润性红斑、丘疹或脂溢性皮炎样改变；头皮皮损为暗红色斑块或丘疹，上覆较厚的银白色鳞屑，边界清楚，常超出发际，头发呈束状（束状发）；腋下、乳房和腹股沟等皱褶部位皮损常由于多汗和摩擦，导致鳞屑减少并可出现糜烂、渗出及裂隙；少数损害可发生在唇、颊黏膜和龟头等处，颊黏膜损害为灰白色环状斑，龟头损害为境界清楚的暗红色斑块；甲受累多表现为"顶针状"凹陷。自觉不同程度瘙痒。皮损可发生于全身各处，但以四肢伸侧，特别是肘部、膝部和骶尾部最为常见，常呈对称性。

（2）关节病型银屑病

除皮损外可出现关节病变，后者与皮损可同时或先后出现，任何关节均可受累，包括肘膝的大关节，指、趾小关节，脊椎及骶髂关节。可表现为关节肿胀和疼痛，活动受限，严重时出现关节畸形，呈进行性发展，但类风湿因子常阴性。X线检查示软骨消失、骨质疏松、关节腔狭窄伴不同程度的关节侵蚀和软组织肿胀。

（3）脓疱型银屑病

分为泛发性和局限性两型。

①泛发性脓疱型银屑病：常急性发病，在寻常型银屑病皮损或无皮损的正常皮肤上迅速出现针尖至粟粒大小、淡黄色或黄白色的浅在性无菌性小脓疱，常密集分布，可融合形成片状脓湖，皮损可迅速发展至全身，伴有肿胀和疼痛感。常伴全身症状，出现寒战和高热，呈弛张热型。患者可有沟状舌，指、趾甲可肥厚浑浊。一般1~2周后脓疱干燥结痂，病情自然缓解，但可反复呈周期性发作；患者也可因继发感染、全身衰竭而死亡。

②掌跖脓疱病：皮损局限于手掌及足跖，对称分布，掌部好发于大小鱼际，可扩展到掌心、手背和手指，跖部好发于跖中部及内侧。皮损为成批发生在红斑基础上的小脓疱，1~2周后脓疱破裂、结痂、脱屑，新脓疱又可在鳞屑下出现，时轻时重，经久不愈。甲常受累，可出现点状凹陷、横沟、纵嵴、甲浑浊、甲剥离及甲下积脓等。

③连续性肢端皮炎：这是局限性脓疱型银屑病的一种罕见类型。临床可见银屑病发生在指端，有时可发生在脚趾。脓疱消退之后可见鳞屑和痂，甲床也可有脓疱，而且甲板可能会脱落。

（4）红皮病型银屑病

表现为全身皮肤弥漫性潮红、浸润肿胀并伴有大量糠状鳞屑，其间可有片状正常皮肤（皮岛），可伴有全身症状如发热、表浅淋巴结肿大等。病程较长，易复发。

【辅助检查】

（1）血常规检查

红皮病型银屑病、泛发性脓疱型银屑病急性发作患者血白细胞及中性粒细胞增多。

（2）血生化检查

关节型银屑病血清中类风湿因子阴性，血钙水平低，γ球蛋白和α_2球蛋白水平升高；泛发性脓疱型银屑病患者血钙水平降低。

(3) X线检查

关节病型银屑病患者显示骨缘消失，关节边缘被侵蚀。

【治疗原则】

(1) 外用药物治疗

糖皮质激素霜剂或软膏效果较好，但不宜长期、连续大面积使用，注意其不良反应；维A酸霜剂常用浓度是 0.025%～0.100%，其中 0.05%～0.01% 他扎罗汀凝胶治疗斑块型银屑病效果较好；维生素 D_3 衍生物如卡泊三醇也有较好疗效，但不宜用于面部和皮肤皱褶部；各种角质促成剂（如焦油制剂、蒽林软膏、10%～15% 喜树碱软膏及水杨酸软膏等）也可外用。

(2) 系统药物治疗

维A酸类药物适用于治疗各型银屑病，可作为一线用药；免疫抑制药主要用于红皮病型、脓疱型及关节病型银屑病；感染明显或泛发性脓疱型银屑病患者需使用抗生素类药物；糖皮质激素主要用于红皮病型、关节病型及泛发性脓疱型银屑病且伴发全身症状者，应短期应用并逐渐减量以免病情反弹；免疫调节药可用于治疗细胞免疫偏低的患者。

(3) 生物制剂

生物制剂适用于中至重度的银屑病和（或）银屑病性关节炎患者。其价格昂贵且可能导致潜在感染如结核的发生，因此需严格掌握其适应证和禁忌证。

(4) 物理治疗

如光化学疗法（PUVA）、UVB 光疗（特别是窄谱 UVB）、308nm 准分子激光和浴疗等，均可使用。

(5) 中医治疗

根据中医辨证，给予清热凉血、活血化瘀等中药。

【护理评估】

(1) 健康史

了解患者发病情况，有无感染、精神创伤、过度紧张等；评估家族中有无同类患者。

（2）身体状况

①躯体评估，包括生命体征、意识状态、全身营养状况、睡眠状况、饮食状况、排泄状况、生活自理能力等。

②评估患者皮肤损害的好发部位、范围、大小、数量、鳞屑、黏膜受累程度，皮疹的性质及是否有抓痕、血痂、色素沉着等。

③评估患者是否伴随瘙痒和发热。

④评估患者皮疹的皮纹走向。

⑤患者是否伴有感染、低蛋白血症和水电解质紊乱等。

（3）心理-社会状况

①病因不明，病程长，不能彻底根治，易复发，严重影响患者生活、工作、社交等，常出现焦虑、恐惧、厌世、失望、自卑等负性情绪。

②了解患者及家属对本病的认知程度及治疗护理的依从性。

③了解家属及朋友对患者的关心、支持程度以及家庭经济承受能力。

【护理诊断】

（1）皮肤完整性受损

与疾病本身及过度搔抓有关。

（2）自我形象紊乱

与面部及全身皮损有关。

（3）舒适的改变

与疾病所致瘙痒有关。

（4）睡眠型态紊乱

与皮肤瘙痒、关节疼痛有关。

（5）焦虑

与皮损反复发作或治疗效果不佳有关。

（6）营养失调

与皮损脱落消耗大量营养有关。

（7）知识缺乏

与对银屑病相关知识不了解有关。

【护理措施】

（1）一般护理

合理安排患者饮食，注意饮食多样化，多食新鲜蔬菜、水果、豆制品；避免饮酒，不喝浓茶、咖啡，忌食辛辣刺激性食物；症状明显者注意休息。协助患者去除慢性感染等致病因素。

（2）心理护理

由于本病的加重往往与精神因素有关，因此护理人员应使患者了解银屑病知识，消除悲观紧张情绪，提高自信心；协助患者调整身心环境，加强自我保健，保持心情舒畅和心态平和。

（3）皮损护理

告知患者避免抓、搓、擦和肥皂热水烫洗患处，瘙痒剧烈影响睡眠和休息时，酌情应用抗组胺类或镇静催眠类药物。若有大量脱屑、渗出、结痂等皮肤损害，或需用大量外用药治疗时，应保持局部清洁，及时更换床单、被罩，病服柔软，患者舒适。换药期间注意皮损的变化，出现异常反应及时报告医师并做处理。所有药物宜从低浓度开始，出现红斑、水疱、毛囊炎时及时停药。

（4）关节病型银屑病患者护理

由于关节肿痛，常影响关节屈伸运动。护理人员应协助患者制定运动计划，每天坚持规律地实施肢体运动，以维持关节活动度。下蹲困难者，排便时应准备可搬动的椅式或凳式厕坐架，以防发生意外。

（5）泛发性脓疱型银屑病患者护理

体温增高患者注意降温，防止发生高热、抽搐等；长期大量使用皮质激素、免疫抑制药等药物，易诱发口腔念珠菌感染，应定期观察口腔黏膜情况，指导患者保持口腔卫生；注意眼睛护理；脓疱创面较大时用护架支撑被子，并防止创面受压；严格无菌操作，避免引起皮肤感染。

【健康教育】

（1）病因及诱因的预防

①预防各种感染：感冒、扁桃体炎、气管炎等。
②避免过敏因素：饮食、服用药物或接触某种物质而过敏。
③避免受潮着凉：如居住环境潮湿、天气寒冷等。
④预防精神方面的诱因。
⑤预防免疫功能低下，神经内分泌紊乱。

⑥避免外伤、手术，积极治疗各种内科性疾病。

⑦慎用药物：一些药物如抗心律失常的普萘洛尔（心得安）、治疗精神病的碳酸锂、抗疟药、四环素等。

（2）服药指导

①免疫抑制剂：甲氨蝶呤（MTX）每周连服 3 次，每 12 小时一次。常见不良反应有骨髓抑制和胃肠道反应、口腔炎、脱发、骨质疏松、肝肾功能损害。每周查血、尿常规，肝、肾功能。

②维 A 酸类：不良反应有皮肤黏膜干燥、掌（趾）脱屑、甲脆性增加、多汗、瘙痒、毛发脱落、血脂增高、头晕、致畸、消化道症状、肝功能异常等。每周复查肝功能。

③糖皮质激素：顿服或早晨、中午分次服用。不良反应量大，重度银屑病的主要诱因，必须使用时也只能外用或在医师指导下正确使用，否则使病情更加恶化。

（3）中药浴指导

一般水量应以患者稍感温或稍感烫为宜，37～40℃。注意药浴次数和每次药浴持续的时间。一般每日 1 次，每次 15～20 分钟。药浴的方式：应以浸浴为宜，并且不可过度搔抓皮损，亦不可使用浴巾等用力搓擦。对年老体弱及伴有某些内脏病（如心脏病、高血压）者，药浴时除水温不宜太高外，采取坐式淋浴比较安全。洗浴时应有人在旁守护或帮助。特殊情况下，如泛发性脓疱型、红皮病型以及渗出型银屑病患者洗浴时，水温不宜太高，以免刺激皮损。

（4）光疗指导

需戴紫外线防护镜，遮盖面部及会阴部，口服 8-甲氧补骨脂素后外出戴防护镜 24 小时，穿长袖衫防晒。

（5）饮食指导

①注意生姜、芫荽、大头菜、香椿、尖椒等，建议多吃其他蔬菜。

②注意茴香、花椒、胡椒、孜然、茴香、桂皮、芥末、芥末油、辣椒酱、火锅调料、方便面调料等。

③注意牛肉、羊肉、各类海鲜如各种鱼类（包括甲鱼等）、螃蟹、虾等，建议食用猪瘦肉、鸡蛋、牛奶等。

④避免各种酒类（包括白酒、啤酒、葡萄酒）。

⑤注意不要经常在饭店吃饭（因为调料重）。

⑥宜低脂、高热量、高蛋白、高维生素饮食。

⑦根据个体差异给予具体指导。

（6）休息活动指导	（7）出院指导
急性期卧床休息，稳定期患者可在病室内活动，避免外出受凉感冒，恢复期患者可逐渐增加活动量。	做好长期治疗的心理准备，坚持服药、不要乱投医问药，注意劳逸结合，合理饮食，保持愉快的心情，门诊随访。

第二节　玫瑰糠疹患者的护理

玫瑰糠疹是一种以覆有糠状鳞屑的玫瑰色斑疹、斑丘疹为典型皮损的炎症性、自限性丘疹鳞屑性皮肤病。

【临床表现】

（1）本病常见，好发于青中年，10~35岁发病率高。	（2）春秋季节多见。
（3）可出现全身不适、低热、头痛、淋巴结肿大以及咽痛等前驱症状。	（4）好发于躯干和四肢近端，少数见于颈部，面部小腿通常不受累。
（5）皮损初起出现一母斑（先驱斑），1~2周后，类似皮疹陆续成批出现。皮损是圆形或椭圆形的玫瑰色斑疹，表面附有少量糠秕状鳞屑。皮损的长轴和皮纹走向一致。	（6）常伴有轻至中度瘙痒。
（7）本病有自限性，通常病程为4~6周，少数可达6个月以上，但愈后通常不复发。	（8）病理显示非特异性慢性皮炎的变化。

【辅助检查】

病理改变为亚急性或慢性皮炎性变化，如表皮灶性角化不全、真皮上层炎细胞浸润等。

【治疗原则】

本病有自限性，治疗的目的是减轻症状和缩短病程。

（1）局部外用炉甘石洗剂，以及低浓度的皮质激素霜如醋酸泼尼松龙乳霜等。

（2）瘙痒明显可口服抗组胺类药物、维生素 C、葡萄糖酸钙。

（3）对严重全身泛发的患者，可以短期小剂量使用糖皮质激素。

（4）物理疗法有糠浴、矿泉浴和光疗等，能促进皮损消退，缩短病程。

【护理评估】

（1）健康史

了解患者的年龄，有无病毒感染史；评估患者发病是否与季节有关，有无明显的致病因素等。

（2）身体状况

①躯体评估，包括生命体征、意识状态、全身营养状况、睡眠状况、饮食状况、排泄状况、生活自理能力等。

②评估患者皮肤损害的好发部位、范围、大小、数量、鳞屑、黏膜受累程度，皮疹的性质及是否有抓痕、血痂、色素沉着等。

③评估患者是否伴随瘙痒和发热。

④评估患者皮疹的皮纹走向。

⑤患者是否伴有感染、低蛋白血症和水电解质紊乱等。

（3）心理-社会状况

了解患者对本病的认知程度，由于病程长，治疗期间应用糖皮质激素，可能出现药物不良反应，易使患者和家属对疾病治疗产生焦虑、紧张、失望等心理。

【护理诊断】

（1）瘙痒

与本病有关。

（2）皮肤完整性受损

与皮肤红斑及搔抓、破溃有关。

（3）自我形象紊乱

与皮损出现在暴露部位有关。

（4）知识缺乏

与缺乏对本病的了解有关。

【护理措施】

（1）一般护理

①饮食和休息：指导患者合理饮食，避免食用刺激性食物；多饮水，注意休息。

②保持皮肤清洁：指导患者注意个人卫生，无症状者一般不用外用药，禁用刺激性强的药物。

（2）皮损护理

避免热水烫洗，勿用强碱性浴皂，使用质地柔软的衣物，以减少对皮疹的刺激。遵医嘱选用消炎止痒的外用药物，如炉甘石洗剂或糖皮质激素软膏等。

（3）对症护理

接受紫外线照射治疗时，应注意对眼的防护。光疗过程中戴护目镜，光疗期间不能吃光敏性食物或药物。

【健康教育】

（1）指导患者加强体育锻炼，增强体质，提高机体抵抗力。

（2）告知患者坚持正确合理用药。

第三节　多形红斑患者的护理

多形红斑又称渗出性多形红斑，是一种以靶形或虹膜状红斑为典型皮损的急性炎症性皮肤病，常伴黏膜损害。本病病因复杂，药物、慢性感染病灶、食物及物理因素均可引起本病。本病多累及儿童和青年女性。春秋季节易发病，病程自限性，但常复发。

【临床表现】

本病常起病较急，可有畏寒、发热、头痛、关节及肌肉酸痛等前驱症状。皮损呈多形性，可有红斑、丘疹、斑丘疹、水疱、大疱、紫癜和风团等。根据皮损形态的不同可分为红斑-丘疹型、水疱及大疱型、重症型。

(1) 红斑-丘疹型

此型常见，病情较轻，全身症状不重。好发于手、足、背、指缘、掌跖、前臂以及小腿等处。皮损以红斑和丘疹为主。初发为指甲大小圆形水肿性红斑，境界清楚，后向周围扩大到钱币大小，1~2天后中央色变暗或为紫癜状或出现小血疱，形成虹膜状（即虹膜状红斑或靶形红斑）。皮疹多散在对称分布，也可融合成回状或图纹状。黏膜不受累或受累较轻。有瘙痒或轻度疼痛和灼热感。病程2~4周，消退后可遗留暂时性色素沉着。

(2) 水疱及大疱型

可由红斑丘疹型发展而来，亦可直接在红斑基础上发生水疱及大疱，黏膜亦常受累。在红斑丘疹的基础上发生水疱及大疱，或在红斑的边缘出现环形血疱。疱破后形成糜烂面或浅在性溃疡，自觉明显疼痛。可出现关节炎、咽喉炎、蛋白尿或血尿。

(3) 重症型

又称黏膜-皮肤眼综合征、Steven-Johnson综合征或重症大疱性红斑。发病急骤，有较重的前驱症状。黏膜损害出现早且重，如眼、口、鼻、食管和外阴等均可受累，表现为水疱、糜烂以及溃疡。皮损为水肿性鲜红色或暗红或紫红色斑，其上有水疱或大疱，常有瘀斑和血疱，常融合成大片，尼氏征阳性。全身中毒症状严重，有高热、寒战、气促、腹泻，甚至抽搐、昏迷等。可并发心、肝、肾和肺等损害。还可并发感染如肺炎、败血症，若不及时抢救，短期可进入衰竭状态，死亡率5%~15%。

【辅助检查】

（1）血白细胞增多、贫血以及红细胞（血沉）增快。

（2）组织病理示表皮可有坏死和大疱形成，真皮浅层水肿，毛细血管扩张充血，管壁出现纤维蛋白样变性，周围有淋巴细胞、嗜酸性粒细胞以及中性粒细胞浸润。

【治疗原则】

应积极寻找病因，疑为药物引起者应停用一切可疑药物。轻症患者多在数周内自愈，仅需对症处理。重症型往往可危及生命，需积极治疗。

（1）外用药物治疗

原则为消炎、收敛、止痒以及防止继发感染，采用有止痒与干燥作用的温和保护剂。红斑丘疹型可使用炉甘石洗剂或糖皮质激素霜剂。有水疱、大疱和渗液时用3%硼酸溶液或生理盐水等湿敷。口腔黏膜受损可应用2%碳酸氢钠溶液漱口，进食前为避免疼痛可涂1%~2%利多卡因注射液。眼部受损选用生理盐水冲洗眼部，涂硼酸眼膏或四环素可的松眼膏等，需避免继发感染、粘连及角膜损伤等。

（2）系统药物治疗

轻症患者应用抗组胺药、钙剂、维生素C和硫代硫酸钠等。重症患者选用皮质激素、丙种球蛋白及抗生素等。同时给予支持疗法，维持水、电解质平衡，保证热量、蛋白质和维生素的需求。若明确合并感染及时给予抗病毒治疗。

【护理评估】

（1）健康史

①了解患者的一般情况：年龄、性别、职业、民族、生活习性、嗜好、居住地、家庭状况、亲属健康状况等。

②了解患病是否与环境、季节、药物、感染、妊娠、饮食、接触、机体免疫力、接种疫苗等有直接关系。

③了解有无伴发良恶性肿瘤或其他疾病。

④了解家族史、既往史、有无类似疾病史和药物过敏史等。

⑤了解诊治经过及效果，特别是已完成的各种相关检查结果、诊断、治疗用药情况、恢复状况、药物疗效及不良反应。

（2）身体状况

①躯体评估，包括生命体征、意识状态、全身营养状况、睡眠状况、饮食状况、排泄状况、生活自理能力等。

②评估患者皮肤损害的好发部位、范围、大小、数量、鳞屑、黏膜受累程度、皮疹的性质及是否有抓痕、血痂、色素沉着等。

③评估患者是否伴随瘙痒和发热。

④评估患者皮疹的皮纹走向。

⑤患者是否伴有感染、低蛋白血和水电解质紊乱等。

（3）心理-社会状况

①病因复杂不明确，可复发。了解患者心理状态，有无焦虑、恐惧等情绪。

②评估患者对本病的认知程度及对治疗依从性。

【护理诊断】

(1) 皮肤完整性受损

与皮肤免疫反应所致皮肤炎性反应有关。

(2) 体温过高

与皮损感染有关。

(3) 营养失调：低于机体需要量

与口腔黏膜受损进食困难有关。

(4) 疼痛

与皮损破损有关。

(5) 知识缺乏

与缺乏对本病知识的了解有关。

【护理措施】

(1) 隔离和消毒

采取保护性隔离，因患者易并发感染，有条件者住单间或与感染患者分房间居住。每日定时开门窗通风，并用动态空气消毒机消毒2次，2小时/次；保持室温在24~26℃，使患者保持一种无汗或少汗状态。严格控制陪伴人数和探视次数。用含氯消毒液湿拖病室地面1~2次/日并擦拭床头柜、椅、门窗1次/日，一切治疗、检查和护理前后，医护人员及时洗净双手，并用新洁灵喷双手消毒。体温表、血压计等用物固定使用，并对家属进行相关教育。

(2) 皮肤护理

有效的皮肤护理能预防感染、促进皮损尽快康复，是保证治疗效果的关键。具体措施：

①将患者置于温度、湿度适宜的环境中，坚持每日更换床单、被褥，保持柔软、清洁，及时清扫皮屑，勤换舒适内衣。修剪患者指甲，以免抓伤皮肤。注意保持皮肤皱褶处清洁、干燥。定时翻身，防止皮肤受压，避免擦破皮肤。家属接触患者前后须用肥皂洗手，必要时用新洁灵喷手消毒，以免发生皮肤感染。

②皮肤瘙痒、红肿和有水疱的患者，涂炉甘石洗剂止痒。皮肤黏膜

如有破损、糜烂、渗液者，用1∶10碘伏或3%硼酸液定时湿敷（20～30分钟/次），有大疱者抽吸疱内渗液后外用抗生素软膏如莫匹罗星保护。

③肛周、会阴部等特殊部位糜烂用生理盐水轻轻冲洗，严重者用1∶10淡碘伏清洗，然后涂紫草油或鞣酸软膏保护。

④及时清理患处脱落的痂皮、皮屑，恢复期脱皮处皮肤干燥、疼痛，涂紫草油保护。密切观察皮疹的进展情况、分布及性质，以便及时处理。经治疗多数患者于3～5天结痂，逐渐脱落长出新皮肤。

（3）眼部护理

用棉签蘸生理盐水清洗眼部，注意清除分泌物、脱落的痂皮及睫毛，然后用利福平、妥布霉素或更昔洛韦滴眼液滴眼，交替使用，2～3次/天，两人协作完成。

（4）口腔护理

多数患者出现口唇及口黏膜糜烂，鼓励患者用5%碳酸氢钠溶液漱口，必要时用益口含漱2～3次/天；并做好口腔护理；口周皮肤干裂患者外涂鱼肝油保护。多数患者在5～7天恢复。

（5）泌尿道护理

鼓励患者多饮水、勤排尿以自然冲洗尿道，防止尿路感染。对排尿障碍者采用热敷、听流水声或轻压膀胱区助其解尿。

（6）饮食护理

给予高热量、富营养、易消化的流质或半流质饮食，禁食刺激性食物以免刺激口腔溃烂；禁用鱼、虾、牛奶等易过敏的食物，防止发生再过敏而诱发皮疹。对进食困难者遵医嘱给予静脉补充，以保证充足的营养和热量，促进皮肤修复。

（7）药物护理

①糖皮质激素可抑制免疫反应，缓解变态反应对人体的损害。大剂量的甲泼尼龙冲击治疗，对重症渗出性多形红斑早期治疗非常有效，但易引起心律失常、血糖升高、高血压、消化道溃疡等不良反应。因此使用中应监测心率、血压、血糖、电解质及观察消化道有无出血。对体质较差患者在输入激素前先静脉输入奥美拉唑保护胃黏膜，预防应激性溃疡发生。

②静脉注射丙种球蛋白是由健康人血液提取的纯生物制品，输入过程中需严密观察有无发热、寒战、皮疹等不良反应，输液时应先慢后快。

（8）心理护理

本病因皮肤黏膜的糜烂和渗出引发疼痛以及进食、呼吸、视物模糊、排尿障碍，使患者情绪低落，易产生恐惧心理，表现为烦躁、哭闹、不配合治疗等现象，家属也会有各种担心和不良情绪，因此心理护理十分重要。利用健康教育手段向患者及家属讲解疾病知识，帮助他们树立信心。建立良好的护患关系，取得患者及家属的信任，使其能积极配合治疗，在衣食住行多方面主动配合，从而促进疾病的康复。

【健康教育】

（1）告知曾患药疹的患者今后不能随便用药，应到医院就诊，如药疹患者处于高敏状态，且为多元性的，随便用药可能加重病情。

（2）指导患者出院后的注意事项，如在门诊病历封面上注明对何种药物过敏，再次就诊时告知医师，以免重复使用引起药疹复发。

（3）在使用某些特殊药物时，应先做药敏试验，如青霉素、普鲁卡因、抗血清等。

（4）注意药疹的前驱症状，如发热、瘙痒、轻度红斑、胸闷、气喘、全身不适等症状，以便及早发现，及时处理。

（5）告知患者及家属禁用、慎用可能引起过敏的药物。

第四节　红皮病患者的护理

红皮病又称剥脱性皮炎，是一种以全身90%以上皮肤潮红、脱屑为特征的炎症性疾病。红皮病不是一个独立的疾病，而是多种疾病的临床表型。

【临床表现】

根据病情、预后可分为急性红皮病和慢性红皮病。

（1）急性红皮病

发病急骤，伴高热、全身乏力及肝、脾、淋巴结肿大等。皮损初为泛发的细小密集斑片、斑丘疹，呈猩红热样或麻疹样，迅速增多、融合成全身弥漫性潮红、水肿，以面部、肢端显著，并伴有大量脱屑，呈大片或细糠状，掌跖可呈手套或袜套样脱屑，手、足、四肢关节出现皲裂，甚至出现脱发、甲脱落、外阴及皱褶部位糜烂、渗出。常伴有剧烈瘙痒。1~2个月后皮肤逐渐恢复正常，遗留色素沉着。

（2）慢性红皮病

表现为慢性弥漫性浸润性潮红、肿胀，上附糠状鳞屑。皮肤血流量增加可导致过多热量丢失，体温调节失衡，患者可有畏寒、低热和高热交替。反复脱屑可因蛋白质大量丢失导致低蛋白血症、酮症酸中毒，还易继发感染及消化道功能障碍、心血管病变、内分泌失调等。

【辅助检查】

（1）血白细胞增多、贫血、红细胞沉降率（血沉）增快。有内脏损害者，如累及肾可出现蛋白尿、血尿、尿素氮增高。

（2）组织病理：早期角质形成细胞变性坏死，严重者基底细胞液化变性，引起表皮和真皮分离，表皮下水疱，真皮乳头水肿，真皮上部有血管炎改变。

【治疗原则】

（1）病因治疗

去除病因，避免诱发因素。避免饮酒、食辛辣食物及外用热水肥皂洗烫。如确诊为肿瘤引起的红皮病，应积极治疗原发病。

（2）外用药物治疗

外用药应无刺激性，常用植物油、氧化锌油、硅油霜或低浓度和低效糖皮质激素乳膏（小面积外用），以减轻症状。局部渗出者可用3%硼酸液湿敷。可行高锰酸钾洗浴。煤焦油可加重症状，应避免使用。

（3）系统药物治疗

①药物引起的红皮病可用泼尼松40~60mg/d（或相当剂量的糖皮质激素），症状控制后再逐渐递减激素剂量。

②银屑病引起的红皮病，可采用维A酸制剂（阿维A）或甲氨蝶呤治疗。

③湿疹、皮炎等引起的红皮病，根据情况可选用甲氨蝶呤、维A酸制剂，若病情危急时也可采用糖皮质激素治疗。

（4）支持疗法

包括高蛋白饮食、纠正电解质紊乱、补充水分、保暖等。

【护理评估】

（1）健康史

①了解患者一般情况：性别、年龄、婚姻、生育情况、职业。

②了解相关的病因及诱因：有无家族史；发病前有无感染史及用药史；有无情绪紧张或精神创伤；发病前有无创伤、手术史。

③既往史或患者家族中是否有同类病史。

（2）身体状况

①躯体评估，包括生命体征、意识状态、全身营养状况、睡眠状况、饮食状况、排泄状况、生活自理能力等。

②评估患者皮肤损害的好发部位、范围、大小、数量、鳞屑、黏膜受累程度、皮疹的性质及是否有抓痕、血痂、色素沉着等。

③评估患者是否伴随瘙痒和发热。

④评估患者皮疹的皮纹走向。

⑤患者是否伴有感染、低蛋白血症和水电解质紊乱等。

（3）心理-社会状况

①因病情反复发作，长期不愈，暴露部位皮损影响外观，患者易出现焦虑、恐惧、抑郁等情绪，应及时了解患者的心理状态和心理承受能力。

②评估患者及家属对病情的认知程度和对治疗与护理的配合。

③评估患者家属对患者的关心程度、支持力度，以及家庭经济承受能力。

【护理诊断】

（1）皮肤完整性受损

与疾病所致皮肤炎症、红斑、脱屑、糜烂有关。

（2）营养失调

与发热、脱屑致消耗及丢失增加有关。

（3）体温异常

与全身皮肤血管扩张及体温调节失衡有关。

（4）焦虑

与病重及疾病反复发作有关。

（5）知识缺乏

与不了解本疾病有关。

【护理措施】

（1）皮肤护理

①保持糜烂面的清洁、干燥。②渗出较多时用3%硼酸溶液或生理盐水湿敷。③在无菌技术下抽取疱液。

（2）口腔护理

口腔黏膜受损可用2%碳酸氢钠溶液漱口。

（3）眼部护理

眼部分泌物较多时，可用生理盐水清洗后予皮质激素眼液或氯霉素眼药水滴眼，夜间用红霉素眼膏涂眼，以防止粘连、角膜损伤及继发感染。

（4）饮食护理

①给予低脂、高蛋白、高维生素饮食，根据病情采用流质、半流质或软食。②可给予安素口服营养液。③少食多餐，加强营养。

（5）发热护理

①监测体温变化。②高热时给予物理降温。③保持房间适宜的温湿度。④遵医嘱使用抗生素。

（6）心理护理

①多与患者沟通，理解、关心患者。②指导患者正确认识疾病，积极配合治疗。③以成功的病例鼓励患者，使患者树立战胜疾病的信心。

【健康教育】

（1）给患者讲解疾病相关知识、各种检查、治疗和用药及饮食知识。教会患者及家属观察皮损及皮肤护理方法。

（2）指导患者清淡软食，加强营养。适当锻炼身体，增强免疫力，预防感冒。

（3）告诉患者及家属禁用、慎用可能引起过敏的药物。

（4）皮质激素不能自行减药或停药，门诊随访，复发时及早就诊。

第五节 扁平苔藓患者的护理

扁平苔藓是一种特发性炎症性皮肤病，典型皮损为多角形紫红色扁平丘疹，好发于四肢屈侧，主要侵犯皮肤、黏膜和生殖器官，病程慢性。本病病因不明，可能与遗传、自身免疫、感染、精神神经功能失调、药物、慢性病灶、代谢紊乱有关。其发病机制与细胞介导的 T 细胞免疫反应有关。

【临床表现】

1. 症状

扁平苔藓多见于中年人，好发于四肢，也可全身泛发。本病病程慢性，2/3 患者 1~2 年内能够自行消退，可遗留淡褐色色素沉着。

（1）皮肤损害

发病可以突然或隐匿，典型皮损为紫红色或紫蓝色多角型扁平丘疹，粟粒至绿豆大小或更大，边界清楚，质地坚硬干燥，融合后状如苔藓，有蜡样光泽，白色网状条纹（Wickham 纹）阳性，为特征性皮损。

（2）指甲与（或）趾甲损害

常呈对称性，但十指（趾）甲同时罹患者并不多见。甲体变薄而无光泽，按压时有凹陷，有时在甲床显示红色针尖样小点，压诊疼痛。甲体表面可以表现为细鳞纵沟、点隙、切削面（状如被利刃削去一层而呈平面）。严重的指、趾甲损害可使甲体脱落，还可发生溃疡坏死。某些病例除指（趾）甲损害外还可发生脱发。

（3）口腔黏膜损害

主要特征为珠光白色条纹。白纹可以向各个方面延伸，整个线条不被红纹"切割"，凡白纹稠密时可交织成网状，稀少时可呈树枝状，也可为单线条或绕成环形。类型虽多，但分型并无重要临床意义。损害往往具有明显的左右对称性，黏膜柔软，弹性正常，但有粗糙感，轻度刺激痛。

①网状损害：较多见于磨牙区黏膜与前庭沟，常自后向前蔓延，损害区黏膜的柔性与弹性基本正常。患者自觉黏膜表面粗糙，口唇活动时受牵拉与进食时有轻度刺痛等，这也是同白色角化病的区别。由于扁平苔藓的主要病理改变是基底细胞液化变性与固有层大量炎症细胞浸润，所以在白纹稠密区域，特别是在前庭沟与颊黏膜区域较多发生充血，并形成上皮下水疱。水疱极易破裂而迅速成为浅表糜烂，通常经局部治疗，糜烂即可愈合而白纹重新出现。所以这种局限性糜烂，仅仅是本病的一种阶段性表现，而不是本病的一种特定类型。白纹稀少区域通常也少发生糜烂。单线条可发生在前庭沟、口底舌腹界、唇红与附着龈，环形偶见于颊黏膜。

②丘疹：状如针头大小，微隆，偶见于伴白纹的颊黏膜，但不应与皮脂腺异位症相混淆，因为这二者可以同时存在。异位皮脂腺呈淡黄色颗粒，可以丛集或散在，除了非常浅表的外，一般都隐伏于黏膜下，也无自觉症状。唇红部也是异位皮脂腺的好发区域，一般上唇多见于下唇。

③斑块：圆或椭圆形多见，常位于舌背中部或两侧，基本上保持对称，但也可为单侧性。损害区乳头消失而平伏。方块型偶见于有吸烟史者的颊黏膜与（或）附着龈，实际上是一种少见的白色角化病，故戒烟后斑块逐渐消失而白纹重现。

④水疱：一般为粟粒状，多见于软腭，但也可发生于其他部位。水疱容易破裂，在一昼夜间又重新出现。

⑤糜烂：糜烂型常见，范围相当广泛，几乎可遍及整个口腔黏膜。虽然，在某些区域尚可隐约显示白纹样损害，由于没有典型表现，故不能为临床提供诊断依据。附着龈的糜烂常可见残留的疱壁，状如"上皮剥脱"，这种具有剥脱性的临床表现可见于多种炎症性疾病（天疱疮、类天疱疮等）。

（4）生殖器黏膜损害

常呈暗红色的圆或椭圆形斑块，表面可见白色网状损害，容易发生糜烂。

2. 临床分型

根据其发病状况，皮损形态与排列等特点，在临床上可分为多种亚型，包括急性泛发性扁平苔藓、慢性局限性扁平苔藓、肥厚性扁平苔藓、线状扁平苔藓和环状扁平苔藓、萎缩性扁平苔藓、毛囊性扁平苔藓、大疱性扁平苔藓、扁平苔藓-红斑狼疮重叠综合征以及日光性扁平苔藓等，少数出现溃疡的患者可能进展为鳞状细胞癌。

【辅助检查】

（1）组织病理：典型损害为角化过度，灶性颗粒层增厚，棘层不规则增厚，表皮突呈锯齿状基底细胞液化变性，真皮上层有带状密集的淋巴细胞和组织细胞浸润，表皮下可见变性的角质形成细胞（胶样小体）。

（2）直接免疫荧光检查在表皮下的胶样小体含 IgM（少数 IgA、IgG）、C_3 和纤维蛋白，典型损害的表皮真皮交界处，可见线状或宽带状的纤维蛋白和纤维蛋白沉积，也有报道基底膜带有颗粒状 IgM 和 IgG 沉积。

【治疗原则】

目前尚无有效治疗方法，多采用综合治疗。

（1）外用药物治疗

可外用糖皮质激素霜剂、0.05%~0.1%维 A 酸制剂或 5%~10%煤焦油制剂、5%水杨酸以及曲安奈德（肤疾宁）硬膏等；部分患者可试用封闭疗法，用曲安奈德在每个皮损注射 0.2~0.5ml，每 7~14 天 1 次。

（2）系统药物治疗

全身治疗可使用糖皮质激素、抗组胺药、镇静药、氯喹、维 A 酸制剂、免疫抑制剂及免疫调节剂等。

（3）物理治疗

也可采用物理疗法，如光化学疗法、液氮冷冻、激光治疗以及浅层 X 线治疗。

【护理评估】

（1）健康史

了解患者有无长期用药史；评估患者有无神经精神异常、感染、内分泌改变等因素影响；了解患者既往发病情况及诊治经过。

（2）身体状况

①躯体评估，包括生命体征、意识状态、全身营养状况、睡眠状况、饮食状况、排泄状况、生活自理能力等。

②评估患者皮肤损害的好发部位、范围、大小、数量、鳞屑、黏膜受累程度、皮疹的性质及是否有抓痕、血痂、色素沉着等。

③评估患者是否伴随瘙痒和发热。

④评估患者皮疹的皮纹走向。

⑤患者是否伴有感染、低蛋白血症和水电解质紊乱等。

（3）心理-社会状况

因病因不明、病程长、反复发作，患者心理压力大，易出现不良情绪，如焦虑、抑郁等。护士应及时了解患者心理变化。评估患者的社会支持情况，以及患者对该病的认知及态度。

【护理诊断】

（1）自我形象紊乱

与皮损发生在暴露部位，影响外观有关。

（2）焦虑

与病程长、反复发作、迁延不愈有关。

（3）潜在并发症

感染。

【护理措施】

（1）一般护理

①饮食护理：指导患者低盐、高蛋白质、高热量、高维生素饮食，忌进食刺激性食物。

②减少刺激：口腔黏膜受累者应注意避免烟酒，在口腔、舌、颊和外生殖器黏膜处的损害应减少或避免刺激；皮肤表面的线性扁平苔藓应注意避光药的使用。

（2）局部护理

口腔糜烂、溃疡者，指导患者用复方硼砂溶液、过氧化氢溶液含漱清洁口腔；对于局部皮损肥厚用液氮冷冻者，观察皮损处有无破溃、渗血、渗液。保持创面干燥、防止感染。

（3）寻找并去除病因

协助患者积极寻找致病诱因，对易引发本病的药物和食物应慎用或禁用。

(4) 用药护理

遵医嘱正确合理用药，注意观察药物疗效和不良反应。一旦发现异常，应及时报告医师并给予相应处理。

(5) 心理护理

建立良好的护患关系，解除患者的紧张情绪，注意休息，保持良好的精神状态。使患者树立战胜疾病信心，积极配合治疗和护理。

【健康教育】

(1) 要定期检查口腔黏膜

一般来说，正常的口腔黏膜应该为"光滑的、连续的、湿润的、柔软的、粉红的、有弹性的。"不要等到出现了疼痛、牵拉、紧绷，甚至出血、糜烂、溃破、斑纹、色素等异常情况时才去检查。

(2) 要尽可能避免不良刺激因素

禁食白酒、辣椒、醋、烫食等。禁止将容易刺破或钩破口腔黏膜的食物或其他物品放入口腔咀嚼或玩弄。老年人镶牙后要注意自己的义齿是否合适，一般说，一副全口义齿装了5~6年之后必须更新重装，因为不合适的义齿很容易长期磨损某一固定部位的口腔黏膜。

(3) 要养成良好的生活习惯

避免咬舌、咬唇、咬颊等不良生活习惯。

(4) 注意全身的营养状况

增强体质，减少全身疾病的发生，也能有效地防止口腔黏膜病。

(5) 饮食禁忌

口腔扁平苔藓患者的患病期间必须遵医嘱忌口，否则可影响治疗效果。

①忌绿豆。

②忌辛辣刺激性食物，如辣椒、胡椒、酒类、生葱姜蒜等。

③忌发物，如牛羊肉、香菜、香椿等。发物可延缓溃疡面的愈合时间。

④忌海产品。

⑤戒烟，发病期间如果吸烟，可影响溃疡面的愈合。

第十章　结缔组织病患者的护理

第一节　红斑狼疮患者的护理

红斑狼疮是一种典型的自身免疫性结缔组织病，多见于 15~40 岁的女性。红斑狼疮临床异质性大，可分为慢性皮肤型红斑狼疮（CCLE），如盘状红斑狼疮（DLE）、亚急性皮肤型红斑狼疮（SCLE）、系统性红斑狼疮（SLE），此外还有深在性红斑狼疮（LEP）、新生儿红斑狼疮（NLE）和药物性红斑狼疮（DIL）等特殊类型。

【临床表现】

（1）盘状红斑狼疮

1）局限性盘状红斑狼疮：①好发部位：头皮、鼻背、颊部、下唇及耳部，但鼻唇沟处通常不累及，一般局限于颈部以上。②特征性皮损：直径超过 1cm 的暗红色斑和斑块或丘疹，黏附着性鳞屑，除去鳞屑，其背面显示有毛囊角栓附着，类似地毯钉或猫舌，延伸到扩大的毛囊，倾向于中央愈合，伴萎缩、瘢痕、色素沉着异常以及毛细血管扩张等继发皮损。有瘙痒和触痛，偶尔较严重。③黏膜损害：约24%患者出现黏膜损害，包括口腔、鼻腔、眼和外阴的黏膜，唇部及口腔斑片呈灰色角化过度，也可糜烂，周围形成狭窄的带状炎症。

2）泛发性盘状红斑狼疮：较少见，一般在局限性盘状红斑狼疮基础上发展而来，严重程度表现多样。①好发部位：最常发生于胸部 V 字区和上肢，可累及颜面和上肢，头皮受累可致秃发。②病程：95%患者在发作时仅限于皮肤，并且保持不变。由盘状红斑狼疮进展为 SLE 者不多见，发热可能是一个进展为系统性红斑狼疮的迹象。

（2）亚急性皮肤型红斑狼疮

好发于颜面与颈部的阳光暴露部位以及胸部、背部的"V"字区及上臂外侧，形如披肩毛巾，而上臂内侧、腋窝、侧腹部与肘部则不受累。皮损主要为鳞屑性丘疹，逐渐变化为银屑病样皮损或者更多见的多环状皮损，鳞屑较薄，容易剥离，毛细血管扩张和色素异常几乎均有发生，毛囊不受累，不形成瘢痕。光敏感与脱发者约占 50%，硬腭受累占 40%，伴药物性红斑狼疮者占 20%，大约 75% 患者有关节痛或关节炎。肾脏、中枢神经系统及血管并发症不常见。

（3）系统性红斑狼疮

早期表现多种多样，初发时可因仅单个器官受累而误诊。发热、关节痛和面部蝶形红斑是本病最常见的早期症状，有时血液系统受累或肾炎也可成为本病的首发症状。

①关节和肌肉：常出现对称性多关节疼痛及肿胀，发生率约 90%。表现为急性游走性多关节炎，相似类风湿关节炎，激素治疗中的患者可出现股骨头无菌性坏死。肌痛与肌无力可见于部分患者。

②皮肤黏膜：在鼻背与双颧颊部呈蝶形分布的红斑是 SLE 特征性改变。皮损连续一至数周，消退不留瘢痕，其他皮肤损害尚有手足及甲周红斑、瘀点、丘疹、结节、网状青斑以及浅表溃疡，常无明显瘙痒。在额顶前区会出现非瘢痕性脱发、头发参差不齐、短且易折断，称为狼疮发。黏膜损害见于 25% 患者，可发生结膜炎、巩膜外层炎以及鼻腔和女阴溃疡、口腔黏膜出血、糜烂、浅溃疡。

③血液系统：特发性血小板减少性紫癜有时为 SLE 的先兆，其他异常表现包括贫血、中性粒细胞减少症以及淋巴细胞减少症。

④肾脏受累：50%~70% 的患者将出现临床肾脏受累，肾活检显示几乎所有 SLE 患者都有肾脏病理学改变。表现为肾炎型或肾病型，常可造成慢性肾功能不全，表现为蛋白尿、氮质血症、高胆固醇血症以及低蛋白血症；肾小球基膜可发现有免疫球蛋白及补体沉着。肾小球血管由于血管炎变化可出现特征性的"线圈"样损伤。

⑤心血管系统：发病率约 30%。其中以心包炎最常见，心内膜炎、心肌炎等亦可发生；重症患者可伴有心功能不全，为预后不良指征。约 15% 的患者有雷诺现象，这些患者肾病较少，死亡率较低。

⑥呼吸系统：肺受累表现为渗出性胸膜炎、间质性肺病、急性肺炎、肺动脉高压及肺萎缩。

⑦神经系统：中枢神经系统侵犯比较多见，是 SLE 病情严重的一种

表现。其中精神症状发病率高。神经症状主要表现为癫痫样发作，其他可有偏头痛、轻偏瘫、抽搐、复视、视网膜炎以及脉络膜炎；网状青斑具有提示作用。中枢神经系统和皮肤联合受损常由抗磷脂抗体引起，可出现多处非炎症性血栓形成导致的血管损伤。

⑧消化系统：可产生恶心、呕吐、腹泻或便秘等表现，可伴有蛋白丢失性肠炎，常由肠壁与系膜血管炎导致。

⑨其他：经常伴有继发性干燥综合征，有外分泌腺受累，表现为口干、眼干；肌肉萎缩、空泡型肌病可导致肌无力、心肌病、吞咽困难和食管弛缓不能等表现。

【辅助检查】

（1）盘状红斑狼疮

①组织病理检查显示角化过度，毛囊角栓，表皮萎缩，基底细胞液化变性，真皮血管及附属器周围淋巴细胞呈块状浸润。

②皮损处直接免疫荧光检查显示表皮真皮交界处有 IgG 和（或）IgM 和（或）C_3 沉积。

（2）亚急性皮肤型红斑狼疮

可有白细胞和血小板计数减少，红细胞沉降率增快，抗核抗体和抗 Ro、抗 La 抗体阳性，少数抗 dsDNA 及抗 Sm 抗体阳性。

（3）系统性红斑狼疮

可见全血细胞减少、红细胞沉降率增快、血清 γ 球蛋白水平增高、补体水平降低、血清中可查到多种自身抗体如 ANA、dsDNA、Sm、RNP、Ro、La 等。

【治疗原则】

（1）盘状红斑狼疮

1）外用药物治疗：外用糖皮质激素，数目少、皮损顽固者可行皮质激素皮损内注射。

2）系统药物治疗：用于皮损较广泛或伴有全身症状者。①抗疟药：可增强对紫外线的耐受性，并有一定的免疫抑制、抗炎作用。常用氯喹 0.25~0.5g/d，分 2 次口服；或羟氯喹 0.2~0.4g/d，分 2 次口服；长期服用者应定期进行眼科检查（每 3 个月 1 次），注意其不良反应。②沙利度胺：50~75mg/d，分 2~3 次口服。③维 A 酸类药物：抗疟药治疗无效者可选用口服维 A 酸，尤其对疣状药物性红斑狼疮效果好。常用异维 A 酸 1mg/（kg·d），在 4 个月内起效。④糖皮质激素：仅用于播散型药物性红斑狼疮合并其他异常者，一般用小剂量泼尼松 15~30mg/d，病情好转后缓慢减量。

（2）亚急性皮肤型红斑狼疮

①氯喹、羟氯喹：服法及注意事项同药物性红斑狼疮。②糖皮质激素：根据患者病情一般选用中小剂量（20~45mg/d），病情得到控制后逐渐减少至维持量，并长期维持，其间应根据病情变化随时调整剂量。③沙利度胺：初始剂量 100~200mg/d，2~4 周病情控制后减至 25~50mg/d 维持，继续治疗数月。④其他：氨苯砜（100mg/d）、雷公藤多苷也可试用。病情严重、顽固或糖皮质激素疗效差者可使用免疫抑制剂。

（3）系统性红斑狼疮

①抗疟药、非甾体类抗炎药：对全身症状轻微，仅有皮损、关节痛者可使用抗疟药、非甾体类抗炎药，不用或少用糖皮质激素。

②糖皮质激素：是治疗 SLE 的主要药物。依据病情轻重给予泼尼松 0.5~2.0mg/（kg·d），依据临床和实验室指标的改善逐渐减量至维持量，长期维持治疗数年甚至更长，并应依病情变化及时调整剂量。重症狼疮性肾炎、狼疮性脑病可采用大剂量糖皮质激素冲击疗法，如甲泼尼松龙 500~1000mg/d 静脉注射，连续使用 3 天，以尽快控制病情。

③免疫抑制剂：对单用糖皮质激素疗效较差或有禁忌证者，常合并使用免疫抑制剂，包括环磷酰胺、硫唑嘌呤、环孢素、霉酚酸酯、他克莫司、雷公藤多苷等。狼疮性肾炎患者可使用环磷酰胺静脉冲击或口服霉酚酸酯诱导治疗，并用霉酚酸酯或硫唑嘌呤维持治疗，霉酚酸酯为目前公认的一线维持治疗药物。狼疮性脑病时可使用甲氨蝶呤鞘内注射。

④静脉注射人血丙种免疫球蛋白（IVIG）：大剂量 IVIG 对于合并溶血性贫血、血小板减少及糖皮质激素疗效不满意者可考虑使用。连用 5 天，2~4 周重复 1 次。

⑤生物制剂：目前正在研发一些针对 T 细胞和 B 细胞活化环节的药物，如美国食品药品监督管理局（FDA）已经批准抗 B 淋巴细胞刺激因

子（BLyS）单克隆抗体治疗 SLE。

⑥其他：中医中药、血浆置换、血液透析和干细胞移植等可依患者病情试用。

【护理评估】

(1) 健康史

①询问与本病有关的病因及诱因，有无病毒感染、妊娠、药物、日光过敏等。既往家族史。

②了解患者饮食情况，生活是否规律及内分泌情况。

③了解起病的时间，病程及病情的变化。

(2) 身体状况

①评估患者的神志，生命体征有无改变；皮疹分布情况及皮损特征，有无面部蝶形红斑，口腔黏膜溃疡；有无肢体末梢皮肤颜色改变和感觉异常。

②评估有无关节功能障碍，有无肌肉压痛；有无肾损害的体征如水肿、高血压、氮质血症、尿量有无减少。应进行全身各系统器官的详细评估，及早发现脏器损害。

(3) 心理-社会状况

由于本病反复发作，迁延不愈，因关节肿痛，活动受限和脏器功能受损而严重影响患者的正常生活、工作和社会活动。长期治疗所造成的经济负担，可使患者出现严重的心理问题。评估患者的心理状态，有无焦虑、抑郁甚至恐惧；以及对治疗的依从性。同时应了解患者及家属对本病的认识程度、家庭经济状况、医疗保险情况等。

【护理诊断】

(1) 体温异常

与该疾病所致有关。

(2) 疼痛

与疾病引起关节疼痛有关。

(3) 营养失调

与狼疮肾炎引起的低蛋白血症有关。

(4) 皮肤完整性受损

与面、耳等部位红斑、水疱、溃烂有关。

（5）有感染的危险

与机体抵抗力下降、长期使用糖皮质激素或免疫抑制剂有关。

（6）焦虑

与患者对红斑狼疮的恐惧，担心预后情况有关。

（7）知识缺乏

缺乏对红斑狼疮病史的了解。

【护理措施】

（1）发热的护理

①观察体温的变化热型、持续时间、伴随症状。②体温超过 38.5℃时应行物理降温或遵医嘱给予降温药物，体温高于 37.5℃应每 4 小时测一次体温。③加强口腔护理，保持口腔清洁。④加强皮肤护理，出汗患者应及时更换衣服，清洁皮肤。⑤嘱患者多饮水，给予高热量、高维生素、清淡、易消化饮食。

（2）疼痛的护理

①评估和记录疼痛的性质、部位、程度及持续时间。②安慰患者，给予看报、听音乐等转移注意力。③注意关节部位保暖。④给予疼痛部位按摩或热敷。⑤遵医嘱给予镇痛药，并观察药物的作用及不良反应。

（3）饮食护理

①评估患者的营养状况。②提供优良的进餐环境，尽量使菜式多样化。③少食多餐，进食优质蛋白食物。④每周测量体重，定时复测生化，及时了解清蛋白量。⑤必要时遵医嘱给予静脉补充清蛋白。

（4）皮损的护理

①评估皮肤受损的程度、部位。②穿着宽松棉质衣裤，保持皮肤清洁干燥。③清水清洁皮肤，忌用肥皂或香皂清洗，避免使用化妆品。④避免日光直接照射。⑤平时应对手、足加以保暖，寒冷季节应戴棉手套，穿厚袜子。特别是冬季应加强保暖，可温热水浸泡手足，多穿衣以防因躯干部位受寒冷刺激而引起的雷诺现象。⑥应戒烟，尽量避免饮用咖啡等刺激性食物，以免刺激血管，引起末梢血管收缩。⑦加强对溃疡的清创换药。

（5）预防感染的护理

①密切观察体温、呼吸和脉搏，每 4 小时测量体温一次，体温高于 37.5℃时应及时告知医师。②定期监测血象。③保持口腔、会阴清洁，

加强基础护理，必要时可给予2%碳酸氢钠溶液漱口。④严格无菌操作。⑤避免受凉，适当运动。⑥每日空气消毒。⑦指导患者及家属养成良好的手卫生习惯。⑧遵医嘱给予抗炎药物。

(6) 心理护理

①评估焦虑的程度、识别问题的来源。②向患者讲解疾病的发生、发展及转归情况，使患者对疾病有正确认识。③提供安静、舒适、整洁、无不良刺激的环境。④保持关怀、热情诚恳的态度，美好、和蔼、充满信心的语言，使患者减少忧虑。⑤鼓励家属多关心、参与对患者的护理。⑥使患者树立战胜疾病的信心，乐于接受治疗及护理。⑦指导患者采用放松和注意力转移疗法，必要时给予镇静药物，并观察其疗效及不良反应。

【健康教育】

(1) 尽量避免日光直接照射（主要是紫外线），外出时戴帽子、手套，穿长袖衣服或打伞等。不用化妆品、染发剂；避免接触农药及某些装饰材料。

(2) 合理安排饮食，保证充分的维生素和蛋白摄入，忌食辛辣刺激食物（葱、姜、蒜等）；少食油腻性食物；忌食或少吃芹菜、无花果、蘑菇、烟熏食物，避免刺激性食物；禁吸烟、饮酒。

(3) 遵循疾病发生发展规律，严格遵医嘱进行激素加减。本病属自身免疫性疾病，激素对于多数患者是一种有效的疗法，尤其是在急性活动期对于控制病情进展非常有效，但长期大量应用或滥用易产生一些不良反应，如骨质疏松、血糖升高、皮质类固醇增多症、消化道溃疡、电解质紊乱等，不规律应用（随意加减、停药，不规律撤减等）极易使病情反复加重。

(4) 保持平和的心态，保证足够睡眠，劳逸结合，保持心情舒畅，适当运动，慢性期或病情已稳定者可适当参加工作。

(5) 预防各种感染尤其是较重的急性感染和各种慢性感染不能及时控制，极易诱发本病复发或加重，因此积极预防和控制各种感染，对本病的治疗及预防复发显得格外重要，患者应避免汗出当风，适时增减衣服，适度锻炼增强体质等预防感冒发生。

（6）根据病情和诊治需要定期随诊复查，以便及时了解掌握病情变化，并按医嘱调整药物。

（7）避免诱发因素和刺激，避免使用青霉胺、普鲁卡因胺、氯丙嗪、肼苯达嗪。育龄期女性应避免妊娠，采用非药物的避孕措施，病情持续稳定的患者可在医生监护下生育。

第二节　皮肌炎患者的护理

皮肌炎是一种主要累及皮肤和横纹肌的自身免疫性疾病，以亚急性和慢性发病为主。通常包括皮肤、肌肉两方面病变，也可表现为单一病变。任何年龄均可发病，有儿童期和 40~60 岁两个发病高峰。男女患者之比约为 1:2。本病可分为 6 种类型：多发性肌炎、皮肌炎、合并恶性肿瘤的皮肌炎或多肌炎、儿童皮肌炎或多肌炎、合并其他结缔组织病的皮肌炎或多肌炎、无肌病性皮肌炎。

【临床表现】

主要有皮肤症状和肌肉受累的症状。

（1）皮肤表现

特征性皮损有：①眼睑紫红色斑：以双上眼睑为中点的水肿性紫红色斑片，可累及面颊和头皮。②Gottron 丘疹：即指指关节和掌指关节伸侧的扁平紫红色丘疹，多对称分布，表面附着糠状鳞屑，约发生于 1/3 患者。③皮肤异色症：部分患者面、颈和上胸躯干部在红斑鳞屑基础上逐渐出现褐色色素沉着、点状色素脱失、点状角化、轻度皮肤萎缩以及毛细血管扩张等，称为皮肤异色症或异色性皮肌炎。

（2）肌炎表现

主要累及横纹肌，也可累及平滑肌，表现为受累肌群无力、疼痛和压痛。最常侵犯四肢近端肌群、肩胛带肌群、颈部以及咽喉部肌群，出现相应临床表现如举手、抬头、上楼、下蹲、吞咽困难和声音嘶哑等，严重时可累及呼吸肌与心肌，出现呼吸困难、心悸、心律不齐甚至心力衰竭。急性期因为肌肉炎症、变性，受累肌群还可出现肿胀、自发痛及压痛。少数严重患者可卧床不起，自主运动完全丧失。只有肌肉症状而无皮肤表现的称多发性肌炎。

（3）伴发恶性肿瘤

大约20%成人患者合并恶性肿瘤，40岁以上者发生率更高。各种恶性肿瘤，都能发生，如鼻咽癌、肺癌、肝癌、膀胱癌、淋巴瘤，女性患者还可合并乳腺癌与卵巢癌。恶性肿瘤可发生在患皮肌炎之前或之后，也可和皮肌炎同时发现。部分患者恶性肿瘤控制后皮肌炎也可好转。

（4）其他类型

有 Banker 型与 Brunsting 型，前者呈急性经过，发热，白细胞增多，吞咽困难，可发生广泛血管炎，累及消化道导致胃肠道穿孔或出血，但无钙质沉着，糖皮质激素无效，死亡率较高。后者慢性经过，无发热、吞咽困难和内脏病变，但常有钙质沉着，糖皮质激素有效，预后较好。

患者伴有不规则发热、消瘦、贫血、肝脾淋巴结肿大和末梢神经炎，少数患者出现雷诺现象，关节肿胀疼痛类似风湿或类风湿关节炎，常并发间质性肺炎、肺纤维化造成肺通气功能低下，肾脏损害少见。

【辅助检查】

（1）血清肌酶

95%以上患者急性期出现肌酸激酶（CK）、醛缩酶（ALD）、乳酸脱氢酶（LDH）、天冬氨酸氨基转移酶（AST）和丙氨酸氨基转移酶（ALT）升高，其中 CK 与 ALD 特异性较高，LDH 升高持续时间较长；肌酶升高可先于肌炎，有效治疗后慢慢下降。

（2）肌电图

应取疼痛及压痛明显的受累肌肉进行检查，表现为肌源性损害而不是神经源性损害。

（3）肌肉活检

取疼痛及压痛最明显或肌力中等减弱的肌肉进行检查，表现为肌肉炎症与间质血管周围淋巴细胞浸润。

（4）肌肉磁共振成像

可观察到局部损害。

（5）心电图

可观察到心肌炎、心律失常。

（6）胸片

可观察到间质性肺炎、胸部肿瘤。

（7）其他

血清肌红蛋白在肌炎患者中将迅速升高，可早于 CK 出现，有利于肌炎的早期诊断；尿肌酸排出增加，经常超过 0.2g/d；部分患者 ANA 阳性，少数患者抗 Jo-1 抗体、抗 PL-7 抗体和抗肌球蛋白抗体等阳性。其他尚有红细胞沉降率加快、贫血、白细胞增多以及 C 反应蛋白阳性等。

【治疗原则】

（1）一般治疗

急性期应卧床休息，适度进行肢体被动运动，以防肌肉萎缩；增加营养促进机体蛋白的合成。吞咽困难者，给予半流质或流质饮食；避免日晒和感染；成人患者需积极检查有无恶性肿瘤的发生。

（2）药物治疗

以糖皮质激素或糖皮质激素与免疫抑制药联合治疗为主。①糖皮质激素：是目前治疗本病的首选药物。通常选用不含氟的激素如泼尼松等。应用激素期间需注意血压、电解质、血糖、血脂、消化道等情况，注意补钾、补钙以及保护胃黏膜等。大剂量激素治疗期间应注意感染的情况，必要时加用抗生素避免感染的发生。②免疫抑制药：对重症病例、病情反复者或激素治疗效果差者需及时加用免疫抑制药，激素和免疫抑制药联合应用可提高激素疗效，减少激素用量和不良反应。如甲氨蝶呤，用药期间注意查肝功能和血常规；硫唑嘌呤，用药期间注意检查肝功能和血常规；环磷酰胺，用药期间注意查肝功能及血尿常规。③中药雷公藤多苷：也有一定效果。④其他：蛋白同化剂如苯丙酸诺龙肌内注射对肌力恢复有一定效果。转移因子、胸腺肽等能够调节机体免疫功能，增强抵抗力；重症患者可静滴大剂量丙种球蛋白或进行血浆置换。

（3）皮损局部治疗

可外用遮光剂、非特异性润肤剂和糖皮质激素，亦可口服氯喹或羟氯喹。

【护理评估】

（1）健康史

①了解患者既往史；感染史，用药史，家族史，有无恶性肿瘤。

②了解患者的发病情况，病程长短，诊治经过及效果，特别是药物疗效及不良反应。

（2）身体状况

①评估患者皮肤损害的好发部位，范围，特征；有无受累肌群无力，疼痛和压痛。

②评估患者肌功能分级。

③评估患者全身症状：发热、全身不适、体重减轻、睡眠障碍等。

（3）心理-社会状况

①本病呈进行性，很少能自行缓解，机体功能逐渐降低，患者活动量及活动耐力的改变。患者易产生焦虑和恐惧心理，不利于治疗和护理的配合。

②了解患者家庭和经济状况：帮助家庭、单位等社会支持系统给予支持。

【护理诊断】

（1）体温异常

与疾病有关。

（2）皮肤完整性受损

与疾病所致有关。

（3）疼痛

与疾病所致肌肉炎症变性有关。

（4）活动无耐力

与疾病累及横纹肌导致肌力下降有关。

（5）自理能力下降

与病变侵犯横纹肌及低钾血症有关。

（6）低效型呼吸型态

与膈肌、呼吸肌受累有关。

（7）有呛咳、窒息的危险

与咽喉及食管、腭部肌受累有关。

（8）有受伤的危险

与肌力下降有关。

(9) 有感染的危险

与机体抵抗力下降有关。

(10) 焦虑

与疾病漫长及不易治愈影响日常生活、病情迁延难愈有关。

(11) 知识缺乏

与缺乏对疾病及用药的作用及不良反应的了解有关。

【护理措施】

(1) 生活护理

①急性期嘱患者卧床休息。卧床期间落实好生活护理。协助患者在床上进餐、洗漱、排便、排尿等。可做关节和肌肉的被动活动，每日2次，防止组织萎缩，但不鼓励做主动活动。根据患者的护理需要，将物品置于患者易取位置；加强巡视，及时满足患者生活上的合理需要。

②恢复期可适量轻度活动，但动作不宜过快，幅度不宜过大。根据肌力恢复程度，逐渐增加活动量，功能锻炼应避免过度疲劳，以免血清酶水平升高。活动时注意患者的安全，防跌伤等意外。提供并指导患者使用能便于活动又保证安全的设施，如床挡、扶手、拐杖，患者活动耐力增强时及时鼓励。

(2) 饮食护理

①合理安排饮食，保证充分的维生素和蛋白摄入。②忌食肥甘厚味、生冷、辛辣之品，以免伤脾化湿。③临床药膳疗法通常以补益为主，健脾补肾，可作为饮食的药物有山药、薏苡仁、土茯苓、冬虫夏草、当归、枸杞子、阿胶、灵芝、紫河车等。

(3) 发热护理

①观察体温的变化：热型、持续时间、伴随症状。②体温超过39℃时应物理降温或遵医嘱给予降温药物，体温高于38℃时应每4小时测体温1次。③加强口腔护理。④加强皮肤护理，出汗患者应及时更换衣服，清洁皮肤。⑤多饮水，给予高热量、高维生素、清淡、易消化饮食。

(4) 皮损护理

①评估皮肤受损的程度、部位及双手坏死情况。②穿着宽松棉质衣裤，保持皮肤清洁干燥。③清水清洁皮肤，忌用肥皂或香皂清洗，避免使用化妆品。④避免日光直接照射。⑤平时应对手、足加以保暖，寒冷

季节应戴棉手套，穿厚袜子，特别是冬季应加以保护，可温热水浸泡手足，多穿衣以防因躯干部位受寒冷刺激而引起的雷诺现象。⑥应戒烟，尽量避免饮用咖啡等刺激性食物，以免刺激血管，引起末梢血管收缩。⑦加强对溃疡的清创换药。

（5）呼吸困难的护理

①视病情让患者取半坐位；协助患者的生活护理。②密切观察患者呼吸频率，发现异常及时报告医师。③急性呼吸困难发作时，护士守候在床旁并遵医嘱给予氧气吸入。④必要时备抢救仪器及用物于床旁，如呼吸机、抢救用药等。⑤备气管切开包于床旁。

（6）预防呛咳、窒息

①患者进食或饮水时应取坐卧位。②吞咽有障碍时，遵医嘱静脉补液，加强营养。③嘱患者进食速度不宜过快，若饮水或进食流质饮食时呛咳明显，因适当给予软食。④必要时鼻饲进食高蛋白、高热量、高维生素的流质食物。

（7）预防感染

①密切观察体温、呼吸、脉搏，每4小时测量体温1次，体温高于37.5℃时应及时告知医生。②定期监测血象。③保持口腔、会阴清洁，加强基础护理，必要时可给予2%碳酸氢钠溶液漱口。④严格无菌操作。⑤避免受凉，适当运动。⑥每日空气消毒。⑦指导患者及家属养成良好的手卫生习惯。⑧遵医嘱给予抗炎药物。

（8）心理护理

①理解患者，耐心倾听患者的诉说，并给予疏导。②耐心讲解病情及治疗方案，让患者安心配合治疗。③向患者婉言说明焦虑对身心健康的影响，鼓励患者放下思想包袱，勇敢地面对现实。④对患者的合作与进步给予肯定和鼓励，增强其治病信心。⑤创造安静、舒适的住院环境。

【健康教育】

（1）保持平和的心态

多发性肌炎、皮肌炎并非是不治之症，切莫悲观消沉。其实它与冠心病、高血压、糖尿病等一样，目前仍属于需要长期治疗干预才能使病情稳定直至痊愈的自身免疫性疾病。因此树立战胜疾病的信心、具备顽强的毅力、保持平和豁达心态很重要。

(2) 预防各种感染

尤其是较重的急性感染和各种慢性感染不能及时控制，极易诱发本病复发或加重，因此积极预防和控制各种感染对本病的治疗及预防复发显得格外重要。例如，适时增减衣服、起居有时、适度锻炼增强体质等预防感冒发生。一旦发现感染必须积极有效控制，但要注意不可矫枉过正，抗生素的滥用同样对体质的增强和免疫力的恢复非常不利。

(3) 休息与活动指导

急性活动期应卧床休息，避免活动加重皮肌炎症状，缓解期应酌情鼓励患者在床上进行适当的主动和被动活动，如伸屈肘部和膝部关节活动。恢复期可做按摩和理疗，逐步减轻肌肉萎缩。保证充足睡眠，劳逸结合，保持心情舒畅，适度运动。

(4) 减停激素要慢

本病属自身免疫性疾病，激素对于多数患者是一种有效的疗法，尤其是在急性活动期对于控制病情进展非常有效。但长期大量应用或滥用易产生一些不良反应，如骨质疏松、血糖升高、皮质类固醇增多症、消化道溃疡、电解质紊乱等，不规律应用（随意加减、停药，不规律撤减等）又极易使病情反复加重，甚至难以再治，且本病又有易复发的特点，且反复一次加重一次，增加一次治疗康复的难度。因此，患者应谨记：在专科医师指导下，中西医结合，按部就班、遵循疾病发生发展规律，进行激素撤减。

(5) 日常生活调理

①尽量避免日光直接照射（主要是紫外线），外出时戴帽子、手套，穿长袖衣服或打伞等。

②不用化妆品、染发剂。

③避免接触农药及某些装饰材料。

④尽可能不进食海产品（鱼、虾、蟹）等易引起过敏的食物；忌食辛辣刺激食物（葱、姜、蒜等）；少食油腻性食物；不吃或少吃芹菜、黄花菜、香菇等增强光敏感或促进免疫功能的食物；勿饱食；禁吸烟饮酒。

⑤育龄妇女在病情不十分稳定时应心意尽量避免妊娠和人工流产，生育应在医师指导下。

(6) 定期复查

院外应定期门诊随访复查，有助于病情康复和预防复发。

第三节 硬皮病患者的护理

硬皮病是一种以皮肤局部或广泛变硬和内脏胶原纤维进行性硬化为特征的结缔组织病。本病呈慢性经过，既可仅累及皮肤，也可同时累及皮肤和内脏。

【临床表现】

本病多发生在 20~50 岁的中青年，女性发病率约为男性的 3 倍。按累及范围可分为局限性硬皮病和系统性硬皮病。

(1) 局限性硬皮病

病变主要累及皮肤，通常无内脏受累，依据皮损可分为点滴型、斑块状、线状和泛发性硬斑病，其中点滴型与泛发性硬斑病少见。一般无自觉症状，偶有感觉功能减退。

①斑块状硬皮病：又称硬斑病，好发生在成人，躯干部多见，但亦可发生于身体各处。皮损特点开始是一个或数个淡红或紫红色水肿性斑状损害，椭圆或不规则形，钱币大小或是更大。数周或数月后，皮损逐渐扩大而中央逐渐出现略微凹陷，且呈象牙或黄白色，皮损周围绕以淡红或淡紫色晕，触之如皮革样硬，久之皮损表面光滑干燥、无汗且毳毛消失。病程慢性，数年后皮损停止扩展，硬度减轻，局部萎缩变薄，并且色素加深或减退。因病变较表浅，不累及筋膜，故通常不影响肢体功能。皮损多发时称泛发性硬斑病。

②线状硬皮病：好发于少年儿童，条状皮损常沿单侧肢体或肋间神经呈线状分布，皮损变化同斑块状硬皮病，但通常进展迅速，皮肤较快硬化，累及皮下组织、肌肉、筋膜，最终硬化并且与下方组织粘连，可引起肢体挛缩及骨发育障碍，当皮损跨关节时可导致运动受限。皮损发生在面额部中央时，由于皮肤、皮下组织及颅骨萎缩，表现为局部呈线状显著凹陷，菲薄的皮肤紧贴在骨面，形成刀砍状硬皮病，有时合并颜面偏侧萎缩，波及头皮时可出现脱发。下肢病变可造成隐性脊柱裂。

（2）系统性硬皮病

系统性硬皮病又称系统性硬化症。好发生在中青年女性，病变不仅侵犯皮肤，同时会累及内脏多器官系统，所以病情常较重。临床上分为肢端型与弥漫型两型，肢端型约占系统性硬皮病的95%，多先出现雷诺现象，皮肤硬化常自手、面部开始，病程进展较缓慢；弥漫型只占5%，无雷诺现象和肢端硬化，开始即为全身弥漫性硬化，病情进展迅速，多在2年内发生全身皮肤和内脏广泛硬化。

①前驱症状：雷诺现象是最常见的首发症状，表现为遇冷后双手出现阵发性苍白、发冷和麻木，后变青紫，再转为潮红。同时可有不规则发热、关节痛、食欲减退以及体重下降等症状。

②皮肤损害：双手和面部最先累及，渐累及前臂、颈和躯干，呈对称性。皮损依次经历肿胀期、硬化期及萎缩期。早期皮肤肿胀、有紧绷感，其后出现皮肤硬化，表面光滑呈蜡黄色，皮肤坚实发紧，很难捏起。随病情进展，皮肤、皮下组织，肌肉都会萎缩，皮肤直接贴附于骨面。典型面部损害表现为"假面具脸"即面部弥漫性色素沉着、表情单一、皱纹减少，唇变薄、唇周出现放射状沟纹，鼻尖锐似鹰钩，张口伸舌受限。双手则手指硬化呈腊肠状，手指半屈曲呈爪样，指端和指关节伸侧皮肤可发生坏死和溃疡，不易愈合，并可见瘢痕，甲周毛细血管扩张、出血，胸部皮肤受累时好像着铠甲，可影响呼吸运动。受累皮肤出汗降低、皮脂缺乏，肘膝和手指等处皮肤可发生钙沉着，也可发生色素沉着或色素减退改变，但片状色素减退斑中常有毛囊性色素岛。

③骨关节和肌肉损害：大小关节都能出现肿痛、僵硬，手指关节受累时关节间隙变窄，可导致畸形，可有末节指（趾）骨吸收。肌肉受累表现为肌无力、肌痛及肌萎缩。

④血管损害：表现为血管（尤其是动脉）内膜增生、管腔狭窄，并引起心、肺、肾功能受损，对寒冷和情绪刺激的舒缩反应异常。

⑤内脏损害：内脏器官纤维化，功能逐步降低。大多数患者有胃肠道受累，表现为硬化导致张力缺乏、运动障碍可引起食管性吞咽困难、反流性食管炎、胃肠蠕动减慢、吸收不良以及便秘或腹泻。多数患者肺部表现为双肺间质性纤维化导致换气功能障碍而引起呼吸困难，肺功能试验异常，可并发气胸、肺炎和肺动脉高压等症。心脏受累与心肌纤维化及肺小动脉炎相关，可出现心包炎、心律失常、心电图改变以及心功能不全。尸检时肾脏受累发生率高，常发生在疾病晚期，可出现蛋白尿、

血尿以及肾功能不全等。其他尚可有周围神经炎和视网膜病变等。心力衰竭、肾衰竭和肺纤维化是患者死亡的主要原因。

CREST 综合征有皮肤钙化、雷诺现象、食管功能异常、肢端硬化及毛细血管扩张，病程缓慢，预后较好。

【辅助检查】

局限性硬皮病患者实验室检查通常无明显异常。系统性硬皮病患者可有缺铁性贫血、红细胞沉降率增快、γ 球蛋白水平升高、类风湿因子以及冷凝集素或冷球蛋白阳性等改变，并可检测出多种自身抗体，90% 患者 ANA 阳性，核仁型多见，也可见斑点型；伴有雷诺现象者常可检测到抗 U_1RNP 抗体，抗着丝点抗体是 CREST 综合征的标记抗体，而抗 Scl-70 抗体为系统性硬皮病的标志抗体。

【治疗原则】

（1）局限性硬皮病

早期患者可外用糖皮质激素，亦可皮损内注射；线状硬皮病特别是跨关节者应注意关节活动，配合各种理疗以预防关节挛缩、活动受限。

（2）系统性硬皮病

应避免过度紧张和精神刺激，注意保暖、戒烟、避免外伤，进食高营养食物，既要注意休息，又要注意关节的功能锻炼。

①糖皮质激素：可抑制炎症反应，小剂量泼尼松用于治疗系统型硬皮病，可改善关节症状，减轻皮肤水肿及硬化，对间质性肺纤维化有一定疗效。

②抑制胶原合成：可选用 D-青霉胺、积雪苷、γ-干扰素，D-青霉胺从 125mg/d 开始，2~4 周增加 125mg/d，然后逐渐增加至 1000mg/d，治疗中应仔细观察不良反应。

③血管活性剂：包括钙通道阻滞药、哌唑嗪、伊洛前列腺素、双嘧达莫、阿司匹林、丹参注射液用于治疗雷诺现象有一定效果。如硝苯地平控释片 20mg，2 次/天；哌唑嗪从 0.5mg，开始时每日 3 次，逐渐增加到 1~2mg，3~4 次/天。

④其他：秋水仙碱对于减轻动脉痉挛和皮肤硬化，成人用量0.5~1.5mg/d。严重患者可用免疫抑制剂，例如硫唑嘌呤或环磷酰胺辅助治疗。麦考酚酸吗乙酯可帮助控制胶原形成，抑制淋巴细胞作用。

⑤外用药物治疗：手指溃疡时应清创，外用抗生素和血管扩张剂软膏以促进愈合，伴疼痛的钙化结节可行外科手术切除。

【护理评估】

(1) 健康史

①了解患者家族史、既往史、有无类似病史等。
②了解起病的时间、病程及病情的变化。
③了解诊治经过，用药情况及效果。

(2) 身体状况

①一般状况：评估有无雷诺现象、不规则发热、食欲减退、体重下降等。

②评估患者有无皮肤硬化、面部表情丧失。有无咽喉、阴道等黏膜硬化萎缩；有无肌肉痛、肌无力以及关节肿胀、强直甚至功能丧失。有无伴发其他脏器损害（如呼吸系统、消化系统、循环系统）。

(3) 心理-社会状况

①评估患者患病后对日常生活及工作的影响。
②因本病迁延不愈，病因不明，评估患者有无焦虑、恐惧、抑郁等心理反应及其应对情况。
③评估患者的社会支持情况，包括患者家属支持及家庭经经济情况，患者是否有医疗保险等。

【护理诊断】

(1) 体温异常
与疾病不规则发热有关。

(2) 皮肤完整性受损
与疾病所致有关。

(3) 疼痛
与指端缺血、皮肤坏死和溃疡引起疼痛有关。

(4) 自理下降
与手指硬化呈腊肠状和爪样影响活动有关。

（5）自我形象紊乱

与疾病引起假面具脸有关。

（6）有呛咳、窒息的危险

与疾病引起食管运动障碍有关。

（7）低效型呼吸型态

与疾病引起肺纤维化或抵抗力下降引起肺部感染有关。

（8）有感染的危险

与机体抵抗力下降有关。

（9）焦虑

与疾病漫长及不易治愈影响日常生活，使容貌改变，病情迁延难愈有关。

（10）知识缺乏

与缺乏对疾病的了解和用药的作用及不良反应有关。

【护理措施】

（1）发热护理

①观察体温的变化、热型、持续时间、伴随症状。②体温超过39℃时应物理降温或遵医嘱给予降温药物，体温高于38℃应每4小时测体温1次。③加强口腔护理。④加强皮肤护理，出汗患者应及时更换衣服，保持皮肤清洁。⑤多饮水，给予高热量、高维生素、清淡、易消化饮食。

（2）皮损护理

①评估皮肤受损的程度、部位、红斑的面积及指端情况。②穿着宽松棉质衣裤，保持皮肤清洁干燥。③清水清洁皮肤，忌用肥皂或香皂清洗，避免使用化妆品。④洗澡温度要适宜，水温过低易引起血管痉挛；过高组织充血水肿加重而影响血液循环。⑤皮肤干燥、瘙痒可给予温和润滑剂止痒。

（3）生活护理

①急性期嘱患者卧床休息。②及时巡视病房，注意观察患者的日常需要，协助患者完成日常生活。③将患者经常使用的物品放在易取放的地方。④将呼叫器放在患者手边，听到呼叫即予帮助。⑤卧床期间落实好生活护理，协助患者在床上进餐、洗漱、排尿、排便等。⑥平时应对手、足加以保暖，寒冷季节应戴棉手套，穿厚袜子，特别是冬季应加以保护，可温热水浸泡手足，多穿衣以防因躯干部位受寒冷刺激而引起的雷诺现象。⑦应戒烟，尽量避免饮用咖啡等刺激性食物，以免刺激血管，引起末梢血管收缩。

(4) 治疗配合的护理

①加强对溃疡的清创换药。②可遵医嘱使用抗生素、血管扩张剂。③中药治疗使用通经活络、活血化瘀的药物，改善微循环。④对钙化结节可进行外科手术治疗，给予相应手术后护理。

(5) 预防呛咳、窒息的护理

①指导患者少食多餐，进食时尽量取坐位。②饮食以易消化清淡的流质、半流质或柔软的饮食为宜。③吞咽严重困难者可留置鼻饲管，以保证营养供给。④尽量少吃固体食物或带刺的食物。

(6) 呼吸困难的护理

①评估患者呼吸型态，包括频率、深度、节律。②观察患者的口唇、甲床颜色，必要时做动脉血气分析。③半卧位休息，根据病情适当吸氧并观察吸氧效果。④遵医嘱给予抗感染、扩血管、解痉、祛痰的药物。⑤可给予雾化吸入镇咳化痰药物。⑥注意保暖，避免受凉。

(7) 预防感染的护理

①密切观察体温、呼吸、脉搏，每4小时测量体温1次，体温高于37.5℃应及时告知医生。②定期监测血象。③保持口腔、会阴清洁，加强基础护理，必要时可给予2%碳酸氢钠溶液漱口。④严格无菌操作。⑤避免受凉，适当运动。⑥每日空气消毒。⑦指导患者及家属养成良好的卫生习惯。⑧遵医嘱给予抗炎药物。

(8) 心理护理

①向患者讲解疾病的发生、发展及转归情况，使患者对疾病有正确认识。②护士应以关怀、热情诚恳的态度，美好、和蔼、充满信心的语言，使患者减少忧虑。③使患者树立战胜疾病的信心，乐于接受治疗及护理。

【健康教育】

(1) 尽量避免日光直接照射（主要是紫外线），外出时戴帽子、手套、穿长袖衣服或打伞等。不用化妆品、染发剂；避免接触农药及某些装饰材料。

(2) 合理安排饮食，保证充分的维生素和蛋白摄入，忌食辛辣刺激食物（葱、姜、蒜等）；少食油腻性食物；禁吸烟、饮酒。

（3）遵循疾病发生发展规律，严格遵医嘱进行激素加减，本病属自身免疫性疾病，激素对于多数患者是一种有效的疗法，尤其是在急性活动期对于控制病情进展非常有效，但长期大量应用或滥用易产生一些不良反应，如骨质疏松、血糖升高、皮质类固醇增多症、消化道溃疡、电解质紊乱等，不规律应用（随意加减、停药，不规律撤减等）又极易使病情反复加重。

（4）保持平和的心态，保证足够睡眠，劳逸结合，保持心情舒畅，适当运动。

（5）预防各种感染，尤其是较重的急性感染和各种慢性感染不能及时控制，极易诱发本病复发或加重，因此积极预防和控制各种感染对本病的治疗及预防复发显得格外重要。患者适时增减衣服，适度锻炼增强体质等预防感冒发生。

（6）根据病情和诊治需要定期随诊复查，以便及时了解掌握病情变化，并按医嘱调整药物。

第十一章　大疱性皮肤病患者的护理

第一节　天疱疮患者的护理

天疱疮是一组由表皮细胞松解引起的自身免疫性慢性大疱性皮肤病。特点是在皮肤和黏膜上出现松弛性水疱或大疱，疱易破溃呈糜烂面，棘细胞松解征（Nikolsky sign，尼氏征）阳性，组织病理为表皮内水疱，血清中和表皮细胞间存在 IgG 型的抗桥粒芯糖蛋白抗体，又称天疱疮抗体。

【临床表现】

（1）寻常型天疱疮

寻常型天疱疮是最常见且严重的类型，多累及中年人，儿童罕见。好发于口腔、胸、背、头部，严重者可遍布全身，口腔黏膜受累几乎出现于所有患者，多为首发表现，个别甚至只有口腔损害。典型皮损为外观正常皮肤上发生水疱或大疱，或在红斑基础上产生大疱，疱壁薄，尼氏征阳性，易破溃形成糜烂面，渗液较多，可结痂，如果继发感染则伴有臭味。

本型预后在天疱疮中最差，在使用糖皮质激素治疗前，死亡率可达 75%，使用糖皮质激素后死亡率仍有 21.4%。死亡原因多为长期且大剂量应用糖皮质激素等免疫抑制剂后引起的感染等并发症以及多脏器衰竭，也可因病情持续发展导致大量体液丢失、低蛋白血症和恶病质而危及生命。

（2）增殖型天疱疮

增殖型天疱疮少见，为寻常型天疱疮的"亚型"。好见于腋窝、乳房下、腹股沟、外阴、肛门周围、鼻唇沟以及四肢等部位，口腔黏膜损害出现较迟且病情较轻。皮损最初为薄壁水疱，尼氏征阳性，破溃后在糜烂面上产生乳头状肉芽增殖；皱褶部位易继发细菌和真菌感染，常有臭味；陈旧的皮损表面比较干燥，呈乳头瘤状。病程慢性，预后较好。

（3）落叶型天疱疮

落叶型天疱疮多累及中老年人。好发于头面和胸背上部，口腔黏膜受累少，即使发生也比较轻微。水疱常发生于红斑基础上，尼氏征阳性，疱壁更薄，容易破裂，在表浅糜烂面上覆有黄褐色、油腻性痂和鳞屑，形如落叶，痂下分泌物被细菌分解可产生臭味。与寻常型相比，本型病情较轻。

（4）红斑型天疱疮

红斑型天疱疮为落叶型天疱疮的"亚型"。好发于头面、躯干上部以及上肢等暴露或皮脂腺丰富的部位，一般不累及下肢与黏膜；皮损除有天疱疮常见的糜烂、结痂和水疱外，更多见的是红斑鳞屑性损害，伴有角化过度，面部皮损多为蝶形分布，躯干部皮损与脂溢性皮炎相似；部分患者血清中可检测到抗核抗体以及类风湿因子，基底膜有免疫球蛋白沉积；个别会发展为落叶型，预后大多良好。

（5）特殊类型天疱疮

①副肿瘤性天疱疮：多来源于淋巴系统的肿瘤，可发生在任何年龄，病情重，特别是黏膜损害突出。皮损多形，除水疱、大疱外，还有多形红斑及扁平苔藓样损害。对糖皮质激素的治疗反应较差。

②药物性天疱疮：多在用药数月至一年后发生，多由 D-青霉胺、卡托普利、吡罗昔康以及利福平等含有硫氢基团的药物诱发。黏膜受累少而轻，多表现为红斑型天疱疮，停药后可以自愈。

③IgA 型天疱疮：多发生在中老年妇女，好发于皮肤皱褶部位。皮损为红斑基础上的无菌性脓疱和水疱，伴明显瘙痒，尼氏征阴性。棘细胞间沉积的免疫球蛋白及外周血检测到的抗体类型均为 IgA 型。

④疱疹样天疱疮：好发生在中老年人。皮损常对称分布于躯干及四肢近端，呈多形性，有红斑、丘疹和风团等，但以 0.5cm 左右的小水疱为主，尼氏征阴性，黏膜损害罕见，瘙痒显著。

【辅助检查】

（1）血液检查

大部分患者可有轻度贫血，且贫血和病情严重程度成正比。白细胞总数及中性粒细胞数常中度增加，并且多与继发感染有关。半数患者可有嗜酸性粒细胞数升高，红细胞沉降率加快，血清总蛋白和清蛋白水平偏低，免疫球蛋白高低不一。

（2）细胞学检查

使用玻片在疱底或糜烂面上轻压印片，或用钝刀轻刮糜烂面后涂片做革兰染色，可看到单个或成群的棘层松解细胞。细胞圆形或卵圆形，细胞间桥消失，胞核圆形，大且深染，可见核仁，核周围有浅蓝色晕，胞质均匀，呈嗜碱性。天疱疮细胞聚集或者单个存在。

（3）免疫荧光检查

天疱疮患者皮损周围的皮肤进行直接免疫荧光检查可见到角质形成细胞间 IgG 和 C_3 呈网格状沉积，80%~90%的天疱疮患者血清中有抗天疱疮抗体。但免疫荧光检查特异性和敏感性不高，其抗体效价无法很好地反映疾病的严重程度。

（4）酶联免疫吸附实验

对特异性抗体的检测比免疫荧光检查具有更好的特异性和敏感性。对特异性抗 Dsg1 与 Dsg3 抗体的检测能够帮助鉴别诊断寻常型天疱疮以及落叶型天疱疮。在病情活动期，90%以上患者血清中有高效价抗表皮细胞间物质的循环抗体，抗体效价和病情的严重程度基本平行。临床症状改善后抗体效价将下降或转阴。病变复发前 2~4 周天疱疮抗体效价可先升高。

（5）免疫印迹及免疫沉淀

副肿瘤性天疱疮患者血清中有多种抗表皮棘细胞间连接蛋白的抗体，除了抗 Dsg 外，还能够检测到抗壳斑蛋白抗体、抗周斑蛋白抗体、抗桥粒斑蛋白-Ⅰ、Ⅱ抗体及大疱性类天疱疮抗原 BPAGI 抗体等。

（6）免疫遗传学

在犹太患者中 HLA~DR4 与 DQ8 阳性率高，非犹太患者中 HLA~DR6、DQ1 及 DQ5 阳性率高。

【治疗原则】

（1）一般治疗

给予高蛋白和高维生素饮食。注意维持水、电解质平衡。全身衰竭者给予白蛋白、血浆或者全血，少量多次使用。

（2）系统药物治疗

①糖皮质激素：糖皮质激素是目前治疗本病的首选药物。一旦确诊应及早应用，开始剂量应足够，以达到尽快控制病情的目的。常用有泼

尼松、地塞米松等。

②免疫抑制药：免疫抑制药可单独使用或与糖皮质激素联用。与糖皮质激素联合应用，疗效较好，可使用硫唑嘌呤、环磷酰胺、甲氨蝶呤、环孢素、麦考酚酸酯（骁悉）。重病例应先用糖皮质激素控制病情后再加免疫抑制药，可以缩减治疗时间，降低与糖皮质激素的用量。免疫抑制药通常在应用1个月后出现疗效，出现疗效后，一般先减糖皮质激素，然后减免疫抑制药。应用免疫抑制药物须密切注意监测其胃肠道反应、骨髓抑制和肝肾功能损伤等不良反应，及时采取相应对策。

③静脉大剂量丙种球蛋白：对大剂量糖皮质激素和与免疫抑制药联合治疗效果不理想的且又合并严重的感染症状时可考虑此方法。

（3）其他治疗

①血浆置换术/免疫吸附疗法：应用设备去除患者血浆中的自身抗体。每次的血浆置换量和血浆置换次数需根据病情程度而定。

②单克隆抗体疗法：为一种疗效高、特异性强的治疗手段。近年来单独使用单克隆抗体或是联合免疫抑制药、联合静脉注射丙种球蛋白用于天疱疮的治疗，收到较好的效果。

③造血干细胞移植：近几年来，人体外周血造血干细胞移植用于糖皮质激素与免疫抑制药治疗无效的重症天疱疮有效。

【护理评估】

（1）健康史

了解患者发病年龄；评估患者发病有无感染、用药等诱发因素；既往发病及诊治经过等；评估家族中有无自身免疫性疾病史。

（2）身体状况

①躯体评估，包括生命体征、意识状态、全身营养状况、睡眠状况、饮食状况、排泄状况、生活自理能力等。

②评估患者皮肤损害的好发部位、皮肤损害范围、黏膜受累程度、水疱的数量和性质。

③评估患者是否伴有感染、低蛋白血症和水电解质紊乱等。

（3）心理-社会状况

①由于皮疹分布广泛，病程长，易复发，大剂量使用糖皮质激素和免疫抑制剂，影响正常生活、工作、社交，使患者产生焦虑、恐惧、抑郁、

厌世等不良情绪。

②评估患者及家属对本病的认知程度及对治疗的依从性。

③了解患者家庭经济状况、亲人及朋友的关心、支持程度。

【护理诊断】

(1) 皮肤完整受损	(2) 疼痛
与皮肤产生水疱和大面积糜烂有关。	与皮肤和黏膜大面积糜烂或继发感染有关。
(3) 感染的危险	(4) 营养缺乏
与皮肤和黏膜大面积糜烂和服用糖皮质激素类药物有关。	与疾病慢性消耗和口腔黏膜糜烂、疼痛有关。
(5) 自我形象的紊乱	(6) 焦虑
与水疱和大面积糜烂及长期服用糖皮质激素类药物，导致体型变化有关。	与病程长、易反复有关。
(7) 知识的缺乏	(8) 躯体移动障碍
与缺乏对本病的了解或激素药物治疗的相关知识有关。	与皮损疼痛和活动无耐力有关。

【护理措施】

(1) 一般护理	(2) 皮损护理
①饮食护理：改善饮食结构，指导患者进高蛋白、高热量、高维生素饮食，注意多饮水。 　②生活护理：注意个人卫生，严格消毒隔离；保持室内清洁，定时通风换气，保持空气新鲜；活动期患者应卧床休息。	减少局部摩擦，暴露疗法或药浴后保护糜烂面，防止水疱破裂；遵医嘱正确合理局部用药，注意药物疗效。

(3) 病情观察
注意患者局部和全身情况，及时发现有无病情恶化、重症、衰竭迹象。长期大量糖皮质激素、免疫抑制药治疗者，注意药物的不良反应。一旦出现异常情况，及时报告医师，并协助积极救治。

（4）对症护理

帮助患者定时漱口，防止感染。

（5）心理护理

本病病情较重，治疗时间长，易复发，且严重影响患者的自我感觉和社会交往能力，易产生不良情绪。通过良好的沟通，使患者正确认识天疱疮，树立战胜疾病的信心，积极配合医护人员治疗。

【健康教育】

（1）注意加强眼、口腔及外生殖器等处损害的护理，患者的衣物及被褥应每天消毒。勿用胶布粘贴皮肤，以免撕掉表皮。病室定期消毒，防止真菌、病毒和细菌的继发感染。

（2）卧床休息，适量活动，避免大运动量的活动造成骨折。注意经常翻身，防止肺部并发症及压疮的发生。

（3）敷料和衣物要洁净，勤加更换，注意保暖，勿受凉。

（4）服用糖皮质激素的患者应给予低盐饮食，定期测定电解质，测量血压和化验尿糖。

（5）多进食高热量、高蛋白、高维生素、低盐、低糖、易消化的食物，忌食刺激性的食物。多饮水。患者保持心情愉快，睡眠充足。

（6）如天疱疮皮损超过身体的50%以上，最好采取无菌性护理（如对待烧伤患者）。增加蛋白质饮食以补充丢失的蛋白。

（7）注意皮质激素及环磷酰胺长期应用时的不良反应。

（8）大剂量长期应用糖皮质激素诱发消化道出血、骨质疏松、药物性血糖升高，应密切观察粪便颜色、监测血糖情况，必要时给予对症治疗。

（9）天疱疮易损害角膜，因此要注意观察患者角膜刺激症状，如发现患者畏光流泪、有异物感，应请眼科会诊。

（10）患者的口腔黏膜常有损害，因此需做好口腔护理。可用口灵漱口液漱口，或1:10聚维酮碘溶液漱口，或制霉菌素20片加500ml的生理盐水溶液漱口。疼痛严重者可在进食前用20%利多卡因溶液含漱。

（11）定期门诊复查，按医嘱服用激素类药物，不可随意减量或停药，以防复发。

第二节　大疱性类天疱疮患者的护理

大疱性类天疱疮是一种好发于老年人的自身免疫性表皮下大疱病。主要特征是疱壁厚、紧张不易破的大疱，组织病理为表皮下水疱，免疫病理显示基底膜带 IgG 和（或）C_3 沉积，血清中存在针对基底膜带成分的自身抗体。

【临床表现】

（1）本病多发在 60 岁以上的老年人，好发于胸腹部和四肢近端和手、足部。

（2）典型皮损为在外观正常的皮肤或红斑的基础上产生紧张性水疱或大疱，疱壁较厚，呈半球状，直径可从数毫米至数厘米，疱液清亮，少数可呈血性，疱不易破，破溃后糜烂面常覆盖痂或血痂，可自愈，成批出现或此起彼伏，尼氏征阴性。少数患者也可表现出口腔等黏膜损害，但较轻微。多伴有程度不一的瘙痒。需要注意的是 BP 有时会出现非典型表现（例如湿疹样或结节性痒疹样皮损）。

（3）本病进展缓慢，如不进行治疗可持续数月至数年，也会自发性消退或加重，预后强于天疱疮。

（4）死亡原因多为长期患病造成的机体消耗性衰竭和长期使用糖皮质激素引起的并发症以及多脏器功能衰竭。

【辅助检查】

（1）血液检查	（2）免疫荧光检查
外周血中 50% 患者的嗜酸性粒细胞数增加，85% 患者的 IgE 水平增高。大疱性天疱疮病情缓解伴有血清中 IgE 水平降低。	大部分患者皮损周围皮肤进行直接免疫荧光提示基底膜带 IgG、C_3 呈线状沉积。间接免疫荧光检查显示 70% 患者血清中出现抗基底膜带的循环抗体，主要为 IgG，其次为 IgA 与 IgE，其效价和病情无关。盐裂皮肤的间接免疫荧光检查显示表皮侧 IgG、C_3 呈线状沉积。

（3）免疫印迹方法、ELISA

能够检测到患者血清中存在抗 BP230（BPAG1，分子量为 230kD 的多肽）与抗 BP180（BPAG2，分子量为 60~180kD 的多肽）的抗体。

【治疗原则】

（1）一般治疗

注意水、电解质平衡，补充蛋白质和维生素，必要时输血或血浆。

（2）局部治疗

有大疱的可使用无菌性注射器抽出疱液，继发感染的用抗生素软膏；有局限的病变可外用高效皮质激素。外用他克莫司软膏也有一定疗效。对于病变广泛者，传统治疗通常口服泼尼松。随机对照研究显示外用高效糖皮质激素对于局限性、中度以及重度大疱性类天疱疮均有效。对于皮损广泛者外用 0.05% 的丙酸氯倍他索软膏疗效优于口服泼尼松。完全外用糖皮质激素患者经过 3 周左右病情得到控制。

（3）全身治疗

①糖皮质激素：老年人系统使用激素会带来严重的不良反应，所以尽量减少系统使用激素的剂量及使用激素的时间很重要。②抗生素单独或与烟酰胺联合治疗：单独应用四环素、米诺环素、红霉素或联合使用烟酰胺对局限性或泛发型大疱性类天疱疮具有极佳的临床疗效。③氨苯砜：主要是中性粒细胞的炎细胞浸润的患者是使用氨苯砜最合适的个体，一般在 2 周内起效。可单独使用或与皮质类固醇激素联用。④雷公藤多苷：应定期检查血象和肝肾功能等。⑤免疫抑制药：常用有硫唑嘌呤、环磷酰胺、环孢素、甲氨蝶呤。适用于对外用糖皮质激素无效的老年患者。⑥静脉内免疫球蛋白注射、血浆置换：适用于其他疗法无作用者。

【护理评估】

（1）健康史

①了解患者的发病年龄、性别、既往史、家族史、有无类似疾病史。

②了解诊治经过及效果，完成各种相关检查结果，诊断治疗及用药情况，恢复情况及药物疗效，不良反应等。

（2）身体状况

①躯体评估，包括生命体征、意识状态、全身营养状况、睡眠状况、饮食状况、排泄状况、生活自理能力等。

②评估患者皮肤损害的好发部位、皮肤损害范围、黏膜受累程度、水疱的数量和性质。

③评估患者是否伴有感染、低蛋白血症和水电解质紊乱等。

（3）心理-社会状况

①由于皮肤损害广泛，患者年龄较大，易复发，大剂量使用糖皮质激素与免疫抑制剂，使患者产生恐惧、无助、绝望、抑郁等不良情绪。

②评估患者及家属对本病的认知程度，了解家属及朋友对患者的关心、支持程度以及患者家庭经济状况等。

【护理诊断】

（1）皮肤黏膜完整性受损

与大疱性类天疱疮疾病本身有关。

（2）有感染的危险

与水疱破溃、低蛋白血症及治疗药物等导致免疫力下降有关。

（3）发热

与感染有关。

（4）焦虑

与疾病本身及担心预后有关。

（5）舒适的改变

与疾病导致瘙痒有关。

（6）营养失调：低于机体需要量

与疾病慢性消耗有关。

【护理措施】

（1）心理护理

该类疾病病情较重，治疗时间长，易复发，且严重影响患者的自我感觉和社会交往能力，易于产生不良情绪。通过良好的沟通，使患者正确认识大疱性皮肤病，树立战胜疾病的信心，积极配合医护人员治疗。

（2）皮肤护理

①首先应严格无菌操作，操作时宜轻巧、迅速，必要时可先用镇静镇痛药。

②大疱可在严格消毒下抽吸疱液。

③皮肤损害较局限、渗液者可用 0.1% 苯扎溴铵消毒，干燥后布氯霉素粉和消毒滑石粉，绷带包扎。也可先用收敛保护的油膏，再布消毒滑石粉，后绷带包扎。

④大面积皮肤损害宜采取暴露疗法，可用 1∶5000 高锰酸钾溶液或 0.1% 依沙吖啶液清洁创面，并可将创面置于红外灯照射，外用 0.2% 硝酸银等，也可外喷含有皮质激素和有效抗生素的气溶胶。必要时可外贴人工皮。渗液多或合并感染者可用湿敷。

（3）黏膜护理

①口腔受损时可用 2% 碳酸氢钠溶液等漱口，口唇干燥者可外用硼酸甘油等。

②会阴部黏膜受累时可用 0.1% 苯扎溴铵棉球蘸洗，保持创面干燥。

③眼部损害可用 2% 硼酸溶液、生理盐水定期清洗眼部，然后用四环素可的松眼膏或 0.25% 的氯霉素眼药水滴眼。

（4）适宜的环境

病室温度、湿度应适宜，通风良好。护理人员应严格遵守消毒隔离制度。

（5）体位护理

加强体位护理，防止压疮产生。可支被架以免被服接触患者造成损伤。

（6）用药护理和病情观察

长期使用糖皮质激素，应注意观察药物疗效和不良反应，并及时报告医师。同时需嘱咐患者不要随意减少药物用量或停药。

【健康教育】

（1）加强营养，多进食高蛋白、低盐的食品，补充足够的水分、维生素和电解质。

（2）忌食辛辣刺激性食物。

（3）注意衣服被褥的清洁卫生。

第十二章　血管性皮肤病患者的护理

第一节　过敏性紫癜患者的护理

过敏性紫癜又称亨-许紫癜，是一种 IgA 抗体介导的超敏反应性毛细血管和细小血管炎，其特征为非血小板减少的皮肤紫癜，可伴有关节痛、腹痛和肾脏病变。

【临床表现】

过敏性紫癜多见于儿童和青少年，90%患者为 10 岁以内儿童，男性多于女性。好发于下肢，以小腿伸侧为主，重者可累及上肢、躯干。发病前常有上呼吸道感染、低热以及全身不适等前驱症状，继而出现针尖至黄豆大小、可触及的紫癜、出血性丘疹或瘀斑，部分有融合倾向，经常分批出现。病程长短不一，可持续数月或 1~2 年，容易复发。除严重并发症外，一般预后良好。

只累及皮肤者称为单纯型；并发关节疼痛、肿胀称为关节型，多为膝和踝关节受累，也可累及肘、腕、指关节；并发消化道症状称为腹型，表现为脐周与下腹部疼痛、恶心、呕吐等，严重者可发生便血甚至肠套叠、肠穿孔；并发肾脏损害称为肾型，主要表现为血尿，其次为蛋白尿与管型，尽管在对有肾脏损害患者的长期随访中仍有慢性肾脏损伤，但只有 1%~3%进展为肾功能不全，成年人的肾脏损害通常比儿童严重；上述各型有时可合并存在，称为混合型。非单纯型者除紫癜外，还可出现风团、水疱甚至溃疡或坏死等多形性皮损。

【辅助检查】

部分患者束臂试验阳性。白细胞数正常或在发病初期升高（特别是嗜酸性粒细胞），发病初期红细胞沉降率增快，血小板数量、形态和功能都在正常范围，出、凝血功能亦正常。累及肾脏时出现血尿、蛋白尿，累及胃肠道时粪潜血试验阳性。

【治疗原则】

（1） 病因治疗

应积极寻找致病因素，如防治上呼吸道感染、去除感染病灶（如扁桃体炎、龋齿等）、避免服用可疑药物及食物等。

（2） 对症治疗

单纯型过敏性紫癜可选用降低血管通透性的药物（如维生素C、芦丁和钙剂），关节型选用羟氯喹、氨苯砜或秋水仙素等抗炎药，疼痛明显时选用非甾体类抗炎药，腹型和肾型则需给予糖皮质激素或联合细胞毒药物（如环磷酰胺）等。

【护理评估】

（1） 健康史

①了解患者的发病年龄，发病前有无感染，尤其是上呼吸道感；用药史、特殊食物服用史、手术、外伤等。

②了解患者居住环境，有无寒冷刺激，有无过度劳累及花粉、尘埃、昆虫咬伤、疫苗接种史。

（2） 身体状况

①评估皮损的好发部位、大小、形态、颜色等。

②评估患者有无呕吐、腹痛、便血等消化道症状；有无关节肿胀、疼痛和功能障碍；有无水肿、血尿、无尿、肾功能不全的症状。

（3） 心理-社会状况

由于病程长，病情易反复，皮肤以瘀点、瘀斑为表现，可累及关节、胃肠道、肾脏，以及治疗期间长期大剂量使用糖皮质激素，可能出现药物不良反应，易使患者对本病及治疗产生焦虑不安、紧张、悲观等心理。

【护理诊断】

（1） 皮肤完整性受损

与皮肤瘀点、瘀斑、水肿、溃疡有关。

（2） 焦虑

与病程长、反复发作、全身受累有关。

（3）潜在的胃肠道出血

与腹型紫癜引起消化道不适有关。

（4）疼痛

关节型和腹型紫癜所致。

（5）生活自理能力受限

与关节型和腹型紫癜的症状及活动限制有关。

（6）知识缺乏

与缺乏对本病的了解或药物治疗的相关知识有关。

【护理措施】

（1）皮损的护理

①评估皮肤瘀点、瘀斑、水肿、溃疡情况。②保持床铺清洁、干燥、平整。③穿软棉制衣服，勤换洗。保持皮肤清洁，外敷药物，以促进炎症消散吸收，切忌挤压。④破溃时，按外科无菌伤口处理，每日换药2~3次，换药时注意无菌操作，以防感染。

（2）生活护理

①为患者做好生活护理。②把患者常用的东西放置在患者易取的地方。③协助患者做一些病情允许的活动。

（3）疼痛护理

①给患者心理安慰。②和患者多交流转移注意力。③教会患者放松疗法，减轻不适。④必要时给予镇痛药物并观察其作用和不良反应。⑤协助患者抬高下肢休息。

（4）胃肠道出血的护理

①评估患者饮食及排尿、便情况。指导患者选择营养丰富、清淡、易消化的饮食，也可进食维生素丰富的水果、蔬菜等。

②密切观察消化道变化情况，如患者有无腹痛、腹泻、呕吐、呕血及便血等，一旦出现腹痛，及时观察疼痛部位、性质、粪便色泽。如有便血，立即报告医师，并做好记录。对腹痛严重、便血量多者，除立即报告医师外，同时协助做好止血、输血等抢救工作，记录血压、脉搏等。对剧烈腹痛难以缓解、血便不止者，更应提高警惕，一旦发现有坏死、穿孔征象，立即报告医师，及时手术，防止误诊、漏诊，延误抢救。

③消化道出血患者应暂禁食，以免加重出血，病情好转后可由流食、

半流食逐渐过渡到普食。此外，患者应暂禁食动物蛋白如牛奶、鸡蛋、鱼虾等，避免接触生、冷、辛辣及刺激物如烟、酒、浓茶、咖啡、葱、蒜、胡椒等，以免加重过敏。

（5）心理护理

①安慰开导患者，创造良好的病室氛围。②以成功的病例鼓励患者树立战胜疾病的信心。③指导放松、休息、转移注意力，减轻不适。④遵医嘱给予抗焦虑药物，并观察其疗效。

【健康教育】

（1）药物指导

遵医嘱用药，切记勿乱服药或自行停药。

（2）饮食指导

过敏性紫癜患者应禁食各种致敏食物：鱼、虾、蟹、蛋、牛奶、蚕豆、菠萝等；患者一旦发现某种食物有致敏作用，应终身禁用。另外，过敏性紫癜患者最好不要食用自己从未吃过的新鲜花蕾之类的蔬菜，忌食辛辣刺激性食物、过硬及海鲜类食物，有肾脏损害者应限制食盐和水分的摄入，维生素 C 有减低毛细血管通透性和脆性作用，患者多吃这些食物有助于康复。富含维生素 C 的食物有柚子、橙子、柑橘、苹果、柠檬、草莓、猕猴桃、西红柿以及各种绿叶蔬菜等。过敏性紫癜是一种出血性疾病，因此要适当多吃富含蛋白质及补血食物，以补充机体的需要，如瘦肉、禽蛋、动物肝、动物肾、菠菜、西红柿、海带、紫菜、木耳、大枣和豆类及其制品。腹痛较重或粪便潜血阳性者进食半流食，消化道有明显出血者应禁食。

（3）皮肤护理指导

教会家属和患者观察皮疹形态、数量、部位，是否反复出现，有无血疱形成；保持皮肤的清洁，用温水清洗，避免皮肤受刺激，如不用刺激性的肥皂擦洗皮肤；穿棉质宽松衣物等，勤剪指甲，以免手抓伤皮肤；皮肤瘙痒时勿搔抓，瘙痒明显时遵医嘱用少量止痒剂。

（4）休息指导

置患者于安静舒适的环境中卧床休息，减少因周围环境刺激产生焦虑而加重疼痛；尽量减少活动；教会患者评估疼痛的性质、部位、程度以及持续时间，有无伴随症状恶心、呕吐、腹泻、血便等；遵医嘱使用镇痛药；注意粪便性状；有血便者应定时测量血压、脉搏，详细记录排便次数及性状，留取粪便标本；腹痛者禁止腹部热敷，以防肠出血；予无动物蛋白、无渣的流质，严重者禁食，经静脉供给营养；对关节型病例应观察疼痛及肿胀情况，保持患肢功能位置；教会家属协助患者选用舒适体位，做好日常生活护理；遵医嘱使用肾上腺皮质激素，对缓解关节痛效果好；急性期绝对卧床休息，一般为 1~2 周，3 个月内避免重体力劳动和体育活动；关节肿痛抬高患肢，卧床休息，防寒保暖，预防上呼吸道感染。

第二节　变应性皮肤血管炎患者的护理

变应性皮肤血管炎是一种主要累及真皮浅层小血管及毛细血管的炎症性皮肤病，其特征为下肢以紫癜、溃疡、坏死和结节为主的多形性皮损。

【临床表现】

变应性皮肤血管炎多发生在中青年，女性多于男性。好发于下肢和臀部，尤以小腿为多，亦可分布在上肢和躯干，常对称分布。皮损呈多形性，可表现为红斑、丘疹、紫癜、水疱、血疱、糜烂、溃疡、坏死以及表浅小结节等，但以紫癜、溃疡、坏死和结节为主要特征，皮损消退处留有色素沉着或萎缩性瘢痕。自觉轻度瘙痒或烧灼感，部分有疼痛，特别是在溃疡和结节处。可伴有低至中度发热、倦怠及关节酸痛等全身症状。病程较长，易迁延反复至数月甚至数年。个别可累及肾、胃肠道、肺和中枢神经系统，出现相应表现，称为系统性变应性血管炎。

【辅助检查】

发病初期嗜酸性粒细胞可增多、血小板轻度减少、红细胞沉降率增快，部分患者类风湿因子低效价阳性和补体水平降低，严重者还会造成贫血。

【治疗原则】

变应性皮肤血管炎的药物治疗首选沙利度胺 75～150mg/d 或氨苯砜 100～150mg/d；若皮损范围广泛、症状较重者给予糖皮质激素（相当于泼尼松 15～30mg/d）或和沙利度胺等联合应用。如有重要脏器损害者糖皮质激素和环磷酰胺合用效果优于单用激素，且可降低激素用量。组织学上有明显血栓者需联合阿司匹林等抗凝药治疗。还可使用维生素 C 等辅助治疗。

【护理评估】

（1）健康史

①了解患者的年龄，性别，职业等。

②了解患者有无感染、肿瘤、药物、化学物质（杀虫剂、除草剂）等致病因素。

③了解患者有无既往史。

（2）身体状况

评估患者发病的时间，皮损的部位、大小、形态，有无发热、疼痛、结节、溃疡等症状。

（3）心理-社会状况

①评估患者有无焦虑、恐惧等心理反应。

②评估患者对本病的认知程度及对治疗护理的依从性。

【护理诊断】

（1）皮肤完整性受损

与皮肤红斑、丘疹、糜烂溃疡有关。

（2）焦虑

与病程长、反复发作、全身受累有关。

（3）舒适的改变

与皮损所致瘙痒、疼痛有关。

（4）有感染的危险

与皮损出现溃疡、糜烂、坏死有关；与使用免疫抑制剂或糖皮质激素导致免疫力下降有关。

（5）知识缺乏

与缺乏对本病的了解或药物治疗的相关知识有关。

【护理措施】

（1）皮损的护理

①评估皮肤红斑、丘疹、糜烂、溃疡、结节情况。②保持床铺清洁、干燥、平整。③穿软棉制衣服，勤换洗。保持皮肤清洁，外敷药物，以促进炎症消散吸收，切忌挤压。④破溃时，按外科无菌伤口处理，每日换药2~3次，换药时注意无菌操作，以防感染。

（2）疼痛的护理

①评估疼痛的部位、性质、程度及规律、诱发因素。②给患者心理安慰。③和患者多交流转移注意力。④教会患者放松疗法，减轻不适。⑤必要时给予镇痛药物并观察其作用和不良反应。⑥协助患者抬高下肢休息。

（3）生活护理

①为患者做好生活护理。②把患者常用的东西放置在患者易取的地方。③协助患者做一些病情允许的活动。

（4）心理护理

①评估患者的焦虑程度。②安慰开导患者，创造良好的病室氛围。③以成功的病例鼓励患者树立战胜疾病的信心。④指导放松、休息、转移注意力，减轻不适。⑤遵医嘱给予抗焦虑药物，并观察其疗效。

【健康教育】

（1）药物指导

遵医嘱用药，切记勿乱服药或自行停药。

（2）饮食指导

忌辛辣、鱼虾、烟酒等刺激性食物。夏季应忌羊肉、狗肉等热量较大的食物，应吃新鲜蔬菜，如菠菜、油菜、胡萝卜、白菜等含维生素C较多的蔬菜。每天临睡前服用一袋新鲜牛奶或香蕉。

（3）皮肤护理指导

教会家属和患者观察皮疹形态、数量、部位，是否反复出现，有无血疱形成，保持皮肤的清洁，用温水清洗皮肤，避免皮肤受刺激，如不用刺激性的肥皂擦洗皮肤，穿棉质宽松衣物等，勤剪指甲，以免手抓伤皮肤，皮肤瘙痒时嘱患者勿搔抓皮肤，瘙痒明显时遵医嘱用少量止痒剂。

（4）休息指导

①置患者于安静舒适的环境中卧床休息，减少因周围环境刺激产生焦虑而加重疼痛，做好日常生活护理。

②发病期应该避免剧烈运动、长时间站立和长时间坐姿，每次时间不宜超过半个小时，以免形成下肢水肿，渗出较多时，应抬高患肢，如工作原因必须站立和长时间采取坐姿的，应半个小时活动一次或者躺下把双足举高3分钟。

③恢复期适当运动，运动以散步形式，每次走路时间不超过1小时，路程不超过2km，禁止热敷、理疗和超过40℃水温的浸浴，更不能进入桑拿蒸房。

④痊愈期：积极参加各项体育锻炼，锻炼程度根据自己的身体承受能力而定，避免劳累，如爬山、长途旅行应打裹弹力绷带或穿医用循序减压袜，保证充足的睡眠时间，成人深睡眠时间不能低于7小时，儿童深睡眠时间不能低于8小时，防止感冒。

（5）复查指导

治愈后每3个月进行体检一次，检查项目为红细胞沉降率、血脂等，红细胞沉降率要保持在男性20mm/h以下，女性25mm/h以下，白细胞数应为（4~10）×10^9/L，血小板数应在（100~300）×10^9/L，如有异常，应及时请教专业医师指导用药。每月应肌内注射提高机体免疫力的药物或干扰素一次，如人血丙种球蛋白。

第三节　贝赫切特综合征患者的护理

贝赫切特综合征又称白塞综合征、口-眼-生殖器综合征，是以反复发作的口、眼、生殖器和皮肤损害为特征的细小血管炎，病情严重时可累及中、大血管，出现多系统、多脏器的损害。

【临床表现】

（1）口腔溃疡

发生率高达98%以上，大约70%的患者以此为首发症状。溃疡单发或多发，直径2~10mm，呈圆形或椭圆形，边界清晰，中心是淡黄色坏死性基底，周围有明显红晕，深浅不一，好发生在唇、舌、颊黏膜、软腭、硬腭及扁桃体，甚至咽部和鼻腔等处；为疼痛性溃疡，严重者影响进食，一般1~2周后消退，通常不留瘢痕，溃疡较深较大者可留有瘢痕。

（2）生殖器溃疡

发生率达到80%以上。多出现在口腔黏膜或皮肤病变之后，极少表现为首发症状。女性发生率较高，发生较早，也较为严重。溃疡的性质及病程类似口腔溃疡。男性好发于阴囊、阴茎、龟头或尿道，女性好发于外阴、阴道或宫颈，也可发于男女两性的会阴、肛门、直肠等处。常伴局部淋巴结肿大。女性严重者可导致外阴严重破坏。

（3）皮肤损害

皮肤损害发生率为60%~80%，通常出现在口腔溃疡之后，少数患者以此为首发症状。皮疹最常见形式为痤疮样和毛囊炎样皮损、结节性红斑样皮损，还可表现为脓肿与多形红斑样损害。其中痤疮样皮损多发生于躯干，难见到黑头粉刺与瘢痕性痤疮；毛囊炎样皮损也多见于躯干，但下肢和阴囊等部位也不少见，其特点为顶端脓头较小，周围有红晕愈后不留瘢痕；结节红斑样皮损好发于下肢，其特点为结节较小、部位较表浅、压痛较轻微、周围有红晕、很少发生破溃以及遗留瘢痕。针刺同形反应阳性对本病有诊断价值，有40%~70%的患者可发生此反应，方法为用生理盐水皮内注射或无菌针头皮内刺入或静脉穿刺等，24小时后可在受刺部位产生毛囊炎或脓疱，48小时左右最为明显。

（4）眼损害

眼部损害发生相对较晚，发生率为50%左右，可反复发作。开始时常表现为严重的眶周疼痛以及畏光。病变可累及眼球前段，表现为虹膜睫状体炎、前房积脓、结膜炎与角膜炎，预后较好；累及眼球后段，表现为脉络膜炎、视盘乳头炎、视神经萎缩和玻璃体病变，可导致青光眼、白内障和失明，预后较差。视网膜血管炎为最典型的眼部体征，也是引起失明的主要原因。

（5）其他系统表现

其他系统表现包括以膝、踝及肘关节等大关节为主的游走性关节炎；

血管炎的表现，多数为复发性浅表或深在性血栓性静脉炎，也可出现颈总动脉、锁骨下动脉以及股动脉等动脉炎；神经系统病变，多为中枢神经系统受累，男性多见；其他例如泌尿生殖道、呼吸系统、消化系统、心血管系统均可出现不同程度病变。

【辅助检查】

针刺反应：用无菌皮内针头在前臂屈面的中部刺入皮内，然后退出，48 小时后观察针头刺入处的皮肤反应，局部若有红丘疹或红丘疹伴有白疱疹则视为阳性结果。

【治疗原则】

（1）系统治疗

①糖皮质激素：主张用于治疗病情严重者，如高热、急性发作性的眼部病变、中枢神经系统病变、严重的血管炎以及关节病变、严重的口腔或生殖器溃疡。严重的神经与眼部病变者可用甲泼尼龙冲击疗法。

②秋水仙碱：可有效治疗与预防红斑结节样皮损及关节炎，减少女性口腔及生殖器溃疡的复发。

③沙利度胺：对严重的口腔与生殖器溃疡及毛囊炎样皮疹有效，但可引起短暂的红斑和结节发作频率增加。

④硫唑嘌呤：可降低眼部损害、口腔及生殖器溃疡和关节损害的发生率及预防复发。通常要 4~6 周才起效。

⑤苯丁酸氮芥：用于治疗眼部病变，疗效优于糖皮质激素，但长期使用副作用大。

⑥环孢素：可降低眼部疾病的发病频率和严重程度。小剂量环孢素联合糖皮质激素效果更佳，且肾脏毒性更小。

⑦免疫调节药：可选用转移因子、胸腺肽和 IFN-α 等。

⑧生物制剂：抗 TNF-α 的生物制剂效果好。英利昔单抗：快速有效治疗对常规治疗抵触的贝赫切特综合征，无明显的不良反应。依那昔普对贝赫切特综合征的口腔溃疡、结节和脓疱样皮肤损害及关节炎均有明显改善。

⑨其他：非甾体类抗炎药例如吲哚美辛可有效缓解贝赫切特综合征的关节症状以及脓疱性皮肤损害，与糖皮质激素合用可增加疗效；柳氮磺胺吡啶能够有效地治疗胃肠道溃疡；米诺环素可以有效地缓解生殖器溃疡，但对口腔溃疡无效；氨苯砜可作为替代药物或与其他药物联用。

（2）局部治疗

局部治疗主要针对各部位的溃疡。口腔溃疡者可给予口炎清等温和的溶液漱口，疼痛剧烈时局部涂擦苯唑卡因或 0.5% 盐酸达克罗宁、冰硼散等制剂。硫糖铝悬浊液可用于治疗口腔和生殖器溃疡，可减轻疼痛和加快愈合。轻度的前葡萄膜炎使用扩瞳眼药水和激素眼药水。

【护理评估】

（1）健康史

①了解患者的既往史、家族史、有无类似病情。
②了解患者发病前有无感染，如病毒、细菌、结核等感染。
③评估患者的发病年龄，全身状况，有无系统性疾病或自身免疫性疾病。

（2）身体状况

①评估皮损发生的部位、范围、大小、数量等。
②评估患者躯体情况，生命体征，全身营养状况，失眠状况，饮食状况。
③评估患者有无感染及其他系统症状，如关节肿痛、葡萄膜炎、脑膜炎等。

（3）心理-社会状况

①由于病程长，反复发作，预后不一样，治疗期间长期大剂量使用糖皮质激素，易使患者产生紧张、焦虑、悲观、厌世等不良情绪。
②评估患者对本病的认知程度及对治疗的依从性。
③评估患者经济状况、家属对患者的关心、支持程度。

【护理诊断】

（1）皮肤完整性受损

与皮肤和黏膜糜烂、溃疡有关。

(2) 疼痛

与皮肤和黏膜糜烂、溃疡有关。

(3) 营养失调

与口腔黏膜糜烂、溃疡,进食少有关。

(4) 焦虑

与病程长、易反复有关。

(5) 知识缺乏

与缺乏对本病的了解或药物治疗的相关知识有关。

【护理措施】

(1) 饮食护理

贝赫切特综合征患者的饮食原则以清淡为宜,少量多餐,花样多变,高热量、高蛋白、高维生素、易消化、无渣流质饮食,少食辛辣刺激性的食物。在口腔溃疡期给予流质饮食,如牛奶、肉汤等,避免过硬、过热及刺激性食物,以免损伤或加重口腔溃疡而引起疼痛,应鼓励患者少量慢食,增加营养,增强体质,促进恢复。

(2) 口腔护理

口腔溃疡为本病常见的首发症状,有85%的患者以口腔反复发作性溃疡首发。溃疡好发于舌黏膜、颊黏膜、舌系带,少数见咽后壁。溃疡一般为圆形或卵圆形,边缘清,底部有白色或黄色假膜,愈合后不留瘢痕。可予每天口腔护理2次,口腔护理前可用生理盐水500ml+0.1%利多卡因210ml的混合液含漱,以减轻疼痛。餐后用生理盐水漱口,破溃处涂以口腔溃疡涂剂、锡类散以利于愈合。也可用1:5000的呋喃西林漱口,预防感染。用硫糖铝悬液局部涂擦可加速溃疡愈合。

(3) 会阴部护理

本病生殖器溃疡发生率为82.55%,主要见于阴囊、阴茎、包皮、龟头、肛周;发生率为63.73%,好发于两侧大小阴唇、肛周,主要表现为大小阴唇、阴蒂肿胀,并出现多个大小不等的、边界清的溃疡,表面覆盖灰白色坏死组织或黄白色脓性分泌物,在外阴清洗时不易擦去,影响行走。此类患者应每天用温开水淋洗患处,保持局部的清洁,溃疡期禁止性生活,避免骑自行车或长时间步行。选择棉质内裤,男性经常外翻清洁包皮。会阴部溃疡用1:5000的高锰酸钾冲洗，用0.1%的苯扎溴铵冷湿敷，溃疡表面喷促生长因子喷剂，有利于愈合；用复方氧氟沙星乳膏涂擦外阴疗效好；局部消毒后用氢化可的松软膏涂擦3~4次/日，一般7天后可结痂；用金霉素软膏涂患处，可避免创面与内裤发生粘连而摩擦。

（4）眼部护理

70%~90%的患者可出现眼部病变，其中95%为双侧，但不一定同时发生。最常见的眼部病变为虹膜睫状体炎，在滴药前先用消毒棉签清除分泌物，再用生理盐水清洗后用眼药水滴眼，每天1次。睡前涂眼膏，必要时用1%的阿托品散瞳，以防虹膜发生粘连而影响视力，但应注意避免角膜变薄发生穿孔。操作时应保持双手清洁，冲洗时动作要轻，以防损伤角膜。如有畏光、流泪、异物感及飞蚊症等，应避免强光刺激，不易久看电视，久用电脑，外出戴护目镜，以防光和风沙刺激。

（5）皮肤护理

护理高热、神志恍惚等危重患者每2小时协助患者翻身1次，避免拖、拉、推动作，同时用酒精按摩受压部位，以促进局部血液循环，防止压疮发生；有脓疱疹、毛囊炎、疖肿、多形性红斑、水疱、蜂窝织炎样病变、糠疹样苔藓、结节性红斑、皮肤针刺反应等，对这类患者做好皮肤护理十分重要。做到勤洗澡，穿棉质衣服，勤换衣服。保持皮肤清洁，局部皮肤可热敷或外敷药物，以促进炎症消散吸收，切忌挤压。破溃时，按外科无菌伤口处理，油纱局部引流，每日换药1次，换药时注意无菌操作，以防感染。执行各种注射时，注意提高成功率，避免同时多点穿刺，以降低针刺反应。

（6）消化道护理

肠型占本病的26.7%，部位从食管至直肠均可发生，以回盲部病变最常见，占5%。溃疡可孤立分布，也可多发反复出现，甚至发生肠腔狭窄，并易穿孔、肠瘘。故应注意观察有无腹胀、恶心、嗳气，有胸骨后疼痛时应及时进行肠镜检查，用H_2受体拮抗剂的基础上加苯丁酸氮芥治疗效好。并应根据溃疡的程度选择软食、半流质、流质易消化、富含蛋白质和维生素的食物，多食新鲜的蔬菜和水果，多饮水，平时不应进过硬、过热的食物，少食辛辣、生冷、海鲜等食物，并戒烟酒。

（7）心理护理

本病为慢性疑难病，病程长，易反复发作，导致患者心情烦躁、情绪低落，甚至失去信心。精神压抑、焦虑、紧张会诱发或加重病情，心情舒畅可使免疫功能和内环境达最佳状态，利于病情的好转。护士应多关心体贴患者，帮助患者认识疾病，消除顾虑，树立信心，积极配合治疗。由于贝赫切特综合征皮肤损害部位的特殊性，大部分患者出现外阴溃疡，惧怕性生活，所以取得伴侣的支持非常重要。

【健康教育】

（1）避免引起皮损，预防感染，保持皮肤清洁。

（2）预防寒冷，患者居住的房间应注意室温和湿度，一般温度宜保持在 25~28℃，夏天最好用自然风，如使用空调，室温也要保持 28℃ 以上，湿度在 50% 以上。做饭、洗衣、洗菜、洗手均要用热水，必要时戴胶皮弹性手套。平时不要进食冷冻食品与冷冻饮料。冬天要穿暖，尽量穿戴透气性能强的衣服、手套、帽子、袜子，不要敞开衣领和袖口，最好不要外出。对有雷诺现象的患者更应重点保护，以促进局部血液循环。

（3）避免与药物、环境和某些化学物质的接触，防治病情的反复。

（4）遵医嘱用药，不可随便停药、换药或增减用量。

（5）定期复查，观察病情变化，如出现异常及时处理。

第十三章　皮肤附属器疾病患者的护理

第一节　寻常痤疮患者的护理

寻常痤疮是一种毛囊皮脂腺的慢性炎症性疾病，具有一定的损容性。各年龄段人群均可患病，但以青少年发病率为高。

【临床表现】

多发生在 15~30 岁的青年男女，皮损好发于面颊、额部，其次是胸部、背部和肩部，多为对称性分布，常伴有皮脂溢出。痤疮的各种类型皮损都是由毛囊不同深度的炎症和其他继发性反应造成的，包括因毛囊皮脂腺导管阻塞造成的粉刺、发生于毛囊口处的表浅脓疱、炎性丘疹、结节、囊肿以及瘢痕等。

初发损害为与毛囊一致的圆锥形丘疹，如白头粉刺（闭合性粉刺）与黑头粉刺（开放性粉刺），白头粉刺能够挑挤出白黄色豆腐渣样物质，而黑头粉刺系内含脂栓氧化所致；皮损加重后将形成炎症丘疹，顶端可有小脓疱；继续发展可形成大小不一暗红色结节或囊肿，挤压时有波动感，经久不愈会化脓形成脓肿，破溃后常形成窦管与瘢痕。各种损害大小深浅不等，常以其中一、两种损害为主。本病通常无自觉症状，炎症明显时可有疼痛。痤疮病程慢性，时轻时重，部分患者到中年期病情逐渐缓解，但可留有或多或少的色素沉着、肥厚性或萎缩性瘢痕。

临床上根据病情轻重应用 Pillsbury 分类法将痤疮分为 I~IV 度（表 13-1）。

表 13-1　痤疮的严重程度分类

严重程度	临床特点
I 度（轻度）	散发至多发的黑头粉刺，可伴散在分布的炎性丘疹
II 度（中等度）	I 度+炎症性皮损数目增加，出现浅在性脓疱，但局限于颜面
III 度（重度）	II 度+深在性脓疱，分布于颜面、颈部和胸背部
IV 度（重度-集簇性）	III 度+结节、囊肿，伴瘢痕形成，发生于上半身

【辅助检查】

（1）性激素水平异常，皮脂大量分泌，痤疮丙酸杆菌增殖，毛囊皮脂腺导管的角化异常。

（2）产生趋化因子、补体、氧自由基和白介素等炎症介质。

（3）部分患者的血清中 IgG 水平增高。

【治疗原则】

寻常痤疮的治疗原则为去脂、溶解角质、杀菌、消炎及调节激素水平。

（1）一般治疗

应用清水洗脸，禁用手挤压及搔抓粉刺，在泌油高峰没有得到控制之前，原则上不应使用油膏类化妆品。应尽量避免辛辣食物，控制脂肪与糖类食品，多吃新鲜蔬菜、水果和富含维生素的食物。另外，劳逸适度，纠正便秘，禁用溴、碘类药也十分关键。

（2）外用药物治疗

轻者只用外用药物治疗即可。

①维 A 酸类：0.025%~0.05%维 A 酸（全反式维 A 酸）霜或是凝胶，可使粉刺溶解并排出，初用药时有轻度刺激反应，但渐可消失，所以应从低浓度开始，每日晚上应用一次，症状改善后每周一次；第三代维 A 酸类药例如 0.1%阿达帕林凝胶、0.1%他扎罗汀凝胶，可每日晚用一次，对轻中度痤疮有较好疗效。

②过氧苯甲酰：此剂为过氧化物，外用后缓慢释放出新生态氧和苯甲酸，可杀灭痤疮丙酸杆菌，并具有溶解粉刺和收敛作用，可配制成 2.5%、5%和 10%不同浓度洗剂、乳剂或凝胶，需从低浓度开始应用。含 5%过氧苯甲酰和 3%红霉素的凝胶可提高疗效。

③抗生素：红霉素、氯霉素或氯洁霉素，用乙醇或丙二醇调制，浓度为 1%~2%，疗效较好。1%氯林可霉素磷酸酯为不含油脂和乙醇的水溶性乳液，适用于皮肤干燥以及敏感的痤疮患者。1%盐酸氯林可霉素溶液也同样有效。

④壬二酸：可以减少皮肤表面、毛囊及皮脂腺内的菌群，特别是对痤疮丙酸杆菌有抑制作用及粉刺溶解作用，对不同类型的痤疮均有效。可配制成 15%~20%霜外用。其不良反应为局部轻度红斑和刺痛。

⑤二硫化硒：2.5%二硫化硒洗剂具有抑制真菌、寄生虫和细菌的作用，可减少皮肤游离脂肪酸含量。

(3) 系统药物治疗

1）抗生素：口服四环素可以抑制痤疮丙酸杆菌和抑制中性粒细胞趋化，并使面部皮脂中游离脂肪酸浓度降低。其用法为口服 1.0g/d，连服 4 周，然后减量至每晨服 0.5g，持续 8 周。此外多西环素、米诺环素、红霉素也可选用。

2）异维 A 酸：此剂可减少皮脂分泌，控制异常角化和黑头粉刺的形成，并抑制痤疮丙酸杆菌，对结节性、囊肿性以及聚合性痤疮效果好，一般剂量为 0.5mg/(kg·d)，3~4 个月一疗程，可引起口唇发干、脱屑、血脂升高等，故应注意血液学，以及肝、肾功能等变化，此外本药还有致畸作用，育龄期男女服药期间需避孕，停药一年后方可怀孕。

3）抗雄激素药物

①达英-35（Diane 35）：本药具有抗雄激素作用，同时又能抑制排卵兼有避孕作用，适用于患有痤疮且月经不正常或月经前痤疮皮损严重的女性患者。用法：月经来潮第 1 天开始，1 粒/天服用 21 天，停药 7 天为一疗程，月经再次来潮时继续使用，3~4 个疗程后有较明显疗效。

②螺内酯：有轻度抗雄性激素作用，60mg/d 连服 1 个月，对某些患者有效，可与其他药物合用，应定期查血钾及测血压。

③西咪替丁：能够与二氢睾酮竞争雄激素受体，用法 0.6g/d 口服。

4）糖皮质激素：小剂量的泼尼松或地塞米松具有抗炎作用，可用于严重结节性痤疮、聚合性痤疮、囊肿性痤疮的炎症期以及暴发性痤疮，常用泼尼松 15~30mg/d。对严重的结节或囊肿性痤疮可使用皮损内注射糖皮质激素，常用 1%曲安缩松或泼尼松龙混悬液 0.3~1.0ml 加入等量 2%利多卡因或 1%普鲁卡因，每 2 周 1 次，3~4 次后有良好效果，但不宜长期反复使用，以免出现不良反应。

(4) 光疗

联合使用红蓝光照射，可通过光动力学效应破坏痤疮丙酸杆菌及减轻炎症反应而对痤疮治疗有效。该法是基于丙酸痤疮杆菌中包含内源性卟啉，光线照射痤疮丙酸杆菌能够激活细菌内源性卟啉，产生单态氧，并聚集在皮脂腺和上皮细胞，破坏细胞膜与菌体。主要不良反应有疼痛、结痂、红斑以及色素沉着。

（5）痤疮瘢痕治疗

应在痤疮得到基本控制的年龄阶段后期对瘢痕进行治疗。萎缩性瘢痕行铒激光或是超脉冲二氧化碳激光磨削术。激光发挥热效应，治疗后刺激胶原新生，并进而重塑。增生性瘢痕可以用氟羟泼尼松龙混悬液或泼尼松龙混悬液局部注射。

（6）辅助治疗

粉刺可使用特制的粉刺挤压器将内容物挤出，化脓皮损有时应切开引流；清洁皮损后，用药物按摩或药物喷雾，结合石膏药物进行倒模，可达到治疗与美容的目的。

【护理评估】

（1）健康史

了解患者年龄、饮食、个人卫生、化妆品使用情况；评估本次发病有无诱发因素；了解患者家族史和月经史；既往发病情况、诊治经过和效果。

（2）身体状况

①躯体评估，包括生命体征、意识状态、全身营养状况、睡眠状况、饮食状况、排泄状况、生活自理能力等。

②评估患者皮肤损害的好发部位、皮肤损害范围和性质。

（3）心理-社会状况

评估患者有无过度劳累、情绪紧张等精神因素而使病情加重。

【护理诊断】

（1）皮肤完整性受损

与疾病所致有关。

（2）疼痛

与面部囊肿或手术有关。

（3）自我形象紊乱

与皮损发生于面部有关。

（4）焦虑

与皮损好发于面部及病程较长有关。

（5）知识缺乏

缺乏对该病的了解。

【护理措施】

（1）饮食护理

嘱患者饮食尽量清淡，多喝水，多吃蔬菜和水果，吃少油、少甜、少刺激食物，避免过多食用含有色素及人工香料的食物，以及含有咖啡因的食品，如浓茶、咖啡、可可、巧克力等。戒烟酒，不随意吃补品。

（2）生活护理

①保持局部清洁，应用温水、硫磺皂洗涤患处。②指导患者不要滥用化妆品，避免使用含油脂及粉质过多的化妆品。③皮肤较油性的人应勤洗头，以免头皮的油性造成头发与脸部相接处冒出痤疮。④皮脂腺分泌旺盛的油性皮肤，避免按摩，以免刺激油脂分泌，更容易长痤疮。⑤常与脸部接触的物品，如被子、床单、枕头、洗脸毛巾等，要经常清洗，并于阳光下晒。

（3）用药护理

遵医嘱选用去脂、消炎药物，期间注意观察药物疗效和皮损变化。用药期间避免使用油性化妆品，以免阻塞毛孔。

（4）皮损护理

①评估皮肤受损的程度、囊肿的大小、有无脓性分泌物。②保持面部皮肤清洁，忌用手挤压或搔抓粉刺、结节。③给予1:20艾力克溶液或生理盐水湿敷。

（5）心理护理

嘱患者保持良好的精神状态，在心理上或精神上给予支持，使其积极配合治疗和护理。

【健康教育】

（1）坚持治疗，保持心情愉快，消除焦虑情绪，以免引起内分泌紊乱，纠正便秘。

（2）避免过劳，保持充足睡眠，注意个人卫生，嘱患者禁用手挤压，以免引起炎性反应扩散而留下瘢痕。

（3）饮食注意少食辛辣刺激、油腻、含糖高的食物，避免烟、酒、浓茶、咖啡，多吃蔬菜、水果，保持排便通畅。

（4）避免清洗过度，以免破坏皮肤的正常生理特点，一般洗脸次数以每日2~3次为宜。

（5）清水洗脸，不能使用油膏类化妆品，忌用手挤压及搔抓粉刺，以免引起炎性反应扩散而留下瘢痕。

第二节　脂溢性皮炎患者的护理

脂溢性皮炎又称脂溢性湿疹，是发生于头面及胸背等皮脂溢出较多部位的一种慢性炎症性皮肤病。常自头部开始向下蔓延至其他脂溢部位，表现为黄红丘疹或斑片，边缘清楚，表面被覆油腻性鳞屑或痂皮，伴有不同程度的瘙痒。

【临床表现】

本病可发生在各年龄阶段。好发于皮脂溢出部位，以头、面、胸和背部等处多见。皮损初起为毛囊性丘疹，逐渐扩大融合成暗红或黄红色斑，被覆油腻鳞屑或痂，可出现渗出、结痂以及糜烂并呈湿疹样表现。严重者皮损泛发全身，皮肤呈弥漫性潮红和显著脱屑，称为脂溢性红皮病。且有不同程度瘙痒。本病慢性经过，可反复发生。

头皮损害主要为两种类型：①鳞屑型：常呈红斑或红色毛囊丘疹并有小片糠秕状脱屑，头发表现为干燥、细软、稀疏或脱落。②结痂型：多见于肥胖者，头皮厚积片状、覆以油腻性黄色或棕色痂，痂下炎症明显，间有糜烂、渗出。

颜面受累时常和痤疮伴发；耳部受累者可累及耳后皱襞、耳郭及外耳道，常伴有耳后皱襞处裂隙；躯干部皮损多为淡红色圆形或椭圆形斑片，境界清楚，相邻着倾向融合形成环形、多环形或地图状等，表面覆以油腻性细碎鳞屑，有时表面可有轻度渗出；肥胖中年人多连累皱褶部（如乳房下、腋窝、外生殖器、股内侧、腹股沟等），皮损类似体癣，易出现念珠菌感染。

【辅助检查】

在遗传性皮脂溢出素质的基础上，马拉色菌等微生物的寄生与繁殖可水解皮脂中的甘油三酯，产生游离脂肪酸。

【治疗原则】

（1）一般治疗

生活规律，睡眠充足，调节饮食，限制多脂和多糖饮食，多吃水果、蔬菜，忌饮酒及辛辣等刺激性食物。避免各种机械性刺激，少用热水和碱性大的肥皂洗浴。

（2）外用药物治疗

外用药物治疗原则是去脂、消炎、杀菌、止痒。常用的药物是含抗真菌药的混合制剂（如复方咪康唑霜和复方益康唑霜）；外用钙调磷酸酶抑制剂（如吡美莫司软膏和他克莫司）可用于严重患者或低强度糖皮质激素治疗不明显者；少量渗出、糜烂部位可使用1%雷凡诺尔锌氧油、氧化锌油或糊剂、1%金霉素或0.2%呋喃西林软膏，头部皮损可使用含酮康唑的香波洗头，每周2次。

（3）系统药物治疗

瘙痒剧烈时可应用止痒镇静剂；可补充维生素 B_6、维生素 B_2、复合维生素 B 或锌剂；有真菌感染或泛发性损伤可用伊曲康唑100mg/d，连服2~3周；有细菌感染时用四环素或红霉素250mg，每日3~4次；范围较大、炎症明显，甚至有红皮病倾向而无禁忌证时，可短期小量使用泼尼松15mg/d晨起顿服，并可短期加用雷公藤多苷20mg，每日3次。

【护理评估】

（1）健康史

了解患者个人生活习惯，有无饮食、烟酒嗜好；评估发病的遗传因素和诱因；评估患者有无家族史。

（2）身体状况

①了解患者局部皮损情况，面积、程度、部位等。
②了解患者有无瘙痒症状。
③了解患者有无继发感染。

（3）心理-社会状况

评估患者有无精神因素影响本病的发生和发展。

【护理诊断】

（1）皮肤黏膜完整性受损

与丘疹、脓疱等有关。

（2）自我形象紊乱

与面部、身体暴露部位皮损影响外观有关。

（3）焦虑

与疾病影响美观及担心预后有关。

【护理措施】

（1）饮食护理

饮食宜清淡，多吃水果蔬菜，避免多糖多脂饮食，忌酒及辛辣等刺激性食物；保持排便通畅。

（2）皮损护理

保持局部清洁；对少量渗出、糜烂的皮损禁用粉剂、软膏等，禁用高效糖皮质激素；在脂溢性皮肤炎的肌肤上，使用刺激性较低的洗面奶，不宜用卸妆液、水洗式卸妆油等卸妆产品。

（3）用药护理

遵医嘱指导患者掌握正确用药的方法，宜从小浓度、小面积使用。一旦发现药物不良反应，立即停药并通知医师做相应处理。

（4）心理护理

给予患者心理和精神上支持，使其保持稳定情绪和乐观态度，积极配合治疗，并持之以恒。

【健康教育】

（1）调节饮食，限制多脂多糖饮食，不吃辛辣、酒类刺激性食物，要多食蔬菜水果等。

（2）保持生活规律和睡眠充足，精神愉快，按时服药。

（3）勤洗头，一般3~5天洗一次，宜用硫黄软皂，禁烫洗和搔抓。

（4）调节胃肠功能，保持排便通畅，必要时可用适量番泻叶泡水代茶饮。

（5）急性期要避免风吹日晒，不要用强刺激性药物。

第三节　酒渣鼻患者的护理

酒渣鼻是一种发生在颜面中部，以皮肤潮红、毛细血管扩张及丘疹、脓疱为主要表现的慢性皮肤病。

【临床表现】

本病大多数是中年人，女性较多，但病情严重者多为男性患者。本病可分为三期，但各期之间无明显界限，经过缓慢，常并发痤疮及脂溢性皮炎。没有明显自觉症状。

（1）红斑期

面中部尤其是鼻部、两颊、前额、下颌等部位对称发生红斑，特别是在刺激性饮食、外界温度突然改变及精神兴奋时更为显著，自觉灼热。红斑初为暂时性，反复发作后长久不退，并在鼻翼、鼻尖及面颊等处出现表浅树枝状毛细血管扩张，使面部长时间发红，常伴毛囊口扩大及皮脂溢出等。

（2）丘疹脓疱期

病情继续发展时，在红斑基础上大量出现针头至绿豆大小丘疹、脓疱和结节，毛细血管扩张更为明显，纵横交错，鼻部、面颊部毛囊口扩大显著。皮损时轻时重，常此起彼伏，可持续数年或更久。中年女性患者皮损通常在月经前加重。

（3）鼻赘期

病程长久者鼻部皮脂腺和结缔组织增生，致使鼻尖部肥大，形成大小不同的紫红色结节状隆起，称为鼻赘。其表面凹凸不平，毛囊口明显扩大，皮脂分泌旺盛，毛细血管明显扩张。从红斑期发展至鼻赘期需要数十年。比较罕见，多为40岁以上男性。

【辅助检查】

病理学检查显示各期组织学改变亦不相同。红斑期内真皮毛细血管扩张，周围非特异性炎症浸润。丘疹脓疱期真皮内弥漫型炎细胞浸润，毛囊或皮脂腺周围以淋巴细胞为主。鼻赘期的皮脂腺数目增多，腺体增大，腺口明显扩张，内有角质和皮脂，皮下结缔组织增生，血管周围有慢性炎细胞浸润及毛囊内脓肿形成。

【治疗原则】

（1）一般治疗

去除病灶，纠正胃肠功能，调节内分泌，避免过冷过热刺激及精神紧张，忌饮酒和辛辣食物。生活应有规律，注意劳逸结合。以免长时间日光照射。

（2）外用药物治疗

患者禁止使用糖皮质激素制剂。可以使用复方硫黄洗剂、2.5%二硫化硒洗剂，每日2~3次；外用1%甲硝唑霜可以杀灭毛囊虫，也可选用含1%~3%甲硝唑的硫黄洗剂；脓疱多时可使用抗生素制剂（如2%~4%红霉素醑、1%林可霉素醑等）。

（3）系统药物治疗

可选用维生素B族药物（如维生素 B_2、维生素 B_6 及复合维生素B）。对自主神经功能不稳定或紊乱，特别是女性，在月经前或月经期面部易发生阵发性潮红者，可口服谷维素或地西泮等。对于镜检有较多毛囊虫的患者，可用甲硝唑 $0.6g/d$，服用2周后减为 $0.4g/d$，共服1个月。炎症明显患者，可用四环素 $1.0g/d$，服用2周后减为 $0.5g/d$，共服1个月，或用红霉素、米诺环素。

（4）其他疗法

多功能电离子手术治疗机、强脉冲光和脉冲染料激光可以去除毛细血管扩张。对毛细血管扩张期与鼻赘期可用切割术，即消毒和局麻后以手术刀片，按纵、横方向，浅划局部得以切断毛细血管网。鼻赘期损害也可选择外科手术切除整形。

【护理评估】

（1）健康史

了解患者的生活史，有无胃肠功能紊乱，如胃酸减少、便秘等；评估患者有无感染病灶、慢性乙醇中毒；是否经常食用辛辣刺激食物；家族中有无同类患者等。

（2）身体状况

①躯体评估，包括生命体征、意识状态、全身营养状况、睡眠状况、饮食状况、排泄状况、生活自理能力等。

②评估患者皮肤损害的好发部位、皮肤损害范围和性质。

（3）心理-社会状况

评估患者有无过度劳累、精神紧张等精神因素诱发或加重病情。

【护理诊断】

(1) 自我形象紊乱
与面部皮损影响外观有关。

(2) 焦虑和悲观
与疾病反复发作，面部皮损影响自身形象，以及担心预后有关。

(3) 知识缺乏
与对疾病知识认知不足有关。

【护理措施】

(1) 饮食护理
指导患者避免食用促使皮肤发红的食物，如辣椒、芥末、生葱、生蒜、酒、咖啡等刺激性食物；少吃油腻食物，如动物油、肥肉；油炸食品、糕点等，以减少皮脂的分泌。多进食富含维生素 B_6、维生素 B_2 及维生素 A 类的食物和新鲜水果、蔬菜等。

(2) 生活护理
注意个人卫生，保持面部清洁；纠正胃肠道功能障碍和内分泌失调；避免过冷、过热的不良刺激；指导患者避免剧烈的情绪波动和长时间日光照射。

(3) 用药护理
遵医嘱合理用药，注意观察药物疗效和不良反应。

(4) 心理护理
及时了解患者心理状态，注意观察患者情绪变化；向患者解释有关预防及治疗知识，使其增强治疗信心。

【健康教育】

(1) 消除与饮食有关的因素
对某些皮肤病如湿疹、银屑病、荨麻疹、酒渣鼻、脂溢性皮炎等，应注意限制食用鱼、虾、蟹等海鲜和辛辣性食物。

(2) 保持皮肤的清洁卫生
对油性皮肤要经常用肥皂和温水清洗；对干性皮肤则应少用肥皂。

(3) 保持皮肤弹性
在寒冷季节，要经常用润肤剂涂抹皮肤，保持皮肤柔软富有弹性，减少皮肤皲裂。

（4）保护头发

头发有保护头皮免受外界刺激的作用，应注意经常修剪，定期洗头，保持头皮的清洁。

（5）清洁指甲

指甲要经常修剪，并清除指甲前端下的污物。

（6）保护皮肤

即使是皮肤有细小的破损，也要及时处理；对已有感染的皮肤要注意清洁和保护，适当进行隔离，防止接触感染；对瘙痒性皮肤在积极治疗的基础上，要防止因抓挠引起继发感染；暑天，痱子是皮肤感染的预兆，因此，防痱、治痱至关重要。

（7）增强体质

保持精神愉快，注意锻炼，合理营养，提高机体免疫力，改善健康状况等。

第四节　斑秃患者的护理

斑秃是一种突然发生的局限性斑片状脱发，可发生于身体任何部位。

【临床表现】

本病可发生于任何年龄，但以青壮年多见。典型表现为突然出现的圆形或椭圆形、直径为 1～10cm、数目不等、边界清楚的脱发区，患处皮肤光亮，无炎症、鳞屑和瘢痕。

根据病期可分为进展期、静止期及恢复期。

（1）进展期

脱发区边缘出现头发松动，很易拔出（轻拉试验阳性），拔出头发，显微镜下观察到毛干近端萎缩，呈上粗下细的惊叹号样，如果损害继续扩大，数目增多，可互相融合成不规则的斑片。

（2）静止期

脱发斑边缘的头发不易松动，大多数患者在脱发静止 3～4 个月后开始进入恢复期。

（3）恢复期

恢复期有新毛发长出，最初出现细软色浅的绒毛，逐渐增粗，颜色变深，直至完全恢复正常。病程可持续数月至数年，多数能再生，但也能再次发作，脱发愈广泛，再发机会愈多而再生机会愈少。头皮边缘部位（尤其是枕部）毛发较难再生。

斑秃继续发展表现为头发全部脱失，称为全秃。严重者眉毛、睫毛、腋毛、阴毛以及全身毳毛全部脱落，则称为普秃。全秃和普秃病程可迁延，且发病年龄越小，恢复的可能性就越低。

【辅助检查】

进展期或早期脱发及再生毛发毛囊周围区有以 Th 细胞为主的炎症细胞浸润。

【治疗原则】

（1）一般治疗

去除可能诱发因素，注意劳逸适宜。向患者解释病程及预后，绝大多数斑秃能够在6~12个月内自然痊愈。对秃发范围广或全秃、普秃患者，应戴假发以减轻心理负担。

（2）外用药物治疗

①2%或5%米诺地尔（敏乐啶）溶液、10%辣椒酊和10%芥子酊等，可促进皮肤充血、改善局部血液循环、促进毛发生长，一般每日外用2次，2~3个月可有毛发新生。

②秃发区选用泼尼松龙混悬液或复方倍他米松注射液作皮内注射，每次注射数点，每点 0.05~0.10ml，每3~4周1次，总注射量小于2ml，一般3~4次后可见效。

（3）系统药物治疗

胱氨酸、泛酸钙、维生素 B 族口服可帮助生发。对于精神紧张、焦虑和失眠的患者可给予其他镇静剂如地西泮等。对迅速广泛脱发包括全秃和普秃可口服泼尼松15~30mg/d，数周后逐渐减量，维持数月，通常2个月内开始生长，但停药可能复发，还应注意长期使用会发生糖皮质激素的不良反应。可试用养血生发胶囊、何首乌片、薄芝片或斑秃丸等中药制剂。

【护理评估】

(1) 健康史

了解患者有无引起斑秃的可能因素；评估患者既往诊治经过；了解家族中有无同类患者等。

(2) 身体状况

①躯体评估，包括生命体征、意识状态、全身营养状况、睡眠状况、饮食状况、排泄状况、生活自理能力等。

②评估患者皮肤损害的好发部位、皮肤损害范围和性质。

(3) 心理-社会状况

评估患者有无情绪应激、神经精神因素而诱发本病。

【护理诊断】

(1) 自我形象紊乱

与疾病所致外观影响形象有关。

(2) 恐惧和焦虑

与疾病病程较长，不易治愈，易反复，心理压力大有关。

【护理措施】

(1) 一般护理

多食高蛋白、高维生素食物，忌食辛辣、酒类等刺激性食物；保持排便通畅。指导患者劳逸结合，保持充足睡眠。

(2) 去除病因

协助患者查找病因，去除不良因素刺激。

(3) 心理护理

斑秃尤其是全秃、普秃，会给患者带来较大的痛苦，心理更是苦不堪言。应告知患者斑秃这种脱发是有自限性的，其病程虽然可持续数月甚至数年之久，但大多数患者可以完全或部分自然痊愈。因此斑秃患者应保持乐观态度，保持良好的精神状态，不要紧张、焦急，对症治疗要充满信心，积极消除脱发带来的消极情绪及精神负担。

(4) 光化学疗法护理

指导患者避免日晒和使用光敏性药物，外出时戴墨镜；出现色素沉着、光敏反应、皮肤瘙痒、胃肠道反应者，及时采取相应措施进行处理。

【健康教育】

（1）合理饮食；加强体育锻炼；保持乐观稳定情绪，保证充足睡眠。

（2）指导患者及时治疗内分泌失调、自身免疫疾病等。

第五节　臭汗症患者的护理

臭汗症是指汗腺分泌液具有特殊臭味或汗液被分解而释放出臭味。

【临床表现】

足部臭汗症表现为足底与脚趾间发出臭味，常与足部多汗症伴发；腋部臭汗症又称腋臭，表现为腋窝部发出特殊的刺鼻臭味，天热汗多或运动后最为明显，可同时伴有色汗（以黄色比较多见），年轻女性多见，常有家族史；少数患者的外阴、肛门以及乳晕等部位也可累及。

【辅助检查】

由细菌分解汗液和皮肤表面污物，大汗腺分泌活跃；各种细菌与顶泌汗腺分泌物中所含有机物反应后产生不饱和脂肪酸和氨。

【治疗原则】

应注意清洁卫生，经常洗澡，勤换衣袜，保持皮肤干燥与清洁。腋臭患者可将腋毛刮去，以减少局部寄生菌数量。

（1）外用药物治疗

可外用具有收敛、止汗、消毒和杀菌作用的药物，如 2%～4% 甲醛溶液、20% 氯化铝无水乙醇溶液等；足臭可使用 1∶5000 高锰酸钾溶液浸泡，每日半小时，共数周；腋臭可以用腋臭粉（枯矾 30g、蛤蜊壳粉 15g、樟脑 15g 共研细末）；也可使用肉毒素局部注射降低神经汗腺活动，症状较重者可以局部注射硬化剂。

（2）物理治疗

可使用高频电针刺入毛根，破坏顶泌汗腺及其导管而达治疗目的。激光脱毛后能够使臭味明显减轻。

（3）手术治疗

病情严重的患者可施行全切术、部分切除加剥离术或剥离术。

【护理评估】

（1）健康史

①了解患者的种族以及有无遗传因素的影响。

②了解患者的年龄，因本病多在青春期较为严重，老年期则逐渐减轻或消失。

③了解患者的卫生习惯。

（2）身体状况

①躯体评估，包括生命体征、意识状态、全身营养状况、睡眠状况、饮食状况、排泄状况、生活自理能力等。

②评估患者皮肤损害的好发部位、皮肤损害范围和性质。

（3）心理-社会状况

由于患者身体散发臭味，可引起与他人交往减少，出现自卑、焦虑等不良情绪。

【护理诊断】

（1）自卑

与身体散发臭味，影响社会交往、人际关系有关。

（2）自理能力下降

与术后肢体活动受限有关。

（3）有感染的危险

与术后伤口出血、伤口裂开、伤口愈合差有关。

【护理措施】

（1）经常清洗患处，清除汗液，保持局部清洁卫生。

（2）勤换衣袜、鞋垫，尽量保持通风透气和皮肤干燥。

（3）饮食有节制，少吃或不吃生葱、大蒜等食物。

（4）腋臭手术后，应制动双上肢，防止皮肤与皮下组织分离形成腔隙或感染，密切注意伤口情况。

【健康教育】

（1）指导患者调整好心态，积极配合治疗。

（2）指导患者术后穿衣的方法，双上肢下垂，由他人协助将衣袖从后背自身体两侧轻轻套入手臂，禁止穿套头衣服，避免上肢过度伸展，牵拉切口，影响愈合。

（3）术后1个月内禁止提重物，避免上肢过度伸展，如上举、摸高等，避免运动，如游泳、跳操、大量出汗的运动，以散步为宜。

（4）术后1个月内禁止淋浴，洗浴方式以他人协助擦浴为主。

第十四章　色素障碍性皮肤病患者的护理

第一节　白癜风患者的护理

白癜风是一种常见的后天性色素脱失性皮肤黏膜疾病，肤色深的人群比肤色浅的发病率高。

【临床表现】

白癜风是后天发生，无明显性别差异，任何年龄都可发病，以青壮年多见，约50%的患者20岁以前发病。部分患者通常春末夏初病情发展加重，冬季缓解。任何部位皮肤均可发生，但好发生在暴露及摩擦部位，如颜面部、颈部、手背、腕部、前臂和腰骶部等。部分患者白斑沿着神经节段单侧分布，少数患者皮损泛发遍及全身。皮损初发时是一片或几片色素减退斑，境界不明显，逐渐扩大为境界清楚的色素脱失斑，呈乳白色，白斑中将出现散在的毛孔周围岛状色素区。白斑区毛发可变白亦或正常，发于头部者可仅有白发而无白斑。大多数患者无自觉症状。病程为慢性过程，有时可自行好转或消退。在病程进展期，白斑可向正常皮肤延伸，有时机械性刺激如压力与摩擦、烧伤、外伤后可继发白癜风（同形反应）；到稳定期，皮损停止发展，为境界清楚的色素脱失斑，损害边缘色素增加。

根据皮损范围与分布将本病分型。

（1）局限型

皮损局限在一个部位，又可分为：①节段型：皮损按照皮节分布。②黏膜型：仅损害黏膜。

（2）泛发型

最常见，表现为皮损泛发分布在体表。①寻常型：皮损散落分布于体表多处。②面肢端型：皮损分布于面部和肢体远端。③混合型：上述几型不同组合而成，如面肢端型+节段型等。

(3) 全身型

全身皮肤全部或几乎完全受累，亦可有毛发变白。

【辅助检查】

白癜风可能合并自身免疫疾病，特别是甲状腺疾病和糖尿病，其次如贫血、艾迪生病（Addison disease）、斑秃。患者应当认识到甲状腺功能减退症、糖尿病或其他自身免疫性疾病的症状和体征。出现症状和体征，应当行相关检查：如促甲状腺素检查，抗甲状腺球蛋白和抗甲状腺过氧化酶抗体，餐后血糖或糖化血红蛋白。Wood 灯对白癜风的诊断也有帮助。

【治疗原则】

本病治疗比较困难，虽然治疗方法及药物种类很多，但大多疗效不能令人满意。一般皮损面积小，发生在曝光部位，病期短者治疗效果较好。本病早期应积极治疗，最好采用综合疗法，且疗程至少 3 个月。

(1) 光疗法

可采取光化学疗法（PUVA），新近发展的窄波紫外线（308~311nm，NB-UVB）能够治疗局限型或泛发型白癜风，可得到和 PUVA 相似的疗效，且不良反应更小。开始剂量应小于最小红斑量（MED），以后每次增加约 10%，每周 3 次，通常治疗 20~40 次以上可有明显效果。治疗过程中可有轻度的红斑及瘙痒，也需进行眼和男性生殖器的防护。准分子激光使用的 308nm 与 NB-UVB 使用的波长相近，局部型白癜风皮损每周接受治疗 2 次，一般为 24~48 次，疗效较肯定。

(2) 氮芥乙醇

将盐酸氮芥 50mg、异丙嗪 50mg、甘油 5ml 溶于 95% 乙醇 100ml 中，外用每日 2 次，需新鲜配制，冰箱内保存。本制剂有刺激性与致敏性，外用时仅限于白斑区。

(3) 糖皮质激素

对泛发型白癜风进展期损害，特别是对应激状态下皮损迅速发展以及伴有自身免疫性疾病者，系统用糖皮质激素有较好疗效。可内服泼尼松 15~20mg/d，见效后逐渐减量直至停药。对局限型、早期损害，可局部应用糖皮质激素，如 0.05% 卤美他松和 0.1% 倍他米松二甲基亚砜乙醇溶液等，每日 1 次，3 个月内未见色素再生者，应停止给药。皮损内注射氟羟泼尼松龙混悬液（10mg/ml）也有一定效果，但需注意长期外用糖皮质激素能够引起局部皮肤萎缩、毛细血管扩张等不良反应。

（4）外用免疫抑制剂

对于不适于使用激素的部位，或为避免长期应用激素产生不良反应，外用 0.1% 他克莫司软膏或吡美莫司软膏具有一定效果，并且可避免因长期使用激素造成的皮肤萎缩。

（5）外科疗法

自体表皮移植术适用于局限型和节段型的静止期患者，可将自体黑素细胞移植至脱色区，以达到色素恢复的目的。该方法缺点是费用较高，有一定的失败率，部分患者再生色素颜色不均匀。方法为钻孔移植、负压吸疱法、自体表皮培养移植和自体黑素细胞移植等。

【护理评估】

（1）健康史

①了解患者的发病年龄、性别、职业。

②了解发病是否与环境、药物、感染、妊娠、饮食等有直接关系。

③了解有无伴发自身免疫性疾病、内分泌紊乱、良性或恶性肿瘤等。

④评估家族史、既往史，了解有无类似疾病史和药物过敏史等。

⑤了解诊治过程，特别是已完成的相关实验室检查和其他辅助检查、治疗用药情况和对药物的治疗反应（包括疗效和不良反应）。

（2）身体状况

①躯体评估，包括生命体征、意识状态、全身营养状况、睡眠状况、饮食状况、排泄状况、生活自理能力等。

②评估患者皮肤损害的好发部位、皮肤损害的范围、境界、数量和性质，局部有无瘙痒或烧灼感，黏膜受累程度。

（3）心理-社会状况

评估患者对暴露部位皮肤损害及对外观影响的心理承受程度，对疾病相关知识的了解程度，能否积极面对和配合治疗。患者是否由于长期不愈而感到忧郁和焦虑，对治疗失去信心。

【护理诊断】

(1) 焦虑

与突发病、疾病顽固、担心预后有关。

(2) 自我形象紊乱

与皮损在暴露部位影响外观有关。

(3) 知识缺乏

与对疾病缺乏了解有关。

【护理措施】

(1) 心理护理

由于白癜风病程较长，治疗时间长，常影响患者的自我感觉和社会交往能力，易于产生不良情绪。关心和同情患者，注意患者的心理反应，鼓励患者表达自己的感受，通过谈话与交流对患者进行针对性心理疏导，使患者正确认识白癜风，鼓励患者树立战胜疾病的信心，积极配合医护人员治疗和护理。

(2) 皮肤护理

①保持皮肤的清洁卫生。

②避免或减少日晒，尤其夏季更应注意。

(3) 适宜的环境

病室温度、湿度应适宜，通风良好。护理人员应严格遵守消毒隔离制度。

(4) 用药护理和病情观察

长期使用皮质激素，应注意观察药物疗效和不良反应，并及时报告医师。同时需嘱咐患者不要随意减少药物用量或停药。

【健康教育】

(1) 服药期间密切注意药物不良反应。长期服用激素者，注意观察血糖、血压、血钾及消化道有无出血等，定期复查白细胞及肝功能，每周测一次体重。

(2) 正确指导患者使用外用药，观察患者对外用药的反应。

(3) 指导患者在光化学疗法期间保护眼睛及生殖器，戴眼镜以防白内障的发生。

(4) 自体表皮移植术严格无菌操作，预防感染。

(5) 加强营养，多食富含维生素 C 和维生素 E 的新鲜水果和蔬菜。忌食光敏性药物及食物，如补骨脂素、甲氧沙林等。

（6）加强身体锻炼，提高机体免疫力，避免外伤。

（7）定期门诊复查。

第二节　黄褐斑患者的护理

黄褐斑为多见于中青年女性面部对称性的色素沉着性皮肤病，俗称"蝴蝶斑"。与紫外线照射、化妆品、妊娠、内分泌紊乱、药物、微量元素失衡、慢性疾病（如妇科疾病、肝炎、慢性酒精中毒、甲状腺功能亢进、结核病、内脏肿瘤等）、遗传因素有关。

【临床表现】

好发生在青中年女性，男性也可发生。皮损常对称分布于颜面的颧部和颊部而呈蝴蝶形，亦可累及前额、鼻、口周和颊部。皮损为大小不一、边缘清楚的黄褐色或深褐色斑片，受紫外线照射后颜色加深；常在春夏季加重，秋冬季则缓解。无自觉症状。病程不定，可持续数月或数年。

【辅助检查】

通常不需要实验室检查，必要时可检查甲状腺功能，Wood 灯（波长 340~400nm）检查常可帮助定位表皮或真皮的色素。

【治疗原则】

首先积极寻找病因，并作相应处理。避免日光照射，在春夏季节外出时应在面部外用遮光剂如 5%二氧化钛霜。

（1）外用药物治疗

使用脱色剂如 2%~5%氢醌霜（避光保存）、4%曲酸、15%~20%壬二酸霜以及复方熊果苷乳膏等可抑制酪氨酸酶活性，降低色素的产生；0.025%~0.1%维 A 酸可以影响黑素的代谢，外用药物治疗亦有一定的疗效；超氧化物歧化酶霜通过抑制与清除氧自由基可减少黑素生成。用果酸进行化学剥脱并加用脱色剂能够取得良好效果。倒膜治疗能改善面部皮肤的血液循环，使药物更有效地渗入皮肤，促进药物吸收，加速色斑的消退。

（2）系统药物治疗

口服维生素 C、维生素 E 与氨甲环酸。严重者可用大剂量维生素 C 1~3g/d 静脉注射。还可使用中药六味地黄丸、逍遥散或桃红四物汤等。

【护理评估】

（1）健康史

①了解患者的发病年龄、性别、职业。

②了解发病是否与环境、药物、感染、妊娠、饮食等有直接关系。

③了解有无伴发自身免疫性疾病、内分泌紊乱、良性或恶性肿瘤等。

④评估家族史、既往史，了解有无类似疾病史和药物过敏史等。

⑤了解诊治过程，特别是已完成的相关实验室检查和其他辅助检查、治疗用药情况和对药物的治疗反应（包括疗效和不良反应）。

（2）身体状况

①躯体评估，包括生命体征、意识状态、全身营养状况、睡眠状况、饮食状况、排泄状况、生活自理能力等。

②评估患者皮肤损害的好发部位、范围、境界、数量和性质，局部有无瘙痒或烧灼感，黏膜受累程度。

（3）心理-社会状况

评估患者对暴露部位皮肤损害及对外表影响的心理承受程度，对疾病相关知识的了解程度，能否积极面对和配合治疗。患者是否由于长期不愈而感到忧郁和焦虑，对治疗失去信心。

【护理诊断】

（1）焦虑

与患者对损容的恐惧、担心预后有关。

（2）自我形象紊乱

与皮损在暴露部位影响外观有关。

（3）知识缺乏

与对疾病缺乏了解有关。

【护理措施】

（1）心理护理

由于黄褐斑病程较长，治疗时间长，常影响患者的自我感觉和社会交往能力，易于产生不良情绪。关心和同情患者，注意患者的心理反应，鼓励患者表达自己的感受，通过谈话与交流对患者进行针对性的心理疏导，使患者正确认识黄褐斑，鼓励患者树立战胜疾病的信心，积极配合医护人员治疗和护理。

（2）皮肤护理

①保持皮肤的清洁卫生。

②避免或减少日晒，尤其夏季更应注意。

（3）适宜的环境

病室温度、湿度应适宜，通风良好。护理人员应严格遵守消毒隔离制度。

（4）用药护理和病情观察

长期使用皮质激素，应注意观察药物疗效和不良反应，并及时报告医师。同时需嘱咐患者不要随意减少药物用量或停药。

【健康教育】

（1）向患者说明，本病治疗有一定难度，嘱患者坚持长期治疗，并积极宣传本病的防治知识。色素沉着发生在6个月之内疗效较好，时间较长者则难以见效，故应争取早期治疗。

（2）本病发生与紫外线照射有关，嘱患者尽量避免紫外线照射，外出时打遮阳伞，外涂遮光剂。

（3）尽量少服避孕药。

（4）对于慢性病患者（结核、肝炎等）积极治疗原发病。

（5）尽量减少外来刺激，不要过度使用化妆品。

（6）保持精神愉快，生活规律及充足的睡眠能预防、改善该病的发生。

第三节　雀斑患者的护理

雀斑是常见于中青年女性日晒部位皮肤上的黄褐色色素斑点，是常染色体显性遗传性疾病，过度日光照射或紫外线照射会诱发本病或使其加剧。

【临床表现】

常先发生在 5 岁左右的儿童，女性居多。本病在临床上有时可表现出家族性聚集现象。出生时一般没有表现，皮损可逐步加重，对称分布于曝光部位，特别是面部，亦可见于手背、颈和肩部暴露部位皮肤。皮损多为直径 1~2mm 的斑疹，边缘清楚，形状不规则，皮损颜色随曝光程度不同而变化，由淡褐色至棕褐色，但不会十分黑，这能够与雀斑样痣、交界痣区别；在同一病例中可以出现不同颜色的皮损，但每一个皮损的色泽是一致的。

【辅助检查】

病理学检查显示表皮结构正常，表皮基底层细胞内黑素轻至中度增多，皮肤附属器细胞黑素增加；多巴染色示皮损内黑素细胞密度较邻近组织为低，但细胞体积较大，有更多、更长的树突，染色较深。电镜观察示雀斑处黑素细胞与黑种人相似，有更多的第Ⅳ期黑素小体，而邻近组织中的黑素细胞内黑素化较正常为弱，黑素颗粒较小，轻度黑素化，两者有明显的差异。

【治疗原则】

（1）应避免日光过度照射，外出时应外用遮光剂。

（2）可酌情选用新型激光、液氮冷冻喷雾、CO_2 激光等治疗，但需谨慎。

（3）局部可选用氢醌霜、10%氯化氨基汞软膏、1%~2%升汞乙醇、水晶膏等外搽。

【护理评估】

（1）健康史

①了解患者的发病年龄、性别、职业。

②了解发病是否与环境、药物、感染、妊娠、饮食等有直接关系。

③了解有无伴发自身免疫性疾病、内分泌紊乱、良性或恶性肿瘤等。

④评估家族史、既往史，了解有无类似疾病史和药物过敏史等。

⑤了解诊治过程，特别是已完成的相关实验室检查和其他辅助检查、治疗用药情况和对药物的治疗反应（包括疗效和不良反应）。

（2）身体状况	（3）心理-社会状况
①躯体评估，包括生命体征、意识状态、全身营养状况、睡眠状况、饮食状况、排泄状况、生活自理能力等。 ②评估患者皮肤损害的好发部位、范围、境界、数量和性质，局部有无瘙痒或烧灼感，黏膜受累程度。	评估患者对暴露部位皮肤损害及对外表影响的心理承受程度，对疾病相关知识的了解程度，能否积极面对和配合治疗。患者是否由于长期不愈而感到忧郁和焦虑，对治疗失去信心。

【护理诊断】

（1）自我形象紊乱	（2）知识缺乏
与皮损在暴露部位影响外观有关。	与对疾病缺乏了解有关。

【护理措施】

（1）心理护理	（2）皮肤护理
由于雀斑病程较长，治疗时间长，常影响患者的自我感觉和社会交往能力，易于产生不良情绪。关心和同情患者，注意患者的心理反应，鼓励患者表达自己的感受，通过谈话与交流对患者进行针对性心理疏导，使患者正确认识雀斑，鼓励患者树立战胜疾病的信心，积极配合医护人员治疗和护理。	①保持皮肤的清洁卫生。 ②避免或减少日晒，尤其夏季更应注意。外出应遮阳或搽防晒霜（2%~5%二氧化钛霜）。

（3）适宜的环境	（4）饮食护理
病室温度、湿度应适宜，通风良好。护理人员应严格遵守消毒隔离制度。	多食富含维生素 C 和维生素 E 的新鲜水果和蔬菜，忌食光敏性药物及食物。

（5）用药护理和病情观察

长期使用糖皮质激素，应注意观察药物疗效和不良反应，并及时报告医师。同时需嘱咐患者不要随意减少药物用量或停药。

（6）激光或强脉冲光术护理

1）术前护理

①皮损区照相以备疗效评估。

②洗净治疗部位的化妆品或遮盖霜，取下项链、手机等反射光及易燃物品。

③剃刮治疗区毛发。

④对于皮损面积较大的患者、儿童以及对疼痛耐受较差者，给予5%利多卡因/丙胺卡因霜（EMLA）软膏外涂麻醉1小时。

2）术后护理

①术后护理：冰袋冷敷20~30分钟；遵医嘱创面外用抗生素软膏2天，预防感染；治疗区7天不能接触水，不化妆，保持皮损区清洁干燥。

②皮损观察及护理：观察皮损有无渗血、渗液，若出现上述症状，应及时通知医师。观察皮损有无水疱，若有水疱，须抽出疱液，待其自然结痂，不强行剥离痂壳，让其自然脱落。

③疼痛护理：评估患者疼痛情况；冰袋冷敷20~30分钟；指导患者使用控制疼痛的方法，如放松、注意力分散、娱乐等；遵医嘱给予镇痛药物；提供安静舒适的环境。

④饮食护理：为了促进皮损早日愈合，术后患者饮食宜清淡，多食富含维生素A、维生素C、维生素E的蔬菜、水果以及蛋白质含量较高的鱼、虾、牛奶等；禁食辛辣刺激性食物及酒精饮料，禁服阿司匹林。

⑤活动护理：避免剧烈活动，以防出汗太多延缓皮损修复。

【健康教育】

（1）告诫患者不能使用腐蚀性药物。

（2）告知患者注意防晒，外出时使用遮阳工具，避免紫外线照射。

（3）激光术后正确使用外用药物及化妆品，特别注意术后的修复保湿。

第四节 黑变病患者的护理

黑变病是发生在以面部为主的灰褐色色素沉着病。病因复杂，发病机制尚不十分清楚。多数患者有光敏性物质接触史，某些患者可能与维生素缺乏、营养不良以及性腺、垂体、肾上腺皮质等内分泌功能紊乱有关。

【临床表现】

多成年人发病，女性较男性多发。好发于面部，常开始于颧颞部，并逐渐波及前额、颊、耳后和颈侧。典型皮损为网状排列的色素沉着斑，灰紫色到紫褐色，边界不清。患者自觉症状不明显。典型皮损发展有三期：炎症期、色素沉着期、萎缩期。

(1) 炎症期

局部出现充血性红斑，伴有少量糠秕状脱屑，日晒后有轻度瘙痒。

(2) 色素沉着期

红斑消退，出现明显的斑状或网状色素沉着，覆盖细小鳞屑，似"粉尘"样外观，多伴有明显毛周角化及毛细血管扩张。

(3) 萎缩期

出现与色素沉着部位一致的轻度凹陷性萎缩。

【辅助检查】

(1) 斑贴试验

标准试验物、化妆品、香水或者患者自己所带可疑过敏原。

(2) 光斑贴试验

光斑贴试验有助于确定致敏物，部分患者脱离接触后病情可明显好转。

(3) 激发试验或重复性开放性试验（ROAT）

当斑贴试验结果可疑或阴性时行该试验，或者化妆品中致敏原的浓度可能太低而不能在背部得到阳性反应。

【治疗原则】

应仔细寻找病因，避免接触焦油等光敏性物质。经常应用化妆品的女性如出现光敏现象，应立即停用并进行处理。

炎症期皮损处可外用糖皮质激素，必要时还可短期口服少量激素控制炎症期病变；色素沉着期可静脉注射大剂量维生素 C 或硫代硫酸钠、口服复合维生素 B、氨甲环酸或六味地黄丸；皮损处可外用 3%氢醌霜、复方熊果苷乳膏等。

【护理评估】

(1) 健康史

①了解患者的发病年龄、性别、职业。

②评估患者是否有光敏性物质接触史（如某些工业流程中的煤焦油及其衍生物、某些化妆品中的矿物油及烃类化合物等）。

③了解有无伴发自身免疫性疾病、内分泌紊乱、良性或恶性肿瘤等。

④评估家族史、既往史，了解有无类似疾病史和药物过敏史等。

⑤了解诊治过程，特别是已完成的相关实验室检查和其他辅助检查、治疗用药情况和对药物的治疗反应（包括疗效和不良反应）。

(2) 身体状况

①躯体评估，包括生命体征、意识状态、全身营养状况、睡眠状况、饮食状况、排泄状况、生活自理能力等。

②评估患者皮肤损害的好发部位、范围、境界、数量和性质，局部有无瘙痒或烧灼感，黏膜受累程度。

(3) 心理-社会状况

评估患者对暴露部位皮肤损害及对外表影响的心理承受程度，对疾病相关知识的了解程度，能否积极面对和配合治疗。患者是否由于长期不愈而感到忧郁和焦虑，对治疗失去信心。

【护理诊断】

(1) 焦虑

与患者对损容的恐惧、担心预后有关。

(2) 自我形象紊乱

与皮损在暴露部位影响外观有关。

（3）知识缺乏

与对疾病缺乏了解有关。

【护理措施】

（1）心理护理

由于黑变病病程较长，治疗时间长，常影响患者的自我感觉和社会交往能力，易于产生不良情绪。关心和同情患者，注意患者的心理反应，鼓励患者表达自己的感受，通过谈话与交流对患者进行针对性的心理疏导，使患者正确认识黑变病，鼓励患者树立战胜疾病的信心，积极配合医护人员治疗和护理。

（2）皮肤护理

①保持皮肤的清洁卫生。

②避免或减少日晒，尤其夏季更应注意。

（3）适宜的环境

病室温度、湿度应适宜，通风良好。护理人员应严格遵守消毒隔离制度。

（4）用药护理和病情观察

长期使用皮质激素，应注意观察药物疗效和不良反应，并及时报告医师。同时需嘱咐患者不要随意减少药物用量或停药。

【健康教育】

（1）嘱患者平时注意防晒，外出时使用遮阳工具，避免紫外线辐射，多吃含维生素的食物。

（2）不要乱用化妆品，特别是劣质化妆品。

（3）避免使用可疑致敏物质。

（4）正确使用外用药。

（5）告知定期复查的重要性。

第十五章　皮肤肿瘤患者的护理

第一节　Bowen 病患者的护理

Bowen 病又称原位鳞状细胞癌，为发生于皮肤或黏膜的表皮内鳞状细胞癌。本病与长期接触砷剂、慢性日光损伤及免疫功能抑制有关，也可能和病毒感染有关。

【临床表现】

（1）好发年龄

本病可发生在任何年龄，中老年人较多。

（2）好发部位

好发于日光暴露部位（如颜面、头颈和四肢远端），亦可累及口腔、鼻、咽、女阴及肛门等黏膜。

（3）皮损特点

皮损为孤立性、边界清楚的暗红色斑片或斑块，圆形、匍行形或不规则形，大小在数毫米至十余厘米不等，缓慢增大。表面常有鳞屑、结痂及渗出，除去鳞屑和结痂可露出暗红色颗粒状或肉芽状湿润面，极少出血或不出血。少数亦呈多发性，可散在、密集或互相融合，有时也可呈不规则隆起或结节状，如形成溃疡则表示侵袭性生长。

（4）自觉症状

发病隐匿，病程慢性，无明显自觉症状，偶有瘙痒或疼痛感。大约5%患者可演变为鳞状细胞癌。

【辅助检查】

组织病理显示棘层肥厚，表皮突延长增宽，全层细胞排列紊乱，细胞不典型性增生，即核的大小、形态和染色深浅不均匀；可见角化不良细胞，基底层细胞完整，真皮内可见淋巴组织细胞浸润。

【治疗原则】

本病治疗方法较多，但以手术切除效果最好。①手术切除，若损害较小且数目不多应当首选手术切除。切除范围应包括皮损周围 0.3~0.5cm 的正常皮肤，深度应达到真皮深层。手术后切除的皮损应做好病理和冰冻切片，观察切除是否彻底，如有残留皮损，应扩大切除，必要时做植皮术。②电烧灼，适用于局限性损害但术后愈合较慢，但易留瘢痕。③冷冻治疗，用液氮治疗皮损，冻融周围至少 60 秒，但本法可能复发。④放射治疗，可用境界线 X 线、镭、钴等做浅表放射接触治疗，但远期可发生放射性坏死瘢痕等不良反应。⑤局部化疗，5%氟尿嘧啶软膏外用涂抹。

【护理评估】

(1) 健康史

①了解患者有无病毒感染。
②了解患者有无长期接触砷剂、慢性日光损伤。
③了解患者有无免疫功能抑制。

(2) 身体状况

①了解患者有无自觉症状、瘙痒或疼痛感。
②评估皮损的部位及黏膜受累的情况，局部皮损的大小、损害的程度。

(3) 心理-社会状况

①评估患者有无恐惧、焦虑等不良情绪。
②评估患者对治疗的配合程度。

【护理诊断】

(1) 舒适的改变

与瘙痒、疼痛有关。

(2) 皮肤完整性受损

与疾病所致有关。

(3) 恐惧、焦虑

与疾病严重程度有关。

(4) 自我形象紊乱

与皮损在面部或暴露部位，影响外观有关。

(5) 知识缺乏

与对疾病的知识缺乏认知有关。

(6) 有感染的危险

与术后伤口出血、愈合差有关。

【护理措施】

(1) 术前心理护理

护理人员于术前加强疾病宣教，向患者及家属讲解手术的目的、方法、步骤和注意事项，解除患者的紧张、恐惧心理，积极配合，愉快地接受手术。做好术前准备，完善术前各种常规检查及化验。

(2) 术后病情观察

观察伤口有无出血，做好各项记录，发现问题及时报告医师处理。

(3) 术后护理

协助医师换药，避免感染。

(4) 饮食护理

患者术后加强营养，促进伤口恢复。

(5) 定期复查

嘱定期门诊复查，注意疾病有无发展。

【健康教育】

（1）告知患者减少日光暴晒，外出加强防护，应用防护用品，避免接触砷剂和化学致癌剂。

（2）Bowen 病发生 6~7 年后，至少 42% 病例出现其他皮肤或皮肤黏膜癌前期或恶性损害，故确诊后应做全身检查。皮疹消失后应长期随访，观察有无转移。

第二节 湿疹样癌患者的护理

湿疹样癌又名佩吉特病（Paget disease），为临床上表现为湿疹样皮损，组织病理以表皮内有大而淡染的异常细胞（佩吉特细胞）为特点的一种特殊型皮肤肿瘤。多发生于女性乳房，起源于乳腺导管，继而累及乳腺、结缔组织及皮肤，称乳房佩吉特病。也可见于乳房以外，如腋窝、外生殖器、会阴及肛门周围。这时称乳房外湿疹样癌，还可合并大汗腺癌。

【临床表现】

本病可分为乳房佩吉特病和乳房外佩吉特病。

（1）乳房佩吉特病

几乎完全见于中老年妇女乳房，少数亦可见于男性乳房。平均发病年龄为 55 岁。皮损发生于单侧乳房及乳晕部，表现为无痛性鳞屑性红斑或斑块，常伴有湿疹化，呈表浅糜烂，渗液或结痂，可形成溃疡及乳头回缩，触之有坚实感。皮损缓慢向周围扩大，亦可保持静止。常伴发乳腺癌，半数以上乳房内可摸到肿块，约 2/3 摸到肿块的患者中，可有腋窝淋巴结转移。

（2）乳房外佩吉特病

可见于两性，在亚洲国家男性居多。平均发病年龄较乳房佩吉特病为晚，大多见于女阴，其次为阴囊、会阴、肛周。亦可见于阴部以外顶泌汗腺区，如腋窝甚至盯聍腺和睑腺区。皮损和乳房佩吉特病相似但面积较大，亦呈界限清楚的红色斑块，表面呈湿疹样结痂和糜烂，常略高于皮面，且常有痛痒感。其伴发真皮内侵袭性癌者仅约 20%，但偶亦见乳房外佩吉特病亦可由分泌黏液的直肠腺癌向上扩展到肛周皮肤或由分泌黏液的宫颈癌扩展到外阴部，称继发性乳房外佩吉特病，预后不良。

【辅助检查】

组织病理示棘层肥厚，表皮可见佩吉特细胞，此细胞大，呈圆形或卵圆形，胞质丰满而淡染，核周较空，无细胞间桥，可见核分裂。PAS 染色呈阳性反应且耐淀粉酶，表明有中性黏多糖而不是糖原。佩吉特细胞可从表皮伸入毛囊上皮中。

【治疗原则】

治疗方法应根据病变的位置和范围、复发的趋势以及浸润的能力、转移方式、患者年龄、全身健康情况等诸多因素而定。

（1）乳房佩吉特病施单纯乳房切除术，合并乳腺癌者按乳腺癌处理。

（2）乳房外佩吉特需广泛切除，切除组织应病理学检查、判断是否切除完全，定期复查（每 3 个月一次）。合并直肠癌或宫颈或大汗腺癌者，结合肿瘤种类进行处理。

（3）不能耐受手术或无法施行手术的部位常采用放射治疗。

【护理评估】

（1）健康史

了解患者有无乳腺导管及顶泌汗腺导管开口部原位癌。

（2）身体状况

①了解患者有无瘙痒或疼痛感。

②评估皮损的部位及局部皮损的大小、损害的程度、受累的范围。

（3）心理-社会状况

①评估患者有无恐惧、焦虑等不良情绪。

②评估患者对治疗的配合程度。

【护理诊断】

（1）舒适的改变

与瘙痒、疼痛有关。

（2）皮肤完整性受损

与疾病所致有关。

（3）恐惧、焦虑

与疾病严重程度有关。

（4）自我形象紊乱

与皮损在面部或暴露部位，影响外观有关。

（5）知识缺乏

与对疾病的知识缺乏认知有关。

（6）有感染的危险

与术后伤口出血、愈合差有关。

（7）自理能力下降

与术后肢体活动障碍有关。

【护理措施】

（1）术前做好心理护理

鼓励患者说出对癌症手术后乳房缺失的心理感受，给予心理支持；让患者相信切除一侧乳房不会影响家务及工作，与常人无异，请其他病友现身说法，促使患者适应。向患者及家属讲解手术方法，告知术前、术后注意点，使患者以良好的心态接受手术。

（2）做好常规检查和改善患者的营养

术前做心、肺、肝、肾重要脏器功能检查，同时给予高热量、高蛋白、高维生素饮食。

（3）做好皮肤准备

除要求按备皮范围准备外，如需植皮，应备好供皮区皮肤，避免割伤。

（4）术后病情观察

24 小时内密切注意生命体征的改变，密切注意观察伤口和引流液的量、颜色、性状，使早期发现出血倾向。

（5）饮食护理

患者术后 6 小时给予半流质饮食，以后恢复正常饮食，应加强营养的补充，给予高热量、高蛋白、高维生素饮食。

（6）伤口护理

保持皮瓣血供良好，维持有效引流。患侧上肢护理，术后应预防性抬高患侧上肢，出现水肿者除继续抬高患肢外应使用弹力绷带包扎，按摩患肢，并进行适当的功能锻炼，但应避免过度劳累，不在患肢测血压或静脉注射。

（7）患侧上肢功能锻炼

术后 1～2 天患侧手做握拳屈腕动作，每日 2～3 次，每次 30～50 下。术后 3 天活动肘关节，但避免外展。术后 5～7 天患侧的手能摸到对侧的肩近侧的耳朵，术后 7～10 天逐步进行肩部活动，可指导患者做手指爬墙运动，术后 14 天患者患侧手指能高举过头自行梳理头发。

【健康教育】

（1）建立肿瘤咨询，做到早期发现、早期诊断、早期治疗。

（2）向患者宣教精神因素与疾病有关。自觉改变不良的生活习惯，增加适宜的体力活动，不断增进身心健康，保持心情愉快，加强营养，注意饮食搭配，多吃新鲜蔬菜、水果。

（3）通过各种形式的健康教育，向妇女传授和指导乳腺自我检查的技能，35 岁以上妇女应每隔 1～3 个月进行一次系统乳腺自查，每次需在月经后进行。检查的方法是一看、二摸，出现经久不愈的湿疹需去医院检查。

（4）术后避免用患侧上肢搬动、提拉过重物品。

（5）术后不宜经患侧上肢测量血压、行静脉穿刺。

（6）术后告知患者五年内避免妊娠，必要时佩戴义乳。

（7）定期门诊随访，跟踪疾病有无发展。

第三节　基底细胞癌患者的护理

基底细胞癌又称基底细胞上皮瘤，为发生于皮肤基底细胞层的肿瘤。好发于面部和暴露的身体部位，发展缓慢，边缘呈珍珠状色泽，有局部破坏性，但极少转移，主要为局部慢性浸润性生长。

【临床表现】

多见于老年人，好发颜面头皮等暴露部位，多为单发，偶有多发，临床分为以下几种类型。

(1) 结节溃疡型

此型常见，好发于颜面，特别是颊部、鼻翼旁、前额等处。皮损初起为灰白色或蜡样小结节，质硬，缓慢扩大，溃疡周围呈珍珠样边缘，呈蜡样或珍珠样外观的小结节。偶见皮损呈侵袭性扩大，或向深部生长，破坏眼、鼻，甚至穿通颅骨，侵及硬脑膜，造成患者死亡。

(2) 表浅型

较少见，好发于青年男性，多见于躯干等非暴露部位，特别是背部，也见于面部与四肢。表现为红斑鳞屑性略有浸润斑片，可向周围缓慢扩大，边界清楚，表面有小片表浅性溃疡和结痂，部分损害为细线样珍珠边缘。

(3) 硬皮病样型或硬化型

罕见，常好发于青年人，多见于头面部，尤其是颊部、前额、鼻部、眼睑和颧部等。皮损为扁平或轻度凹陷的黄白色蜡样到硬块性斑块，无隆起性边缘、溃疡及结痂，类似局限性硬皮病。病程进展缓慢。

(4) 色素型

表现溃疡型相似，不同点在于皮损有黑褐色色素沉着，自灰褐色到深黑色，但不均匀，边缘部分较深，中央部分呈点状或网状分布，有时会误诊为恶性黑素瘤。

(5) 纤维上皮瘤型

好发于背部。为一个或数个高起性结节，触之呈中等硬度，表面光滑，类似纤维瘤。

【辅助检查】

组织病理示真皮内可见基底样细胞组成的瘤细胞团块，瘤细胞核大，卵圆形，胞质少，界限不清，无细胞间桥，瘤块与周围的间质之间常见收缩间隙。组织病理学上分为 9 型：实体型、角化型、囊肿型、腺样型、色素型、硬斑病样或纤维化型、浅表型、纤维上皮型及痣样基底细胞瘤型。

【治疗原则】

基底细胞癌的治疗应依据年龄、皮损大小和部位加以考虑。

（1）手术切除或切除植皮

理想疗法，建议选用 Mohs 外科切除术，特别是硬斑样或纤维化型。

（2）光动力学疗法

适用于无法手术的患者，表浅型疗效较佳。

（3）局部疗法

局部外用维 A 酸霜、咪喹莫特、1%～5%的氟尿嘧啶软膏等有一定疗效。

（4）其他疗法

也可应用 X 线放射治疗。电烧灼、激光、冷冻等治疗方法应尽可能避免使用。

【护理评估】

（1）健康史

了解患者有无长期日晒史、大剂量 X 线照射、烧伤、瘢痕以及砷剂接触史。

（2）身体状况

①了解患者有无瘙痒或疼痛感。
②评估皮损的部位及局部皮损的大小、损害的程度、受累的范围。

（3）心理-社会状况

①评估患者有无恐惧、焦虑等不良情绪。
②评估患者对治疗的配合程度。

【护理诊断】

(1) 皮肤完整性受损	(2) 恐惧、焦虑
与疾病所致有关。	与疾病严重程度有关。
(3) 自我形象紊乱	(4) 知识缺乏
与皮损发生在面部影响外观有关。	与对疾病的知识缺乏认知有关。
(5) 有感染的危险	(6) 自理能力下降
与术后伤口出血、愈合差有关。	与术后肢体活动障碍有关。

【护理措施】

(1) 如发现老年角化病、砷角化病、烧伤后瘢痕，疑有恶变时，应及早动员患者就医治疗。

(2) 术前应向患者耐心解释，使其消除顾虑，告知本病是可以治愈的，应及早正确彻底治疗，以免引起内脏转移危及生命。

(3) 术后保持皮损清洁，及时除去分泌物及污痂，注意消毒，防止感染。

(4) 如不能手术者，做光动力治疗。治疗前做好心理护理和健康教育，向患者及家属介绍光动力的效果，列举成功病例，使患者安心接受治疗。指导患者在短期内禁食光敏感的食物，如油菜、木耳、无花果、苋菜等。治疗前做好皮肤准备，清洁患处，照射中协助患者戴上墨镜或眼罩以保护眼睛，交代患者不要移动身体，以免影响疗效。

【健康教育】

(1) 日常生活中避免过度光直射和暴晒，外出用衣帽保护皮肤。必须在太阳下工作时，应使用遮阳工具及涂抹防晒剂，避免过多接触紫外线、X线等各种射线。

(2) 加强对职业性毒害的高危人群的防癌教育和定期普查，避免长期接触煤焦油物质、砷剂和化学致癌剂。职业接触者应当注意在工作中加强防护，以预防基底细胞癌的发生。

（3）对长期不能治愈的慢性溃疡、慢性炎症和黏膜白斑等要积极治疗并定期检查，有助于预防基底细胞癌的发生。

（4）鼓励患者树立战胜疾病的信心，调动患者的主观积极性，保持乐观情绪，避免过度紧张。

（5）保持局部清洁，防止感染的发生。

（6）患者在手术后应加强饮食，多摄入补气养血的食物，如扁豆、大枣、桂圆、荔枝、香菇、胡萝卜、山药、藕粉粥等，并补充维生素 A 和维生素 C。

第四节　恶性黑素瘤患者的护理

恶性黑素瘤（恶黑）是来源于黑素细胞的恶性程度较高的恶性肿瘤。多发生于皮肤，亦可见于皮肤-黏膜交界处、眼脉络膜和软脑膜等处。可能与种族、遗传、创伤、病毒、日光、免疫等因素有关。

【临床表现】

（1）肢端雀斑痣样黑素瘤

好发于掌跖、甲及甲周区，多由肢端雀斑样痣发展而来，为我国常见类型。皮损表现为色素不均匀、边界不规则的斑片；若位于甲母质，甲板及甲床可呈纵行带状色素条纹。此型进展快，常在短期内增大，发生溃疡和转移，存活率仅为 $11\% \sim 15\%$。

（2）恶性雀斑痣样黑素瘤

好发于老年人的曝光部位，常由恶性雀斑样痣发展而来。皮损为淡褐色或褐色不均匀的色素性斑片，伴有暗褐色或黑色小斑点，边缘不规则，逐渐向周围扩大。此型生长慢、转移晚，最初仅局限于局部淋巴结转移。

（3）结节性黑素瘤

好发于头颈及躯干部、足底、外阴、下肢等处。皮损初起为蓝黑或暗褐色隆起性结节，沿水平和垂直方向迅速增大成乳头瘤状、蕈样，可形成溃疡。

(4) 表浅扩散性黑素瘤

好发于躯干和四肢，由表浅黑素瘤发展而来，皮损比恶性雀斑样痣小，直径很少超过 2.5cm，呈不规则斑片，部分呈弓形，棕黄色、褐色或黑色，亦可呈淡红色、蓝色和灰色。皮损出现丘疹、结节、硬化、溃疡则提示预后不良。

此外，恶性黑素瘤还可累及鼻腔、口腔、肛管黏膜等，常导致破溃，并引起出血、疼痛、阻塞等。

【辅助检查】

黑素瘤细胞呈异型性，细胞大小、形态不一，胞核大，可见核分裂及明显核仁，胞质内可有色素颗粒，对多巴胺和酪氨酶呈阳性反应。黑素瘤细胞形态可呈多样性，以梭形细胞和上皮样细胞为主，抗 S-100 蛋白及抗 HMB-45 单核进行免疫过氧化酶染色。

【治疗原则】

本病治疗方法多，但疗效不理想。

(1) 手术切除

切除范围根据肿瘤的类型和部位而定，应包括肿瘤周围 0.5cm 以上的正常皮肤，深度包括皮下组织甚至筋膜。对肢端恶性黑素瘤 I ~ III 级可局部切除，IV ~ V 级应用截肢手术。一般认为截肢前如已转移，即使用化疗也难免死亡；如截肢前未转移，不做化疗亦不致死亡。

(2) 化疗

适合于已经发生转移的患者，以联合化疗为主：可采用卡莫司汀、长春新碱、咪唑甲酰胺。但是远期疗效不理想。

(3) 免疫疗法

远期疗效不肯定，如全身应用干扰素、注射卡介苗等。

(4) 放射治疗

可以减轻肿瘤转移造成的压迫症状与体征。

【护理评估】

(1) 健康史

①了解患者有无长期日光照射。

②了解患者有无恶性雀斑样痣、发育不良性痣细胞痣、先天性痣细胞痣等。

③了解患者有无外伤、病毒感染、机体免疫功能低下等。

（2）身体状况

评估皮损的部位及局部皮损的大小、损害的程度、受累的范围、有无转移。

（3）心理-社会状况

①评估患者有无恐惧、焦虑等不良情绪。

②评估患者对治疗的配合程度。

【护理诊断】

（1）皮肤完整性受损

与疾病所致有关。

（2）恐惧、焦虑

与疾病严重程度有关。

（3）自我形象紊乱

与皮损发生在面部或暴露部位影响外观有关。

（4）知识缺乏

与对疾病的知识缺乏认知有关。

（5）有感染的危险

与术后伤口出血、愈合差有关。

【护理措施】

（1）对发生在掌跖及摩擦部位的色素痣有恶变前期表现时应劝患者及早治疗。

（2）需做手术者，术前皮肤严格消毒，术后仔细观察伤口愈合情况，必要时口服抗生素，防止感染。

（3）对进行化疗的患者，治疗前及治疗中必须查血、尿常规及肝功能，以便及时采取对应治疗。

（4）对放疗患者需做健康教育，向患者介绍皮肤放疗对本病的作用，介绍放疗的注意事项和可能出现的不良反应，指导患者做好配合。保护放射野皮肤，勿用肥皂、洗涤剂清洗，忌用手抓，忌涂刺激性药物，宜穿宽大、柔软、吸湿性强的纯棉内衣。

（5）对患者的饮食指导：少食脂肪，蛋白质的摄入不宜过量。饮食多样化，宜多食新鲜蔬菜、水果，要随买随吃，不要放置时间过长，最好不要过夜，以避免导致维生素等营养物质的损失。忌烟酒，酒精和尼古丁、焦油等是与某些癌症的发病有关的物质，饮茶需适量。还需养成良好的饮食习惯，饮食要定时、定量、少食、多餐。要有计划地摄入足够的热量和营养，不暴饮暴食，不过多摄入冷饮、冷食，保持排便通畅。

【健康教育】

（1）保持心情愉快，消除忧虑情绪，保持有规律的起居饮食，禁烟酒，多吃新鲜水果及蔬菜。

（2）保护好治疗后的伤瘢，避免再度受伤；避免接触放射性物质；避免烈日暴晒，外出加强防护，应用防晒剂。

（3）定期到医院门诊复查，发现问题及时处理。

第十六章　性传播疾病患者的护理

第一节　梅毒患者的护理

梅毒是由梅毒螺旋体（苍白螺旋体，TP）引起的一种全身慢性传染病，主要通过性接触和血液传播。其临床表现复杂，可侵犯全身各器官，造成多器官损害。早期主要侵犯皮肤黏膜，晚期可侵犯血管、中枢神经系统及全身各器官。可通过胎盘传染给胎儿，发生先天梅毒。本病有"自愈"倾向，但易复发。

【临床表现】

1. 获得性梅毒

（1）一期梅毒

主要表现为硬下疳，发生于不洁性交后2~4周，常发生在外生殖器，少数发生在唇、咽、宫颈等处，同性恋男性常见于肛门或直肠。硬下疳常为单个，偶为多个，初为丘疹或浸润性红斑，继之轻度糜烂或呈浅表性溃疡，其上有少量黏液性分泌物或覆盖灰色薄痂，边缘隆起，周边及基底部呈软骨样硬度，直径为1~2cm，圆形，呈牛肉色，局部淋巴结肿大。疳疮不经治疗，可在3~8周内自然消失，而淋巴结肿大持续较久。

（2）二期梅毒

在感染后9~12周，可有低热、头痛、肌肉和关节痛等，也可伴肝脾肿大及全身淋巴结肿大。

①梅毒疹：皮疹通常缺乏特异性，可为红斑、丘疹、斑丘疹、斑块、结节、脓疱或溃疡等，大多数泛发，不痒或轻微瘙痒。

②复发性梅毒疹：原发性梅毒疹自行消退后，约20%的二期梅毒患者将于1年内复发，二期梅毒的任何症状均可重新出现，以环状丘疹最为多见。

③黏膜损害：约 50% 的患者出现黏膜损害，发生在唇、口腔、扁桃体及喉，表现为黏膜斑或黏膜炎，并伴有渗出或灰白膜，黏膜红肿。

④梅毒性脱发：约占患者的 10%。多为稀疏性，边界不清，如虫蚀样，少数为弥漫样。

⑤骨关节损害：骨膜炎、骨炎、骨髓炎及关节炎，伴有局部疼痛。

⑥眼梅毒：主要表现为梅毒性虹膜炎、虹膜睫状体炎、脉络膜炎、视网膜炎等，常为双侧。

⑦神经梅毒：多无明显症状，但脑脊液异常，脑脊液快速血浆反应素环状卡片试验（RPR）阳性，可有脑膜炎症状。

⑧全身浅表淋巴结肿大。

（3）三期梅毒

发生在感染后 4 年以上。除皮肤黏膜损害外，可侵犯任何内脏器官或组织，传染性小，破坏性大，病程长，可危及生命，血清反应大多阳性。

①皮肤黏膜损害：结节性梅毒疹好发于头皮、肩胛、背部及四肢的伸侧。树胶样肿常发生在下肢，表现为深溃疡形成，萎缩样瘢痕；发生在上额部时，常引起组织坏死，穿孔；发生于鼻中隔者则骨质破坏，形成马鞍鼻；发生于舌部者表现为穿凿性溃疡；阴道损害常形成溃疡，进而引起膀胱阴道漏或直肠阴道漏等。

②近关节结节：是梅毒性纤维瘤缓慢生长的皮下纤维结节，呈对称性分布，大小不等，表皮正常，触之质硬，无痛，不活动，不破溃，无炎症表现，可自行消退。

③心血管梅毒：主要侵犯主动脉弓部位，发生主动脉瓣闭锁不全，即梅毒性心脏病。

④神经梅毒：发生率约 10%，多发生于感染 TP 后 10~20 年。可无症状，也可发生梅毒性脑膜炎、脑血管梅毒、脑膜树胶样肿、麻痹性痴呆。

2. 先天性梅毒

（1）早期先天梅毒

通常在 2 岁以内发病。大多数梅毒婴儿在出生时缺少临床表现，早期临床症状在出生后 3~8 周开始出现。典型的临床症状为消瘦性梅毒

（如恶病质）和获得性二期梅毒皮肤表现，皮损通常为红斑、水疱-大疱、丘疹、扁平湿疣、水疱-大疱（天疱疮梅毒），比较趋向于糜烂。梅毒性鼻炎和喉炎患儿出现流涕（血性或者脓性鼻腔分泌物）；骨骼累及包括骨髓炎、骨软骨炎和骨膜炎，由于肢体疼痛而减少移动从而发生假性瘫痪。其他表现包括口周或者肛周裂隙、淋巴结肿大与肝脾大、贫血、血小板减少、梅毒性肺炎（白色肺炎）、肝炎、肾病及先天性神经梅毒。

（2）晚期先天梅毒

通常在 2 岁以后发病，在被诊断为晚期先天梅毒时，约一半儿童已有显著表现，类似于获得性三期梅毒。晚期先天梅毒的临床表现归纳为畸形、炎症损害两类。

①畸形：前额圆凸和马鞍鼻，佩刀胫、胸锁关节骨质肥厚、哈钦森齿以及口腔周围皮肤放射状皲裂等，为标志性损害。

②炎症损害：典型的是哈钦森三联征（间质性角膜炎、神经性聋和典型的牙损害）是诊断先天梅毒的典型证据，此外，鼻或腭树胶肿、克勒顿关节、胫骨骨膜炎及无症状的神经梅毒也较常见。

3. 潜伏梅毒

凡有梅毒感染史、没有临床症状或者临床症状已消失、缺乏梅毒的临床表现、脑脊液检查正常，而只有梅毒血清反应阳性者，称潜伏梅毒。感染时间 2 年以内是早期潜伏梅毒，2 年以上是晚期潜伏梅毒。潜伏梅毒不出现症状是由于自身免疫力强，或因治疗使梅毒螺旋体暂时被压制。在潜伏梅毒期间，梅毒螺旋体仍间歇性出现在血液中，潜伏梅毒的孕妇会感染子宫内胎儿，亦可因献血传染给受血者。

【辅助检查】

（1）梅毒螺旋体检查

做病损处分泌物涂片，采用暗视野显微镜检查或直接免疫荧光检查（DFA）活螺旋体，阳性者即可确诊。对早期梅毒的诊断具有十分重要的价值。

（2）梅毒血清学检测

①非梅毒螺旋体血清试验：这类试验的抗原分为心磷脂、卵磷脂和胆固醇的混悬液，用来检测抗心磷脂抗体。

②梅毒螺旋体血清试验：包括荧光螺旋体抗体吸收试验（FTA-ABS）、梅毒螺旋体血凝试验（梅毒螺旋体 HA）、梅毒螺旋体制动试验（梅毒螺旋体Ⅰ）等。

（3）梅毒螺旋体-IgM 抗体检测

梅毒螺旋体-IgM 阳性的一期梅毒患者经过青霉素治疗后，2~4 周梅毒螺旋体-IgM 消失。二期梅毒梅毒螺旋体-IgM 阳性患者经过青霉素治疗后，2~8 个月之内 IgM 消失。由于 IgM 抗体分子较大，母体 IgM 抗体不能通过胎盘，因此如果婴儿梅毒螺旋体-IgM 阳性则表示已被感染。

（4）脑脊液检查

细胞计数、总蛋白测定、性病研究实验室试验（VDRL）及胶体金试验。

【治疗原则】

梅毒患者宜采取早期、规则、足量的治疗，但切忌短期内大剂量的治疗，以免引起赫氏反应。

（1）早期梅毒

包括一期梅毒、二期梅毒及病程在 2 年以内的潜伏梅毒。

①青霉素疗法：常用普鲁青霉素 G，连续 15 天，或苄星青霉素每周 1 次，共 2~3 次。

②青霉素过敏者：多西环素、盐酸四环素或红霉素，连服 15 天。

（2）晚期梅毒及二期梅毒复发

包括神经梅毒和潜伏梅毒以外的晚期梅毒，如心血管梅毒或梅毒性树胶肿等。

①青霉素疗法：常用普鲁青霉素 G，连续 20 天，或苄星青霉素每周 1 次，共 3 次。

②青霉素过敏者：多西环素、盐酸四环素或红霉素，连服 30 天。

（3）神经梅毒

①青霉素 1800 万~2400 万 U 静脉滴注（300 万~400 万 U），连续 10~14 天，继以苄星青霉素 240 万 U，肌注，1 次/周，共 3 次。

②青霉素过敏者：头孢曲松 2g，肌注或静脉滴注，1 次/天，连续 10~14 天。

(4) 潜伏梅毒

①病期在 1 年内的潜伏梅毒，苄星青霉素，240 万 U，单次肌注。青霉素过敏：多西环素或四环素，连用 14 天。

②病期在 1 年以上或病期不清的潜伏梅毒，苄星青霉素 240 万 U，肌注，每周 1 次，共 3 次。青霉素过敏：多西环素或四环素，连服 28 天。

(5) 妊娠梅毒

①一期梅毒、二期梅毒及病期在 1 年内的潜伏梅毒：苄星青霉素，240 万 U，肌注，每周 1 次，共 1~2 次。

②病期在 1 年以上或病期不清的潜伏梅毒、心血管梅毒或梅毒瘤树胶肿：苄星青霉素，240 万 U，肌注，每周 1 次，共 3 次。

青霉素过敏：红霉素 500mg，4 次/天，连服 15~30 天，禁用四环素。

(6) 先天梅毒

①早期先天梅毒（2 岁以内）：普鲁卡因青霉素，疗程 10~14 天，或苄星青霉素 G，每周 1 次，连续 2 次。

②晚期胎传梅毒（2 岁以上）：普鲁卡因青霉素，其用量、用法、疗程同前（对较大儿童的用量，不应超过成人同期患者的治疗量）。

对青霉素过敏者，用红霉素治疗，连服 30 天。8 岁以下的儿童禁用四环素。

【护理评估】

(1) 健康史

了解患者性生活及性伴侣情况；评估女性患者月经及妊娠情况；评估有无输血或血液制品经历；既往诊治经过及疗效。婴幼儿患者应了解其母亲患病情况。

(2) 身体状况

①躯体评估，包括生命体征、意识状态、全身营养状况、睡眠状况、饮食状况、排泄状况、生活自理能力等。

②评估患者皮肤损害的好发部位、皮肤损害范围、境界、数量和性质，局部有无疼痛、瘙痒或烧灼感，黏膜受累程度。

(3) 心理-社会状况

性传播疾病既是医学问题，也是社会问题。该病多与卖淫、嫖娼、吸毒等丑恶社会现象有关，患者心理压力巨大。因此，需评估患者对疾病相关知识的了解程度，有无忧郁、焦虑及能否积极面对和配合治疗。

【护理诊断】

(1) 皮肤、黏膜完整性受损
梅毒螺旋体病毒引起皮肤、黏膜破损。

(2) 焦虑
与疾病病程长及社会舆论导致心理负担加重有关。

(3) 知识缺乏
与梅毒知识缺乏有关。

(4) 有感染的危险
梅毒螺旋体感染所致。

(5) 营养缺乏
与各种并发症有关。

【护理措施】

(1) 隔离
在标准预防的基础上，还应采用接触传播的隔离与预防。对患者的排泄物、污染物品及场所均需严格消毒，患者使用过的卫生纸、棉签、棉球等医疗废弃物用双层黄色袋收集后焚烧，血液标本应有隔离标志。

(2) 病情观察
①皮肤黏膜损害：观察全身皮肤黏膜出疹及溃破情况，包括口腔、眼睛、指甲、关节损害程度及全身毛发脱落情况（眉毛、睫毛、胡须、腋毛、阴毛）；观察新生儿梅毒的皮肤皲裂脱皮情况，皮疹的大小、鳞屑、颜面红斑的分布、大小情况；有无新发皮疹。

②观察骨关节的疼痛及活动度：有骨炎、骨膜炎、关节炎、骨髓炎等并伴有持续性钝痛。密切观察关节的疼痛位置、关节肿胀、疼痛程度和活动度，嘱患者病情发作时卧床休息，减少活动；应协助生活所需，防止跌倒；在缓解期给予每日 2 次，每次 20~30 分钟协助进行关节活动，进行功能锻炼，防止关节挛缩。

③神经系统损害：表现为脑膜炎、脑血管梅毒、脑膜血管梅毒等。

（3） 对症护理

1） 保持皮肤清洁、完整：嘱患者穿柔软舒适的棉质衣裤，勿抓挠皮疹处皮肤，翘裂皮肤不可强行撕去，保持床单位的清洁、平整、无渣；皮肤破溃处先用 3% 过氧化氢清洗后再用生理盐水冲净，局部涂抹抗生素乳膏，无菌纱布覆盖，保持皮肤清洁干燥，严防继发感染。过度角化的皮肤因皲裂伴有疼痛，可涂抹油脂丰富的护肤霜。

2） 安全防护：神经梅毒的患者梅毒螺旋体侵入中枢神经系统，容易出现跌倒、坠床、走失等意外事故，应制定安全防范对策。①创造安全的病房环境：如地面防滑、干燥，拖地时设警示牌，病房、走廊、厕所安装扶手。②加强看护：专人陪护，对烦躁不安的患者加床栏，对认知能力低下的患者戴手腕识别带，注明科室、床号、姓名、联系电话，防止走失；脑膜血管梅毒所致的偏瘫或截瘫，患者四肢感觉、运动障碍，局部血液循环不良，应防止压疮的发生，协助翻身 2 小时 1 次，保持肢体的功能位置，保持床位整洁，及时更换尿湿、汗湿的衣裤，因感觉障碍正确使用热水袋，以防烫伤。

3） 保持新生儿眼睛、鼻部的清洁：患儿眼部分泌物多，鼻塞、流涕，可见脓性分泌物。先用生理盐水棉签擦去眼分泌物，再用氧氟沙星眼药水滴眼，每天 3 ~ 5 次；吸痰时动作要轻柔，负压控制在 50 ~ 80mmHg（1mmHg = 0.133kPa），以免加重鼻黏膜损伤。患儿所用的衣物、被服经消毒液浸泡后送洗。

4） 保持产妇会阴部清洁：分娩时为了减少胎儿头皮与阴道壁的摩擦，可行会阴侧切，防止由产道引起的母婴传播。接生时的一次性产包、塑料薄膜、沾有恶露的会阴垫打包后焚烧。用 2% 聚维酮碘溶液会阴冲洗，2 次/天。

5） 喂养指导：患儿母亲经过正规抗梅毒治疗，快速血浆反应素（RPR）效价较治疗前下降 4 倍以上或 RPR 效价在 1:2 以下者，可直接进行母乳喂养，否则应暂缓母乳喂养。人工喂养采用配方奶粉，补充多种维生素；对吸吮力差、进食困难者给予鼻饲，保证热量供给。

（4） 用药护理

①避免针头堵塞：苄星青霉素是治疗梅毒理想的药物，但在肌注过程中容易阻塞针头，宜采取"后溶解药物，三快"的注射法，即安置患者取合适体位，选择注射部位并消毒，然后溶解抽取药液进行注射，做

到进针、拔针、推药三快。

②预防吉-海反应：治疗中需关注吉-海反应的发生。采用青霉素治疗前1天或同时加用泼尼松可减少吉-海反应的严重程度。梅毒患者在初次注射青霉素或其他高效抗梅毒药物后4小时内，部分患者出现不同程度的发热、寒战、头痛、乏力等流感样症状，并伴有梅毒症状和体征的加剧。该反应约在8小时达高峰，24小时内发热等症状可不治而退，加重的皮损也会好转，当再次注射时，症状不会再现。孕妇要严密观察胎心音和宫缩，因其可导致胎儿宫内窘迫和早产。不应因吉-海反应的出现而停止治疗。

（5）心理护理

向患者讲解梅毒的防治常识，可治愈性，帮助患者克服自卑心理，积极配合治疗，并做好家属的思想工作。

【健康教育】

（1）要求患者遵医嘱完成治疗。患者的临床治愈并非达到梅毒生物学治愈标准，所以定期复查有助于调整药量，指导治疗。

（2）对性伴侣的宣教：在3个月内凡接触过早期梅毒的性伴应予检查、确诊及治疗。早期梅毒治疗期间禁止性生活。

（3）所有育龄妇女、孕妇均应在婚前检查和第一次产前检查时做梅毒血清学筛查，对梅毒高发区孕妇或梅毒高危孕妇，在妊娠第28周及临产前再次筛查。

第二节 淋病患者的护理

淋病是由淋病奈瑟菌感染引起的，主要表现为泌尿生殖系统的化脓性感染，也可导致眼、咽、直肠感染和播散性淋球菌感染。淋病潜伏期短，传染性强，可导致多种并发症和后遗症。

【临床表现】

淋病可发生于任何年龄，但多发于性活跃的青、中年。潜伏期一般为2~10天，平均3~5天，潜伏期患者具有传染性。

（1）无并发症淋病

①男性急性淋病：早期症状有尿频、尿急、尿痛，很快出现尿道口红肿，可见稀薄黏液流出，24 小时后病情加重，分泌物为黄色脓性，且量较多。可有尿道刺激症状，有时可伴有腹股沟淋巴结炎。包皮过长患者可引起包皮炎、包皮龟头炎或并发嵌顿性包茎；后尿道受累可出现终末血尿、血精、会阴部轻度坠胀等，夜间常有阴茎痛性勃起。一般全身症状较轻，少数患者可有发热、全身不适、食欲缺乏等。

②女性急性淋病：60%的妇女感染淋病后无症状或症状较轻，好发于宫颈、尿道。淋菌性宫颈炎分泌物初为黏液性，后转为脓性，可见宫颈口红肿、触痛、脓性分泌物；淋菌性尿道炎、尿道旁腺炎表现为尿道口红肿，有压痛及脓性分泌物，可见尿频、尿急、尿痛，尿道口潮红、黏膜水肿、尿道口脓性分泌物；淋菌性前庭大腺炎可见单侧前庭大腺红肿、疼痛，严重时形成脓肿，有全身症状。

③淋菌性肛门直肠炎：主要见于男性同性恋，女性感染可由直肠性交或由宫颈感染的分泌物直接感染肛门直肠引起。2/3 以上的肛门直肠淋病没有症状，轻者有瘙痒或烧灼感，重者可出现里急后重感，常有黏液样或脓性分泌物流出，偶见出血和疼痛不适；直肠指检可呈正常外观，也可见黏膜充血、肿胀或有脓性分泌物。未治疗的感染可引起肛周皮肤脓肿与肛瘘。

④淋菌性咽炎：主要为口腔和生殖器接触所致。约 80%的咽部淋球菌感染患者没有症状，即使有症状也非常轻，主要表现为急性咽炎或急性扁桃体炎，有咽干、咽部不适、咽痛以及吞咽痛等，偶伴发热和颈淋巴结肿大。淋菌性咽炎虽本身临床症状不严重，但可作为传染源，可能使淋球菌血行播散，应予以重视。

⑤淋菌性结膜炎：成人淋菌性眼炎极少发生，多因自我接种或接触被分泌物污染的物品所致，多累及单侧；新生儿多经母亲产道时受传染，一般在出生后 48 小时左右发病，也可延迟至 1 周，多为双侧。开始为结膜炎，分泌物较多，24 小时后为脓性外观，可出现眼结膜充血、水肿，眼睑明显红肿，有很多的脓性分泌物；角膜受感染后呈混浊、浸润，角膜为云雾状，可发生溃疡、穿孔，甚至导致失明。眼中脓性分泌物检查能够看到淋球菌。

（2）淋病并发症

1）男性淋病并发症

①淋菌性前列腺炎：急性前列腺炎发病前1天或半天尿道会忽然停止排脓或脓液减少，患者常有发热等全身症状，以及尿频和会阴疼痛等局部体征，直肠指检显示前列腺肿大，有触痛，分泌物检查可见上皮细胞、少数脓细胞以及淋球菌，如不及时治疗可形成脓肿，但急性发病者较少见。慢性前列腺炎症状不明显，可有晨起尿道口封口现象以及会阴部不适，指检示腺体不规则增厚，前列腺液镜检有脓细胞。

②淋菌性精囊炎：常与淋菌性前列腺炎及附睾炎并发。急性者有发热、尿频、尿痛，终末尿浑浊、带血，指检能够触及肿大的精囊，触痛明显；慢性者经常无自觉症状，直肠检查精囊发硬。

③淋菌性附睾炎：附睾炎多为单侧性，受累侧阴囊表现为红、肿、热、痛，同侧腹股沟和下腹部有反射性抽痛，触诊时发现附睾肿大，有剧烈触痛，可继发囊肿，尿常浑浊，可有发热等全身症状。

④尿道狭窄：一般发生在感染5~10年后，尿道狭窄可导致排尿困难、尿频、尿无力、排尿时间延长，甚至造成尿潴留、尿路感染和肾衰竭。

2）女性淋病并发症

①淋菌性盆腔炎：10%~40%的女性淋病患者能够发展为淋菌性盆腔炎，包括急性输卵管炎、子宫内膜炎、继发性输卵管卵巢脓肿和破裂后所致的盆腔脓肿、腹膜炎等。淋菌性输卵管炎常见表现包括下腹疼痛、性交困难、月经失调、非经期出血等，查体下腹、子宫和附件常有压痛，宫颈活动时疼痛，宫颈分泌物异常，可有附件肿块以及输卵管卵巢脓肿。严重者可有全身表现，如发热、白细胞增多、红细胞沉降率加速和C反应蛋白水平增高等。误诊误治者很容易进一步发展成为盆腔感染，反复发作造成输卵管狭窄或闭塞，能够引起宫外孕或不孕、腹痛，甚至危及生命。

②淋菌性前庭大腺炎：常累及单侧或双侧腺体。急性感染时可无症状，但挤压腺体可有脓液流出；如果腺管堵塞，可出现前庭大腺脓肿，从而导致外阴疼痛。

③肝周炎：肝周炎的病因可能为淋球菌由输卵管播散或通过盆腔的淋巴引流至肝脏或腹膜导致。多见于女性，极少数男性也可发生，可能由血源性感染引起。临床表现差异较大，急性发作时伴有右上腹或上腹剧痛，可放射到背部，阴道分泌物突然增多，并可有发热、头痛和恶心等全身症状，肝区可出现摩擦音，双合诊发现盆腔附件触痛和肿块，也可无异常。慢性期可出现"琴弦"样粘连。

（3）播散性淋球菌感染

为淋菌经血行播散的全身感染。潜伏期常为 7～30 天，发病率为 1%～3%，多见于女性，多起病于月经期间，常见关节炎-皮炎综合征。关节累及者较多，可引起腱鞘炎、关节痛、化脓性关节炎，可发生于全身任何关节，但以膝、踝和腕关节多见。化脓性关节炎未经及时治疗者，可致进行性关节破坏。皮疹发生率为 3%～20%，多见于四肢远端，表现为斑丘疹、脓疱疹、血疱或糜烂、溃疡，周围有红晕、出血性或坏死性皮损。其他可见轻度心肌心包炎、肝炎、淋菌性败血症等。重度感染者可累及主动脉瓣或二尖瓣，且可因瓣膜的快速破坏所致的亚急性或急性心内膜炎而死亡。该型大多数患者无泌尿生殖道、肛门直肠等感染征象。本病自然痊愈。

【辅助检查】

（1）涂片镜检

采集病灶（除外咽部）渗出物涂片，查找到多行核白细胞内的革兰阴性双球菌即可确诊。其阳性率可达 60%～95%，但慢性淋病阳性率较低，宫颈分泌物有假阳性。

（2）细菌培养

采集尿道、宫颈、咽部、直肠、关节腔液、血液等标本培养，有淋球菌生长者可诊断。有利于确诊涂片阳性病例和检出无症状感染者。

（3）免疫检验

①ELISA 检测分泌物中淋菌抗原。②SPA 协同凝集试验：（++）以上为淋菌阳性。

（4）四杯分尿法

用于诊断男性尿道炎的部位。检查尿三杯及前列腺按摩液，可提高慢性淋病的淋菌检出率。

（5）产青霉素酶淋球菌（PPNG）检测

使用 What man Ⅰ号滤纸，滤纸颜色由蓝色变黄色为阳性。

【治疗原则】

淋病的治疗原则为及早诊断，及早治疗，及时、足量规则用药，根据不同病情采用不同的治疗方案。性伴侣也一同检查。根据病情、药敏结果或当地耐药菌株的流行情况选用敏感抗生素，如头孢曲松钠、头孢噻肟、头孢克肟、头孢唑肟钠、大观霉素、青霉素、氯霉素、甲硝唑、米诺环素、罗红霉素等。不能排除沙眼衣原体感染者，加用抗沙眼衣原体感染药物。抗菌治疗时间一般为7~14天，心内膜炎患者疗程至少4周。淋菌性关节炎患者，除髋关节外，不宜施行开放性引流，可反复抽吸，禁止关节腔注射抗生素。慢性淋病可中、西医结合治疗。对耐药菌株应联用相应抗生素。

治愈标准：治疗结束后2周内，在无性接触史情况下符合如下标准：症状和体征全部消失；在治疗结束后4~7天从患病部位取材，做涂片和培养均阴性。

【护理评估】

（1）健康史

了解患者有无不洁性交史；评估患者性生活、性伴侣情况，婴儿母亲是否为淋病患者；既往发病及诊治情况。

（2）身体状况

①躯体评估，包括生命体征、意识状态、全身营养状况、睡眠状况、饮食状况、排泄状况、生活自理能力等。

②评估患者皮肤损害的好发部位、皮肤损害范围、境界、数量和性质、局部有无疼痛、瘙痒或烧灼感，黏膜受累程度。

（3）心理-社会状况

性传播疾病既是医学问题，也是社会问题。该病多与卖淫、嫖娼、吸毒等丑恶社会现象有关，患者心理压力巨大。因此，需评估患者对疾病相关知识的了解程度，有无忧郁、焦虑及能否积极面对和配合治疗。

【护理诊断】

（1）排尿异常

由淋球菌侵犯尿道所致。

（2）焦虑

怕医治不好或可能传染他人，担心亲属、朋友、同事知道，自己名声受损。

（3）疼痛

与淋球菌侵犯组织器官导致炎症反应有关。

（4）知识缺乏

缺乏淋病感染途径及相关预防措施。

(5) 感染

淋球菌经血行播散，引起其他器官的感染。

【护理措施】

(1) 隔离

在标准预防的基础上，采用接触传播的隔离与预防。对患者的用物、分泌物、排泄物及病室物表等应进行消毒。医护人员应加强手的卫生。

(2) 休息

急性期适当卧床休息，保持内裤清洁、柔软，禁剧烈活动、禁房事。

(3) 饮食护理

饮食忌辛辣、刺激性食物，适当多饮水，禁饮酒、禁咖啡。

(4) 药物治疗护理

注意抗生素等药物的剂量、时间及用法，观察其治疗效果及不良反应；督促或劝导患者坚持足量、足疗程的治疗。

(5) 心理护理

淋病患者对患病多难以启齿，常表现为沉默寡言、自卑或易激惹。应注意与患者的沟通方式，避免不当语言；局部护理时注意遮挡患者；局部用药时关注患者的反应，对感觉疼痛者应给予适当安慰。

【健康教育】

(1) 避免不安全性行为，使用安全套，勿到不洁场所洗浴，不共用内衣、毛巾等生活用品。出现可疑症状时尽早就诊。

(2) 讲解淋病的临床表现、治疗过程、抗生素应用重要性及治愈标准等，提高患者遵医行为，确保足量、足疗程治疗，以达到彻底治愈并进行随访。性伴应同时接受治疗。

第三节 非淋菌性尿道炎患者的护理

非淋菌性尿道炎是有淋球菌之外的其他病原体（包括沙眼衣原体、

生殖道支原体、解脲支原体等）引起的泌尿生殖道急、慢性炎症。

【临床表现】

非淋菌性尿道炎多发生在性活跃人群，主要经性接触传播，男性和女性均可发生，新生儿可经产道分娩时感染，潜伏期为1~3周。

（1）男性非淋菌性尿道炎

1）症状：男性非淋菌性尿道炎程度较轻，可有尿道刺痒、烧灼感、尿频或尿痛等。并可见尿道口轻度红肿，挤压尿道有少量稀薄的浆液性或脓性分泌物溢出。经常在晨起尿道口有少量黏液性分泌物或有痂膜封住尿道口（"糊口"现象），或见污秽内裤。部分患者没有症状或症状不典型，故有50%患者初诊时会被漏诊或误诊，19%~45%患者合并淋球菌感染。部分患者未经治疗也可在1~3个月自愈。

2）并发症：未经治疗的非淋菌性尿道炎经常伴有并发症，常见的有：

①附睾炎：急性附睾炎比较常见，多为单侧附睾肿大、发硬且有触痛，阴囊皮肤充血水肿，输精管变粗，如果累及睾丸时可出现疼痛、触痛。多数患者伴有尿道分泌物。

②前列腺炎：多数患者开始就是慢性表现。症状为排尿不适，会阴部、腹股沟、股部、耻骨联合上部以及腰背部可有轻微疼痛或酸胀感。前列腺呈不对称肿大、变硬或硬结。急性期排尿有比较剧烈的疼痛感，并向尿道、阴囊和臀部方向放射，晨间比较明显。直肠有坠胀感，也可合并排尿困难与阴茎痛性勃起。少数患者伴有发热或全身不适。可出现性功能障碍。

③莱特尔综合征（Reiter syndrome，RS）：即多发性关节炎、眼结膜炎和尿道炎三联征。

（2）女性非淋菌性尿生殖道炎

女性患者临床表现一般不明显或无症状。可表现为白带增多、外阴和下腹部不适等非特异性症状。

①宫颈炎：衣原体感染主要是宫颈，可表现为特征性淋巴性滤泡、水肿、糜烂和宫颈黏液脓性分泌物，也可有白带增多和异常的阴道出血（如性交后出血）。上行感染多以宫颈为中心扩散至其他部位，如子宫内膜、输卵管等。没有治疗的宫颈衣原体感染能够持续1年或更长时间，

多种表现和并发症,如急性尿道炎综合征、盆腔炎以及成人沙眼衣原体眼部感染等。此外,宫颈衣原体感染和宫颈的癌前期或恶性期改变密切相关。

②尿道炎:有25%女性患者可发生,表现为尿道口充血、微红或正常,挤压常见分泌物溢出,伴有尿道灼热或尿频症状,严重者可出现排尿困难。也可无症状。

③并发症:主要并发症为盆腔炎和不育不孕等。盆腔炎以急性输卵管炎最为多见,起病时下腹疼痛、压痛及反跳痛或有膀胱刺激症状,常伴发热,病情严重者可有高热、寒战、疼痛和食欲缺乏等。妇检宫颈可有推举痛,子宫一侧可有明显压痛与反跳痛,约25%患者可扪及增粗的输卵管与附件炎性肿块。慢性输卵管炎表现为下腹隐痛、腰痛、月经异常以及不孕症等。此外,尚有子宫内膜炎的报道。

(3) 新生儿感染

新生儿衣原体感染多在新生儿围生期接触母体宫颈引起。

①新生儿衣原体性结膜炎:患有衣原体性宫颈炎的产妇,其新生儿40%~50%可患结膜炎。潜伏期通常比淋菌性结膜炎长,多在生后5~14天出现。为急性发作及大量黏液脓性分泌物,临床上不易与淋球菌、金黄色葡萄球菌、流感嗜血杆菌以及肺炎球菌致的结膜炎区别。

②新生儿衣原体肺炎:多发生在出生后2~3天,临床表现多变,不发热,断续咳嗽,喘鸣罕见,双肺湿啰音、肺高度膨胀、间质浸润。

【辅助检查】

(1) 支原体检测

①培养法:临床上不采用培养法检测支原体,只用于科研活动。

②聚合酶链反应(PCR):PCR灵敏度极高,也是较为有效的检测方法。但对实验条件、试剂和操作人员的要求较高,操作不当易造成错误判断。

③血清学试验:酶联免疫吸附实验和微量免疫荧光等。由于支原体无细胞壁,免疫原性较弱,抗体形成不够显著,因此结果准确性受到影响。

(2) 衣原体检测

①细胞培养:细胞培养为检查沙眼衣原体的金标准。但目前细胞培

养费用高，技术难度大，要求极高，周期也较长，难以在临床上大量应用，仅用于科研活动，或用作新诊断试剂方法学评价的黄金标准。

②衣原体检测的酶免疫检查：使用酶标试验检查标本中的衣原体抗原，采用此法检测的试剂目前临床比较常用。

③分子生物学技术检测：包括连接酶链反应与转录介导的扩增试验、酶放大免疫反应、PCR 和半巢式聚合酶链反应-微空板杂交法、巢式聚合酶链反应以及实时荧光聚合酶链反应定量检测。在检测衣原体诊断泌尿生殖道感染中有着非常重要的意义。

【治疗原则】

非淋菌性尿道炎的治疗原则为早诊断、早治疗、足量、规律治疗，采用不同治疗方案且同时治疗性伴侣。常用治疗方案选择喹诺酮类、大环内酯类或四环素类抗生素口服，妊娠或儿童患者选择红霉素或阿奇霉素。新生儿眼结膜炎选用红霉素糖浆剂。0.5%红霉素眼膏或 1%四环素眼膏在出生后立即滴入眼中对衣原体感染有一定预防作用。

【护理评估】

（1）健康史

了解患者有无不洁性交史；评估患者性生活、性伴侣情况，婴儿母亲是否为非淋菌性尿道炎患者；既往发病及诊治情况。

（2）身体状况

①躯体评估包括生命体征、意识状态、全身营养状况、睡眠状况、饮食状况、排泄状况、生活自理能力等。

②评估患者皮肤损害的好发部位，皮肤损害范围、境界、数量和性质，局部有无疼痛、瘙痒或烧灼感，黏膜受累程度。

（3）心理-社会状况

性传播疾病既是医学问题，也是社会问题。该病多与卖淫、嫖娼、吸毒等丑恶社会现象有关，患者心理压力巨大。因此，需评估患者对疾病相关知识的了解程度，有无忧郁、焦虑及能否积极面对和配合治疗。

【护理诊断】

(1) 皮肤黏膜完整性受损	(2) 传染性
与非淋菌性尿道炎疾病本身有关。	与性传播疾病有传染性有关。

(3) 疼痛	(4) 焦虑
与累及尿道或骨有关。	与对治疗、预后知识缺乏有关。

【护理措施】

(1) 一般护理	(2) 用药护理
避免刺激性食物,如饮酒、浓茶、浓咖啡等;鼓励患者多饮水。急性期患者宜卧床休息;患者应专用浴盆、浴巾,内裤要经常煮沸消毒。	遵医嘱合理用药,致敏性药物用前须做皮试。指导患者完成治疗,配偶或性伴侣同时接受诊治。向患者讲解药物的用法、用量以及不能随意停药或盲目用药。

(3) 局部护理	(4) 心理护理
保持局部清洁,指导患者每日用1:8000高锰酸钾液清洗外生殖器,女性用2%硼酸水冲洗阴道。新生儿结膜炎患者,除全身使用抗菌药物外,眼部用生理盐水冲洗,每小时1次,再涂红霉素眼膏。	护理人员应耐心聆听患者对疾病的认知,即使是错误的见解也不要随意打断。让患者在倾诉中缓解压力,在交流中调节情绪。

【健康教育】

(1) 宣传非淋菌性尿道炎的危害性,以及其传染源、传播途径、临床特征和防治措施。

(2) 教育患者便后消毒洗手,防止自身感染和传染儿童。

(3) 定期复查。

第四节　尖锐湿疣患者的护理

尖锐湿疣(CA)是由人类乳头瘤病毒(HPV)所致,常发生在肛门及外生殖器等部位,主要通过性行为传播。

【临床表现】

（1）典型表现

①潜伏期：通常为 2 周~8 个月，平均为 3 个月。②好发部位：HPV 在人体温暖、潮湿的条件下极易生存繁殖，故外生殖器和肛门附近的皮肤黏膜湿润区为其好发部位。③皮损：典型的 CA 是质软的肉色隆起型损害，表面呈颗粒状，常有多发性指状小突起；通常为多发性，融合常见，好发于潮湿部位，如阴道口、包皮囊或肛周。④症状：大多数患者没有任何自觉表现，仅少数偶有异物感、痒感及疼痛，肛门、直肠、阴道和宫颈损害有疼痛、性交痛及接触性出血，阴道与宫颈损害可有白带增多，如果合并其他性病可伴随相应合并疾病的表现。

极少数患者阴肛部位皮损过度增生，称巨大型尖锐湿疣。男女都能发生，临床外观颇似鳞状细胞癌，故也称癌样尖锐湿疣，其组织学是良性病变，但少数可恶变。

（2）亚临床感染

醋酸白试验阳性或具有典型组织病理表现就能诊断 HPV 亚临床感染。亚临床感染能够与 CA 伴发或单独发生，目前认为 CA 的复发主要和亚临床感染的存在与再活动有关。表现有下列三种：主要分布在女性前庭和阴道的多发性微小乳头状隆起；见于阴茎体部或干燥部位的直径 1~3mm 及单发或多发的微小无蒂疣；见于阴茎、女性外阴、阴道以及宫颈的外观正常的环状皮损。

（3）潜伏感染

临床外观正常及醋酸白试验阴性的皮肤黏膜中，可通过多种分子生物学检查方法查到 HPV 感染，阳性率为 1.5%~76%。潜伏感染和 CA 可见皮损及亚临床感染伴发，也能够单独存在。目前认为 HPV 潜伏感染是 CA 复发的一个主要原因。

【辅助检查】

（1）醋酸白试验

用 3%~5% 醋酸溶液涂抹在可疑皮损之处或进行湿敷，3~5 分钟后观察，局部皮肤或黏膜变白就是阳性，本法诊断 HPV 感染敏感性高，但特异性较低。

（2）细胞学检查

用阴道或宫颈疣组织涂片进行巴氏染色，可见到空泡细胞和角化不良细胞同时存在，有诊断价值。

（3）免疫组化检测	（4）分子生物学检测
使用过氧化物酶标记的抗体检测 HPV 抗原，阳性率为 40%~60%。	包括 DNA 探针原位杂交法、DNA 印迹法和 PCR 等，这些方法敏感性较高，而且可鉴别 HPV-DNA 亚型，但有时存在假阳性，通常不用于临床。

【治疗原则】

治疗原则以局部去除疣体为主，辅助抗病毒和提高免疫功能药物。

（1）物理治疗

①激光治疗：多选用 CO_2 激光治疗，适用于多发性疣。

②冷冻治疗：多用液氮治疗，适用于疣体较小或不太广泛者。

③电灼：采用电刀或电针治疗，适用于疣体较大和 CA 伴包皮过长的包皮环切术。

④微波：高频电磁波可产生凝固、热效应和非热效应三重作用，近期疗效良好。

⑤手术治疗：适用于巨大疣体。

（2）光动力治疗

适用于尿道口和阴道壁等特殊部位的治疗，具有安全、有效、复发率低以及患者耐受性好等优点。

（3）外用药物

①0.5%足叶草毒素酊：即鬼臼毒素酊，为抗有丝分裂药，能破坏疣体。有致畸效果，孕妇禁用。

②10%~25%的足叶草酯酊：该药刺激性大，且有致畸效果，孕妇禁用。

③80%~90%三氯醋酸或二氯醋酸溶液：都是腐蚀剂，通过对蛋白的化学凝固作用而破坏疣体，造成疣组织坏死、干枯和脱落。

④5%咪喹莫特霜：是局部外用免疫调节药，刺激局部产生干扰素与其他细胞因子。局部可出现轻中度炎症反应。

⑤5% 5-氟尿嘧啶霜：通过干扰 DNA 和 RNA 合成抑制细胞生长。使用时应注意保护正常的皮肤黏膜。

⑥其他：还可使用3%酞丁胺霜、2%~8%秋水仙碱溶液、0.1%塞替派溶液。0.1%博来霉素和平阳霉素溶液等。

（4）抗病毒和提高免疫功能药物

①干扰素：有抗增殖、抗病毒、抗肿瘤及免疫调节作用。常用于局部皮损内注射。

②其他：包括胸腺肽、白介素、转移因子、丙种球蛋白、聚肌胞和左旋咪唑、卡介苗、自体疫苗等，但目前这类药物对CA的确切疗效尚存争议，通常只作为临床的辅助治疗。

【护理评估】

（1）健康史

了解患者有无不洁性交史或接触污染物品，配偶有无感染史；评估患者局部卫生状况，有无包皮过长、白带过多等；评估患者机体抵抗力及HPV感染情况；既往诊治经过及疗效。

（2）身体状况

①躯体评估包括生命体征、意识状态、全身营养状况、睡眠状况、饮食状况、排泄状况、生活自理能力等。

②评估患者皮肤损害的好发部位，皮肤损害范围、境界、数量和性质，局部有无疼痛、瘙痒或烧灼感，黏膜受累程度。

（3）心理-社会状况

性传播疾病既是医学问题，又是社会问题。该病多与卖淫、嫖娼、吸毒等丑恶社会现象有关，患者心理压力巨大。因此，需评估患者对疾病相关知识的了解程度，有无忧郁、焦虑及能否积极面对和配合治疗。

【护理诊断】

（1）舒适的改变

与疣状物侵犯皮肤黏膜有关。

（2）有感染的危险

局部处理后，皮肤破损、溃烂引起。

（3）焦虑

与本病易复发并有传染性有关。

（4）知识缺乏

缺乏对尖锐湿疣感染途径及预防措施的了解有关。

【护理措施】

（1）一般护理

嘱患者洁具要专用，不共用浴盆；嘱患者适当休息，少活动，减少局部摩擦，防止出血和感染。

（2）皮损护理

保持创面清洁、干燥，遵医嘱正确、按时使用外用药。观察创面有无感染现象，如红、肿、痛、渗出物增多等。创面破损者，协助医师正确换药和处理污物。

（3）用药护理

遵医嘱使用抗病毒药物；疼痛较重者，应用镇痛药。用药期间，注意观察患者有无发热，用药疗效及不良反应。

（4）心理护理

加强护患沟通，对患者表现出同情和关心；向患者讲解治疗方案，鼓励患者树立战胜病魔的信心。

（5）手术护理

手术治疗后患者，应注意伤口处理，防止出血和继发感染；注意观察激光烧灼术后，局部创面清洁情况，有无渗液、渗血，损害多者可分次进行。

【健康教育】

（1）宣教 CA 的知识，讲解治疗过程和传播途径，使患者了解疾病知识，正确认识疾病给个人、他人、社会带来的不利影响和危害。

（2）注意个人卫生，消除传染源，性伴侣同时接受治疗，治疗期间避免性生活。

（3）指导患者消除悲观情绪，树立战胜疾病的信心。

（4）患者内裤、浴巾等应单独使用和消毒处理。

（5）定期随访，做好药物使用的院外指导。患者治疗后最初 3 个月，应告知患者每 2 周随访 1 次，如有特殊情况（创面出血、发现新发皮疹）应及时就诊，以便及时处理。同时告知患者注意皮损好发部位，仔细观察有无复发，复发都在前 3 个月。3 个月后根据情况，适当延长随访时间，直到末次治疗后。

第五节　生殖器疱疹患者的护理

生殖器疱疹是由人类单纯疱疹病毒（HSV）Ⅱ型感染泌尿生殖器及肛周皮肤黏膜而引起的一种慢性、复发性、难治愈的性传播疾病。新生儿可通过胎盘及产道感染，女性生殖器疱疹与宫颈癌的发生密切相关。发病率高，迄今尚无预防复发及阻止诱发恶变的有效疗法。

【临床表现】

（1）原发性生殖器疱疹

首次感染 HSV-1 和 HSV-2。潜伏期为 2~14 天（平均 3~5 天）；局部表现重、持续时间长；典型表现是外生殖器广泛对称性分布的多发性红斑、丘疹和水疱，逐渐演变为脓疱、溃疡，然后结痂愈合；自觉局部疼痛、瘙痒及烧灼感；多伴腹股沟淋巴结肿痛、发热、头痛、乏力等全身表现，病程通常为 2~3 周。

（2）复发性生殖器疱疹

原发性生殖器疱疹皮损消退后 1~4 个月病情复发。皮损通常于原部位出现，类似原发性生殖器疱疹，但一般病情较轻，病程较短，发疹前常有前驱症状（如局部烧灼感、针刺感或感觉异常等）。病程通常为 7~10 天；可间隔 2~3 周复发多次，随着时间的推移而减少；女性症状比男性略重。

（3）亚临床型生殖器疱疹

是生殖器疱疹的主要传染源，50%的 HSV-1 感染者和 70%~80%的 HSV-2 感染者缺乏典型临床表现，其不典型皮损表现为生殖器部位的微小裂隙、溃疡等。

（4）妊娠期生殖器疱疹

妊娠期生殖器疱疹可造成胎儿宫内发育迟缓、流产、早产甚至死产，产道分娩也可引起胎儿感染。

（5）非原发性初次生殖器疱疹

既往感染 HSV-1，第一次感染 HSV-2，出现生殖器部位糜烂、疱疹、溃疡、结痂，但是症状较原发性轻，病程短，全身症状较少见，腹股沟淋巴结不肿大。

（6）有免疫障碍的生殖器疱疹

免疫功能低下患者可引起血源播散性 HSV 感染，患者广泛皮肤黏膜损害、内脏损害、神经系统损害，出现相应症状，预后不佳。

【辅助检查】

（1）病毒培养

从水疱底部取材进行组织培养分离病毒，为目前最敏感、最特异的检查方法，为 HSV 检测的"金标准"。缺点是时间长，需 5~10 天且实验室条件要求很高。

（2）细胞学方法

对皮损刮片做巴氏染色，可查到特征性的核内包涵体及多核巨细胞。

（3）免疫学检测

①HSV 抗原检测：是最常用的快速诊断方法。阳性是近期感染 HSV，其敏感性是病毒培养法的 70%~90%，时间只需 1~2 小时。

②HSV 抗体检测：检测 HSV-IgM 与 HSV-IgG 两种抗体，HSV-IgM 抗体阳性，说明近期发生 HSV 感染；HSV-IgG 抗体阳性说明曾经有过 HSV 感染。

（4）分子生物学检测

①核酸杂交技术：使用 DNA 杂交技术检测 HSV-DNA 片段，敏感性与特异性相当于检测抗原的免疫荧光法，但操作比较复杂，实验要求较高，不能普遍应用。

②PCR 技术：采用 HSV 基因组中比较特异的一段基因序列作为引物和待检标本进行扩增，检测待检标本中的 HSV DNA。敏感度高，特异性强。可作为早期诊断，且对无症状 HSV 携带者与潜伏感染的检测有意义。

（5）血清学检查

包括中和试验、间接免疫荧光试验、免疫印迹试验、ELISA、补体结合试验以及被动血凝试验等。近年来发展的特异性血清诊断方法为采用 HSV 型特异性的糖蛋白 G 为抗原，检测并区分血清中的抗 HSV-1 与抗 HSV-2 抗体，理论上特异性血清学诊断方法是发现亚临床感染和潜伏感染 HSV 的最好方法，缺点是无法区分口唇感染和生殖器感染。

【治疗原则】

全身治疗药物有阿昔洛韦、伐昔洛韦、泛昔洛韦、更昔洛韦、膦甲酸钠、西多福韦以及曲氟尿苷；局部用药包括3%硼酸溶液抗感染制剂，有3%阿昔洛韦霜、1%喷昔洛韦乳膏。无表现或亚临床感染不需药物治疗。

（1）原发性生殖器疱疹

①全身治疗：选用泛昔洛韦、伐昔洛韦或阿昔洛韦疗程均为7~10天或至皮疹消退。

②局部治疗：外搽1%喷昔洛韦霜、3%阿昔洛韦霜或酞丁胺霜等。

（2）复发性生殖器疱疹

前驱症状出现前或损害出现24小时内用药，选用泛昔洛韦、伐昔洛韦或阿昔洛韦。局部治疗同原发性生殖器疱疹。

（3）频繁复发患者（每年复发6次以上）

需长期使用药物治疗，4~12个月，应用泛昔洛韦、伐昔洛韦或阿昔洛韦。

（4）严重感染

皮损广泛或原发症状严重并伴有严重并发症者，阿昔洛韦静脉滴注，疗程为5~7天或直至临床表现消失。

（5）妊娠期生殖器疱疹

初发生殖器疱疹可以口服阿昔洛韦治疗；有严重感染可能危及生命者，需静脉滴注阿昔洛韦治疗；对于频繁复发或刚刚感染的孕妇生殖器疱疹患者，在近足月时，可选用阿昔洛韦治疗以减少活动性损害的出现，从而降低剖宫产率；对于从前有复发性生殖器疱疹病史，但近足月时无复发迹象的孕妇，可不选择阿昔洛韦治疗。

（6）新生儿疱疹

应做认真评估，选用阿昔洛韦静脉滴注，1个疗程为10~21天。

判愈指征：患处疱疹完全消退，疼痛、感觉异常以及淋巴结肿痛消失。本病虽易复发但预后较好。

【护理评估】

（1）健康史

了解患者有无不洁性交史；评估患者性生活、性伴侣情况；既往发病及治疗情况。

（2）身体状况

①躯体评估包括生命体征、意识状态、全身营养状况、睡眠状况、饮食状况、排泄状况、生活自理能力等。

②评估患者皮肤损害的好发部位、皮肤损害范围、境界、数量和性质、局部有无疼痛、瘙痒或烧灼感，黏膜受累程度。

（3）心理-社会状况

性传播疾病既是医学问题，又是社会问题。该病多与卖淫、嫖娼、吸毒等丑恶社会现象有关，患者心理压力巨大。因此，需评估患者对疾病相关知识的了解程度，有无忧郁、焦虑及能否积极面对和配合治疗。

【护理诊断】

（1）皮肤完整性受损

与疾病所致皮肤破溃有关。

（2）有传染的可能

与疾病具有传染性有关。

（3）舒适的改变

与疾病所致疼痛有关。

（4）焦虑、恐惧

与疾病有传染性、易复发有关。

（5）有感染的危险

与皮损广泛或症状严重有关。

【护理措施】

（1）患者宜采取仰卧位，不宜进行剧烈运动，避免局部充血水肿，影响愈合。

（2）患者宜穿宽松全棉内裤，以减少局部压迫。如有渗出液污染内裤，应及时更换，并保持床单清洁干燥。

（3）女性患者阴道分泌物较多，更应注意会阴部的护理，必要时将内裤消毒处理，以减少局部再次感染。

（4）对疱疹未破溃的患者，可先用5%的聚维酮碘溶液外涂或喷雾局部，再用消毒棉签蘸少许干扰素液涂搽病变部位；如疱疹破溃有渗出时，先用消毒干棉签将其擦干后涂搽聚维酮碘溶液，再涂搽干扰素液。

【健康教育】

（1）宣教非婚性生活、多性伴侣和不安全性行为是传播生殖器疱疹的主要途径，应自觉抵制和纠正不良行为。

（2）生殖器疱疹可以通过胎盘传染胎儿，因此患有生殖器疱疹的妇女在彻底治愈前，应避免妊娠。

（3）指导患者消除悲观情绪，树立战胜疾病的信心。

（4）患者内裤、浴巾等应单独使用和消毒处理。

（5）定期随访，做好药物使用的院外指导。

第六节　艾滋病患者的护理

获得性免疫缺陷综合征（AIDS）又称艾滋病，是1981年才被认识的一种新的传染病，系由人类免疫缺陷病毒（HIV）感染引起的一种慢性传染病。本病主要经性接触、血液及母婴传播。HIV主要侵犯和破坏$CD4^+T$淋巴细胞，导致机体免疫细胞和（或）功能受损乃至缺陷，最终并发各种严重机会性感染和肿瘤。本病具有传播迅速、发病缓慢、病死率高的特点。目前尚无特效治疗，并成为人类主要的致死性传染病之一，主要以预防为主。

【临床表现】

本病潜伏期平均9年，可短至数月，长达15年。在未进入艾滋病期者被称为HIV感染者，之后称为艾滋病患者。HIV侵入机体后，机体反应可分为三期：

（1）急性HIV感染期

HIV感染2~4周后可出现发热、皮疹、乏力、头痛、畏食、恶心、咽痛、肌肉关节痛和颈枕部淋巴结增大等表现。持续3~14天后症状自然消失。此时血清中可检出HIV、RNA及p24抗原，部分患者白细胞、血小板可有减少。

（2）无症状HIV感染期

可从急性期进入此期，或无明显的急性期症状而直接进入此期。此期持续时间一般为6~8年。此期由于HIV在感染者体内不断复制，免疫系统受损，$CD4^+T$淋巴细胞计数逐渐下降，此期具有传染性。

（3）艾滋病期

随着HIV对淋巴细胞的破坏，机体免疫功能进行性恶化，患者更易受各种机会性感染或肿瘤侵害，而出现各种症状或体征，最终进入艾滋病期。本期可以出现 5 种表现：①体质性疾病，即发热、乏力、不适、盗汗、厌食、体重下降、慢性腹泻和易感冒等症状，除全身淋巴结肿大外，可有肝脾肿大，曾称为艾滋病相关综合征（ARS）。②神经系统症状，出现头痛、癫痫、进行性痴呆、下肢瘫痪等。③严重的临床免疫缺陷，出现各种机会性病原体感染。包括卡氏肺孢子菌、弓形虫、隐孢子虫、隐球菌、念珠菌、结核杆菌、鸟分枝杆菌、巨细胞病毒、疱疹病毒、EB 病毒感染等。④因免疫缺陷而继发肿瘤，如卡氏肉瘤、非霍奇金病等。⑤免疫缺陷并发的其他疾病，如慢性淋巴性间质性肺炎等。从进入艾滋病期至患者死亡的时间为半年至 2 年。

【辅助检查】

（1）血常规及尿常规检查

白细胞数、血红蛋白水平、红细胞数及血小板数均可有不同程度减少，尿蛋白常阳性。

（2）免疫学检查

①CD4$^+$T 淋巴细胞检测：HIV 特异性侵犯 CD4$^+$T 淋巴细胞，CD4$^+$T 淋巴细胞进行性减少，CD4$^+$/CD8$^+$ 比例倒置。②其他：链激酶、植物血凝素等皮试常阴性，免疫球蛋白、β$_2$ 微球蛋白可升高。

（3）血生化检查

血生化检查可有血清转氨酶水平升高及肾功能异常等。

（4）病毒及特异性抗原和（或）抗体检测

①分离病毒：患者血浆、单核细胞和脑脊液可分离出 HIV。

②抗体检测：HIV-1/HIV-2 抗体检测是 HIV 感染诊断的金标准。采用 ELISA、化学发光法或免疫荧光法初筛，复检血清 gp24 及 gp120 抗体，灵敏度达 99%。

③抗原检测：抗 HIVp24 抗原单克隆抗体制备试剂，用 ELISA 法测血清 HIVp24 抗原，有助于抗体产生窗口期和新生儿早期感染的诊断。

④病毒载量测定：病毒载量测定的临床意义包括预测疾病进程、提供开始抗病毒治疗依据、评估治疗效果、指导治疗方案调整，也可作为

HIV 感染早期诊断的参考指标。

⑤耐药检测：通过测定 HIV 基因型和表型的变异了解药物变异情况。目前国内外主要采用基因型检测。

⑥蛋白质芯片：近年蛋白芯片技术发展较快，能同时检测 HIV、HBV、HCV 联合感染者血中 HIV、HBV、HCV 核酸和相应的抗体，有较好的应用前景。

（5）其他检查

X 线检查有助于了解肺并发肺孢子菌、真菌、结核杆菌感染及卡波西肉瘤等情况。痰、支气管分泌物或肺活检可找到肺孢子菌包囊、滋养体或真菌孢子。粪涂片可查见隐孢子虫。隐球菌脑膜炎者脑脊液可查见隐球菌。弓形虫、肝炎病毒及巨细胞病毒感染可以 ELISA 法测相应的抗原或抗体。血或分泌物培养可确诊继发细菌感染。组织活检可确诊卡波西肉瘤或淋巴瘤等。

【治疗原则】

目前尚无特效疗法，因而强调综合治疗，包括抗病毒、免疫调节、控制机会性感染和抗肿瘤治疗等。目前认为早期抗病毒是治疗的关键，它既可缓解病情，又能预防和延缓艾滋病相关疾病的出现，减少机会性感染和肿瘤的发生。

（1）抗病毒治疗

抗反转录病毒治疗（ART）能最大限度地抑制病毒的复制，保存和恢复免疫功能，降低病死率和 HIV 相关性疾病的发病率，提高患者的生活质量，减少艾滋病的传播。目前国际上已有的抗病毒药物有四类：核苷类反转录酶抑制剂（NRTI）、非核苷类反转录酶抑制剂（NNRTI）、蛋白酶抑制剂（PI）、融合抑制剂。目前国内的 ART 药物有 3 类，即核苷类反转录酶抑制剂、非核苷类反转录酶抑制剂和蛋白酶抑制剂。

①核苷类反转录酶抑制剂：包括齐多夫定（AZT）、双脱氧胞苷（ddc）、双脱氧肌苷（ddi）和拉米夫定（3TC）。此类药物能选择性与 HIV 反转录酶结合，并掺入病毒 DNA 链中，使 DNA 链中止，起到抑制 HIV 复制和转录的作用。

②非核苷类反转录酶抑制剂：有依非韦伦（EFV）、奈韦拉平（NVP）等。

③蛋白酶抑制剂：包括沙奎那韦（SAQ）、英地那韦（IDV）和利托那韦等。这类药物均作用于蛋白酶，使病毒复制过程中所需的成熟蛋白不能形成，使体内病毒数量明显下降、CD4$^+$T 淋巴细胞有所提高，降低病死率。

（2）并发症的治疗

①肺孢子菌肺炎：可用喷他脒或复方磺胺甲噁唑。

②念珠菌病：应用氟康唑或两性霉素 B。

③肺结核和肺外结核：可用异烟肼、利福平等。

④隐孢子虫病和脑弓形虫病：可用螺旋霉素或克林霉素。

（3）支持治疗

加强营养支持治疗，明显消瘦者可给予乙酸甲地孕酮改善食欲。

（4）预防性治疗

①结核菌素试验阳性者用异烟肼治疗 1 个月。

②CD4$^+$T 淋巴细胞<0.2×10^9/L 者可用戊烷脒或 TMP-SMZ 预防肺孢子菌肺炎。

③针刺或实验室意外感染者，2 小时内用齐多夫定等治疗，疗程4~6 周。

（5）免疫治疗

可用白介素-2、胸腺素等，改善患者免疫功能。

【护理评估】

（1）健康史

①询问患者有无与艾滋病患者或无症状病毒携带者的密切接触史；有无性乱交史。

②有无输血、血制品史；有无血友病病史；有无器官移植及血液透析史等。

③有无间歇或持续性发热史。

④有无体重持续下降。

⑤有无慢性咳嗽、反复腹泻或头痛症状，持续多长时间。有无反复出现带状疱疹的表现。

（2）身体状况

①躯体评估包括生命体征、意识状态、全身营养状况、睡眠状况、饮食状况、排泄状况、生活自理能力等。

②评估患者皮肤损害的好发部位，皮肤损害范围、境界、数量和性质，局部有无疼痛、瘙痒或烧灼感，黏膜受累程度。

（3）心理-社会状况

①由于人们对本病的恐惧心理和特殊的流行病学特征，患者往往受到他人的回避，甚至歧视，加之本病无特效治疗及预后不良，极易产生恐惧、孤独、焦虑、悲伤、失落感、罪恶感，甚至自杀念头。

②患者及其亲属对艾滋病的认识程度、心理状态，对住院患者及隔离治疗的认识，患者的家庭成员及其对患者的关怀程度等。

【护理诊断】

（1）腹泻

与机会性感染有关。

（2）体温过高

与 HIV 感染或机会性感染有关。

（3）皮肤完整性受损

与病毒、真菌感染及卡波济肉瘤有关。

（4）活动无耐力

与疲乏和虚弱有关。

（5）有传播感染的危险

与传播途径有关。

（6）营养失调：低于机体需要量

与长期发热、进食减少、腹泻有关。

（7）活动无耐力

与长期发热、感染和肿瘤导致的消耗过多有关。

（8）社交孤立

与对患者实施强制性管理及易被他人歧视有关。

（9）恐惧

与疾病折磨、预后不良及缺乏社会支持有关。

（10）潜在并发症

各种机会性感染。

（11）知识缺乏

缺乏艾滋病的防治知识。

【护理措施】

（1）隔离

传染病法规定艾滋病为乙类传染病，按甲类传染病管理。在标准防护的基础上采取接触传播的隔离预防。接触患者血液、体液污染物品时应戴橡胶手套。处理污物、利器时应防止皮肤刺伤，处理污物后一定要洗手；被患者血液、体液、排泄物污染的一切物品应随时严格消毒。

（2）休息

一般 HIV 感染者，工作、生活不需要限制，如出现乏力和虚弱等症状时，注意适当休息，减少活动，症状好转应督促和指导患者在不感觉疲惫的基础上通过增加肌肉力度的锻炼来减少其乏力的感觉，同时应注意运动后的肌肉放松。长期卧床患者要注意保护肌肉和关节的功能，进行被动锻炼。

（3）饮食

艾滋病患者机体处于高代谢状态，维持体重需要增加 20% ~ 30% 的能量，应给予高热量、高蛋白、高维生素、易消化饮食。创造有利的进餐环境，鼓励患者进食，恶心、呕吐者于餐前 30 分钟给予镇吐药；因继发假丝酵母菌感染引起的吞咽疼痛和食欲减退者给予抗真菌药；吐泻严重无法进食者可鼻饲或静脉补充水分和营养物质；腹泻者忌食生冷、刺激食物，予以少渣、少纤维素、易消化饮食。

（4）病情观察

①严密观察生命征及病情变化，每日测体温、脉搏、呼吸及血压 2~4 次，每周量体重 1~2 次，并注意精神状态的变化。

②注意有无呼吸、消化、中枢神经系统的症状及皮肤黏膜病变的表现。

③按医嘱正确的留取痰、大便标本。

（5）对症护理

1）腹泻

①少量多餐，食物温度与室温相当。

②给予少渣、少纤维素、高热量的流质或半流饮食，鼓励患者多饮水以防止脱水。

③正确选择食物：因腹泻容易丢失钾和钠两种矿物质，日常饮食中多摄含钾丰富的食物，如橙汁、香蕉、马铃薯及肉汤和其他汤类以摄取钠；避免煎炸食物、咖啡及生冷食物；若为牛奶导致的腹泻，应饮用不含乳糖产品的食物；减少麸类纤维。

④观察体重、饮食及排泄，评估营养状况。

⑤协助采集粪便标本。

⑥皮肤护理：保持肛周皮肤干燥，必要时涂用护肤膏。

2）恶心、呕吐

①可于进食前30分钟服用镇吐剂。

②少食多餐。

③慢慢进食，并细嚼食物。

④每餐之间，或餐后30~40分钟内饮用流质饮料。

⑤试吃烘烤食品，如饼干等。

⑥注意保持口腔卫生。

⑦评估每次恶心发作的时间、持续时间及严重程度，并观察呕吐物性质和颜色。

⑧评估营养和脱水状况。

3）皮肤黏膜受损

①维持充足水分及营养。

②按需要协助患者变换姿势和活动身体。

③提供适当的床、床褥或其他减轻压力的卧具；按规定的时间给长期卧床的患者翻身。

④进行皮肤清洁护理，保持良好的个人卫生，防止继发性感染。

⑤经常更换被服和睡衣。

⑥观察皮肤溃烂的位置、范围、特点和气味。

⑦嘱患者不要搔抓皮肤，避免留长指甲，以防抓伤皮肤。

⑧卡波西肉瘤的护理：清洁皮肤患处，暴露伤口，保持皮肤干燥，用沾有聚烯吡酮碘的纱布及凡士林纱布包扎引流伤口。

⑨口腔溃疡护理：口腔护理2次/天，用0.5%碘伏轻轻擦拭溃疡，碘伏可使溃疡面渗出减少，收敛快，口臭很快消失，促进肉芽组织的生长，加快溃疡面愈合，最后用0.01%维生素 B_{12} 漱口液含漱10分钟，维生素 B_{12} 具有局部镇痛作用，可以减轻患者痛苦并有利于进食。如为口腔念珠菌所致溃疡，给予4%碳酸氢钠液漱口。

（6）用药护理

注意观察患者使用抗病毒药物后的不良反应，特别是使用齐多夫定治疗的患者，应严密观察其严重的骨髓抑制作用，早期可出现巨幼细胞性贫血，晚期可有中性粒细胞及血小板减少，也可见恶心、头痛和肌炎等症状。应定期检查血象，同时做好输血准备。中性粒细胞数<$0.5×10^9$/L

时，应及时报告医师。

（7） 心理护理

艾滋病预后不良，加之疾病的折磨、被他人歧视，患者易有焦虑、抑郁、孤独无助或恐惧等心理障碍，部分患者可出现报复、自杀等行为。护士应与患者进行有效沟通，了解患者的需要、困难，满足合理要求，给以关怀、温暖和同情。

【健康教育】

（1） 指导做好家庭隔离和消毒

接触被患者血液、体液污染的物品和排泄物时应戴橡胶手套，或使用其他方法避免直接接触，如使用镊子或聚乙烯塑料袋套在手部；患者生活和卫生用具，如牙刷、剃须刀等应单独使用；其他被患者血液、体液、排泄物污染的物品应随时严格消毒，用 0.2% 次氯酸钠溶液浸泡消毒；被血液、体液或排泄物等污染的衣物、被单，应与其他衣物分开清洗，并先用含氯消毒剂浸泡被污染的衣物 30 分钟后再清洗。

（2） 卫生宣教

注意个人卫生，养成良好的生活及卫生习惯，以预防各种感染的发生，特别是机会性感染，必要时应遵医嘱服用抗机会性感染的药物。一旦发生感染应给予重视，积极治疗，以免产生严重并发症。

（3） 随访宣教

定期到医院进行相关检查，如 CD4$^+$T 淋巴细胞计数或白细胞计数、病毒载量等。如接受抗病毒治疗，应定期接受指导和进行病情变化情况观察等。

第十七章 皮肤病外用药护理技术

第一节 皮肤损害的清洁

皮肤损害表面的性状直接影响到疾病的诊断和外用药的治疗效果。合理进行皮肤损害的清洁可有效减少鳞屑、尘垢的污物、脓痂等对皮肤的刺激，防止感染的扩散，减少抗原物质及毒素的吸收，可在很大程度上促进药物的吸收和充分发挥治疗作用，提高治疗效果。

【清洁方法】

（1）清洁剂的选择

清洁剂种类选择主要与皮肤损害的性质及所涂药物的性状有关。如皮肤损害渗出、感染、脓性分泌物多、有臭味者可选用1:8000高锰酸钾溶液清洁浸泡，或0.1%利凡诺溶液冷湿敷。对皮肤损害表面有厚痂者，可先涂一层软膏，如5%硼酸软膏、3%硼酸甘油、红霉素软膏等，然后用纱布封包数小时，待痂皮软化后自行脱掉或用镊子帮助清洁，再用油剂擦净。若皮肤损害表面外用过软膏、糊剂，可先用油类（如植物油、液状石蜡等）浸湿的棉球或纱布轻轻擦去。对有干痂或粉剂黏附的皮肤损害则需先用温水浸泡或生理盐水湿敷，使附着物软化后再用湿纱布擦净清除。

（2）大疱性皮损

皮肤损害局部先用0.5%碘伏消毒，然后选用消毒空针抽出疱液，但要保留疱壁，以减少感染的机会。但脓疱疮患者则可将疱壁剪除，清除脓液，再外涂复方红汞溶液。

（3）腔口部位的皮肤损害

口腔损害者可用生理盐水、复方硼砂溶液（朵贝尔液）等漱口。外阴、肛门周围的皮肤损害可选用1:8000~1:5000高锰酸钾溶液冲洗或坐浴。眼部受损者可用生理盐水或3%硼酸水等药物浸湿的棉球轻轻清洗患处。外耳道分泌物多时可选用过氧化氢（双氧水）清洗。

（4）全身性皮肤损害

对患者一般情况较好者，可用淀粉浴或 1∶8000～1∶5000 高锰酸钾液浴。

（5）皮肤损害周围的胶布黏迹、药痕

可用棉签蘸松节油或汽油轻轻擦掉。

【注意事项】

（1）皮肤损害表面有糜烂及渗液时，禁用热水和肥皂清洗以减少刺激。

（2）大部分患者可用肥皂（钾肥皂）洗澡。该肥皂含有甘油成分，对皮肤刺激性很小，也无明显致敏性。

第二节　换药护理

皮肤科换药是通过采用不同类型的外用药物治疗，以保护创面、防止细菌感染、保持或促进创面干燥、有利于结痂形成，从而促进创面的愈合。

【适应证】

（1）浅表创面

如大疱性疾病（天疱疮、类天疱疮）、大疱型表皮松解坏死型药疹、脓疱疮等。

（2）深在的创面

如坏疽性脓皮病、小腿静脉性溃疡、瘀积性溃疡、变应性血管炎、结节性多动脉炎等。

【外用药物的使用方法】

（1）粉剂

用粉扑或毛笔蘸粉剂，也可用镊子或止血钳夹棉球蘸粉撒布，还可将粉剂放在带孔的粉盒内或放入单层纱布小口袋内，用时轻轻振荡使粉剂均匀撒布在皮肤损害处。撒布粉剂前应清除以前积存的粉剂。每日数次，但不可将药粉撒在开放的伤口，以免形成异物刺激伤口，影响愈合。毛发部位、皮肤干燥或有皲裂者不宜用粉剂。

注意扑粉后常有粉块形成，可刺激皮肤，应经常将粉块祛除。夏季或多汗时，先洗涤清除汗液，晾干后再撒粉剂，以免汗与粉剂混合形成硬块，刺激皮肤损害。

（2）洗剂

用前充分摇匀，倒入换药碗内，再用毛刷、药笔或棉签蘸取药涂于患处，每日至少6~8次，每次涂药前不必清除旧药。不宜用于毛发多或长的部位，而含有挥发性的药物不能用于眼周围。此外，洗剂也不能用于糜烂、渗液、有痂皮或皮肤肥厚、干燥、苔藓样变的慢性皮肤损害。

使用洗剂时应避免用力摩擦。天气寒冷时要避免大面积使用，以免受凉等并发症。

（3）酊剂

可用棉签蘸取药液涂在皮肤损害表面，每日2次或3次。不宜用于表皮破损、大面积创面和腔口附近，也不可用于黏膜或糜烂渗液处。

（4）软膏与糊剂

可用擦药棒或棉签将药膏直接均匀地涂在皮肤损害处，涂后可稍用力研磨以促进药物吸收。也可将软膏涂在皮肤损害处，外加塑料薄膜封包，3天或4天更换1次，多用于局限性慢性损害。但长时间贴敷软膏时易使皮肤浸软，甚至继发感染。软膏和糊剂的黏着力强，不适用于毛发部位。

（5）油剂

用前充分摇匀，用棉签或毛刷涂在皮肤损害处，外扑粉剂。不宜使用于毛发密集部位。

（6）乳剂

可用擦药棒或棉签将药膏直接均匀地涂在皮肤损害处，每日2次或3次。糜烂、湿润性皮肤损害不宜使用。

（7）硬膏

将硬膏直接贴敷在皮肤损害上，但范围应略大于皮肤损害，2天或3天换药1次。主要用于慢性皮肤损害，急性、亚急性皮肤损害，特别是有糜烂、渗液者忌用。

（8）涂膜剂

可选用棉签或塑料棒将药液涂在皮肤损害上。涂膜剂易挥发，应避免与火、热接触，宜置阴凉处，用后应立即密封保存。

【注意事项】

（1）换药应在换药室内进行，换药前应清洁皮肤损害处。

（2）搽药的范围不可太小，应略超过皮肤损害的范围。搽药的厚度以触之有药、能透露一定的肤色为宜。

（3）皮肤损害面积较大时，在换药时应注意做好保暖工作，防止受凉。此外，还应注意药物的浓度、药量，防止过量吸收中毒。

（4）毛发部位不宜用粉剂、洗剂。外阴、黏膜部位及小儿皮肤应选用温和的外用药，避免应用刺激性药物。

（5）对过敏体质者，换药前要先选一小片皮肤损害处进行试擦，确实无过敏反应后再大面积使用。

（6）银屑病、慢性单纯性苔藓、慢性湿疹等慢性增厚性皮肤损害在换药时应稍用力揉擦，以促进药物吸收。

第三节　湿　敷

湿敷的目的是清洁及保护创面，达到降温、止痒、收敛、消炎、抑菌等作用。适用于临床表现为潮红肿胀，特别是糜烂渗液显著的急性皮炎。常用湿敷的药物有 3% 硼酸溶液、2%~3% 醋酸铅或醋酸铝溶液、0.9% 氯化钠溶液（生理盐水）、0.05%~0.1% 依沙吖啶溶液、1:8000 高锰酸钾溶液、1:2000 呋喃西林溶液等。

【湿敷种类】

湿敷分冷、热湿敷两种，每种湿敷又可采用如下形式进行换药：①开放性湿敷：敷料外不加封闭材料的湿敷；②闭合性湿敷：在敷料外再加一层塑料薄膜等封闭材料使之不与外界交通；③连续性湿敷：昼夜连续不停地湿敷；④间歇性湿敷：每天湿敷数次，夜间停用。

治疗皮肤病常用开放性冷湿敷：用 6~8 层纱布制成湿敷垫，浸入药液中，取出后去除水分至不滴水为度，把纱布垫置于皮肤损害处，轻轻压迫，使其紧贴皮肤损害。一般皮肤损害，每日 2 次，每次 30 分钟。若为重度渗出则可选择持续性湿敷，但湿敷面积不要超过体表的 1/3，以免受凉。

【湿敷作用】

（1）冷湿敷具有冷却作用，可使血管、淋巴管收缩，减少渗出和散热及炎症对末梢神经的刺激，达到消炎、止痒、减少渗出的目的。

（2）湿纱布可有效吸收皮肤损害表面的渗出物和污物、软化和消除痂，有助于充分发挥湿敷药物本身的治疗作用。

（3）保护创面，使之不与外界直接接触，避免外界的不良刺激。

【操作步骤】

①暴露患处，垫橡胶单、治疗巾。②根据湿敷面积大小准备适宜纱布。③在药碗内倒入适量药液。④充分湿润纱布。⑤用镊子绞干纱布，以不滴水为宜。⑥将纱布贴合于患处。⑦3~5分钟更换一次纱布。⑧观察患者局部和全身情况。⑨敷毕，抹净局部。

【注意事项】

（1）有创面的湿敷应在无菌操作下进行；分泌物多的创面，应在清洁的基础上再进行湿敷。

（2）纱布与创面应紧密贴合，定时更换纱布，以保持湿敷部位的湿润。

（3）每次湿敷面积不超过全身表面积的1/3，以免因药液大量吸收而引起中毒。

（4）注意保暖，胸腹部湿敷的药液可稍加温后使用。

（5）面部湿敷时，纱布应剪成面具样，露出口、眼、鼻。两耳应塞好干棉球，以防药液流入耳道产生中耳炎。头皮湿敷时，可将头发分开（或剪短、剃光头发），用数层浸透湿敷液的纱布嵌入。

（6）保持床单位的清洁，必要时可置橡胶单和治疗巾。

第四节 药　　浴

药浴可去除体表和皮肤损害表面的污染物，能保持皮肤和皮肤损害的清洁，充分发挥治疗药物的作用。

【适应证】

泛发性湿疹、银屑病、皮肤瘙痒症、慢性单纯性苔藓、大疱性皮肤病、化脓性皮肤病、疥疮、脂溢性皮炎、药物性皮炎等。

【操作方法】

药浴分全身及局部药浴两种。具体方法为将药物配成药水，按一定比例、浓度，加入水中进行全身或局部浴。临床常用的药浴简单介绍如下。

（1）高锰酸钾浴

一般配成 1∶10000～1∶5000 浓度的药液，临床以呈淡紫红色为度。该方法具有很强的氧化、杀菌、去腐、除臭、收敛作用。多用于大疱性皮肤病、化脓性皮肤病等的治疗。

（2）淀粉浴

将淀粉 2kg 用水调和后放入布袋中。先用热水在布袋上冲浇，使淀粉溶解释放，再加入温水，以药袋代浴巾进行全身浴。主要起润肤、安抚及止痒作用。常用于全身性瘙痒症、银屑病、剥脱性皮炎等的治疗。

（3）硫黄浴

将硫黄 50～100g 溶于水中，进行全身浴。但硫黄不易溶于水，也可用硫酐（含硫化钾）50～150g 溶于水中进行药浴。有止痒、杀虫、消毒、抗皮脂溢出、角质溶解等作用。可用于疥疮、银屑病、毛发红糠疹等皮肤病的治疗。加温水适量溶解再加水至浴用量行全身浴，常用于全身瘙痒症等。

【注意事项】

（1）药浴的水温要适宜，一般可操持水温在 37～40℃，不宜太高或太低。

（2）每次的药浴时间为 15～20 分钟。

（3）药浴时不可用指甲搔抓或用力擦皮肤，以免损伤皮肤，加重皮肤损害。

（4）药浴开始后若感觉不适应及时终止药浴。重症或老年患者必须有专人守护，防止发生危险。

（5）冬季药浴室内温度要保持在温暖的水平，出浴后马上穿好衣服，防止受凉。

（6）药水用量依全身浴或局部浴而定，一般全身浴应使身体全部埋入水中。成年患者全身浴用水 100～150L，儿童减半，幼儿多为 30～40L。局部浴时水量依部位不同而定。

参 考 文 献

[1] 李斌，张明. 荨麻疹中西医特色治疗. 北京：人民军医出版社，2011.

[2] 张俊庭. 皮肤病必效单方2000首. 北京：中国中医药出版社，2012.

[3] 刘红霞. 皮炎湿疹中西医特色治疗. 北京：人民军医出版社，2011.

[4] 吴凌，白晓芸. 皮肤病. 北京：人民军医出版社，2014.

[5] 徐宜厚. 徐宜厚皮肤病用药心得十讲. 北京：中国医药科技出版社，2013.

[6] 赵炳南，张志礼. 简明中医皮肤病学. 北京：中国中医药出版社，2014.

[7] 吴志华. 临床皮肤性病学. 北京：人民军医出版社，2011.

[8] 何春涤，张学军. 皮肤性病学图谱. 北京：人民卫生出版社，2014.

[9] 陈德宇. 中西医结合皮肤性病学. 北京：中国中医药出版社，2012.

[10] 颜红炜. 皮肤性病护理学. 上海：上海科学技术出版社，2010.

[11] 吴欣娟. 实用皮肤性病科护理及技术. 北京：科学出版社，2008.

[12] 赵辨. 中国临床皮肤病学. 南京：江苏科学技术出版社，2010.

[13] 孙艳. 常见皮肤病护理常规及操作规范. 沈阳：辽宁科技出版社，2015.

[14] 王侠生，廖康煌. 杨国亮皮肤病学. 上海：上海科学技术文献出版社，2005.

[15] 靳培英. 皮肤病药物治疗学. 北京：人民卫生出版社，2009.